心理治疗经典与前沿译丛

Milan Systemic Family Therapy

米兰系统式家庭治疗

理论与实践中的对话

著者:［意大利］路易吉·博斯科洛
　　　［意大利］吉安弗兰克·切钦
　　　［美国］林恩·霍夫曼
　　　［美国］佩吉·佩恩
译者: 钟 欧 杨 鹏 周 薇
译校: 刘 亮
译审: 盛晓春

华东师范大学出版社
·上海·

图书在版编目(CIP)数据

米兰系统式家庭治疗:理论与实践中的对话/(意)路易吉·博斯科洛等著;钟欧,杨鹏,周薇译.—上海:华东师范大学出版社,2016

ISBN 978-7-5675-5546-4

Ⅰ.①米… Ⅱ.①路…②钟…③杨…④周… Ⅲ.①神疗法 Ⅳ.①R749.055

中国版本图书馆 CIP 数据核字(2017)第 019414 号

MILAN SYSTEMIC FAMILY THERAPY: Conversations in Theory and Practice
By Luigi Boscolo, Gianfranco Cecchin, Lynn Hoffman and Peggy Penn
Simplified Chinese translation copyright © 2017
by East China Normal University Press Ltd.
Published by arrangement with Basic Books, a member of Perseus Books LLC through Bardon-Chinese Media Agency
ALL RIGHTS RESERVED.

上海市版权局著作权合同登记 图字:09-2014-786 号

米兰系统式家庭治疗——理论与实践中的对话

著　　者　[意]路易吉·博斯科洛
　　　　　[意]吉安弗兰克·切钦
　　　　　[美]林恩·霍夫曼
　　　　　[美]佩吉·佩恩
译　　者　钟　欧　杨　鹏　周　薇
译　　校　刘　亮
译　　审　盛晓春
策划组稿　张俊玲
项目编辑　王国红
特约审读　王叶梅　朱美玲
责任校对　邱红穗
装帧设计　高　山
封面图片　顾祝炜

出版发行　华东师范大学出版社
社　　址　上海市中山北路 3663 号　邮编 200062
网　　址　www.ecnupress.com.cn
电　　话　021-60821666　行政传真 021-62572105
客服电话　021-62865537　门市(邮购)电话 021-62869887
地　　址　上海市中山北路 3663 号华东师范大学校内先锋路口
网　　店　http://hdsdcbs.tmall.com

印刷者　常熟高专印刷有限公司
开　本　787×1092　16 开
印　张　21.5
字　数　393 千字
版　次　2017 年 2 月第 1 版
印　次　2022 年 9 月第 6 次
书　号　ISBN 978-7-5675-5546-4
定　价　68.00 元

出版人　王　焰

(如发现本版图书有印订质量问题,请寄回本社客服中心调换或电话 021-62865537 联系)

路易吉·博斯科洛（Luigi Boscolo）

路易吉·博斯科洛（Luigi Boscolo）（1932—2015），意大利精神病学家、心理治疗师，米兰系统式治疗方法的创始人之一。

博斯科洛曾在美国纽约医学院和纽约大都会医院专修精神病学与精神分析。1967年返回意大利米兰开设工作室，从事精神分析工作。1971—1975年期间，他和玛拉·塞尔维尼·帕拉佐莉（Mara Selvini Palazzoli）、吉安弗兰克·切钦（Gianfranco Cecchin）与朱丽安娜·普拉塔（Guiliana Prata）一起组建团队，基于帕洛阿多学派策略式和系统式治疗模型，启用新的家庭治疗模型进行短程治疗。该阶段的工作模型和成果在《悖论与反悖论》一书中有详细描述。1975—1980年期间，团队成员深入研究格雷戈里·贝特森的理念和经验，尤其是将他的控制论的认识论应用于家庭治疗的工作中。这一时期团队最卓越的论著即：《假设—循环—中立：给会谈引导者的三个原则》，它也被广泛地认为是米兰团队对心理治疗领域最重要的贡献。

1980年，博斯科洛和切钦成立了新的中心，即米兰家庭治疗中心，两人共同担任中心主任。1980年后，除了临床工作和科研，米兰家庭治疗中心开始承担密集的培训任务，特别是针对健康和社会公共服务的工作人员的培训。随着时间的推移，培训活动逐渐从欧洲扩展到美洲、澳洲，直至全球。博斯科洛多年来持续投身于中心和其他站点的教学和督导，他是罗马S.I.P.R和米兰S.I.R.T.S.的联合创始人，美国家庭治疗协会（American Family Therapy Association，AFTA）、美国婚姻与家庭治疗协会（American Association for Mariage and Family Therapy，AAMFT）、欧洲家庭治疗协会（Associazione Europea di Terapia della Famiglia，EFTA）的会员。

吉安弗兰克·切钦（Gianfranco Cecchin）

吉安弗兰克·切钦（Gianfranco Cecchin）（1932—2004），意大利精神病学家、心理治疗师，米兰系统式治疗方法的创始人之一。

60年代，切钦受玛拉·塞尔维尼·帕拉佐莉（Mara Selvini Palazzoli）、路易吉·博斯科洛（Luigi Boscolo）和朱丽安娜·普拉塔（Guiliana Prata）等的邀请，离开学习和工作的纽约，返回米兰一起组建了治疗团队。70年代，他参与了被后人称作"米兰小组"的发展之旅。1980年,他和博斯科洛一起组建了第一个家庭治疗中心,两人共同担任了"米兰家庭治疗中心"的主任。两人通过会议和论坛将米兰模式带给了世界各地的治疗师,并一起提出了后米兰观点,对后现代的家庭治疗产生了深远意义。

切钦用意大利语和英语写作,他是《悖论与反悖论》的合著者之一,早先在《系统治疗》杂志上发表了一系列文章,报道米兰系统式治疗方法的发展和更新。在最初的米兰团队解散后,切钦就自己的理念与他人合作撰写了关于不可避免的治疗师效应的相关论著。

林恩·霍夫曼(Lynn Hoffman)

林恩·霍夫曼(Lynn Hoffman)(1924—)出生于法国巴黎,美国社会工作者、家庭治疗师、家庭治疗作家和家庭治疗史学家、家庭治疗和系统理论领域的主要思想家和实践者之一,因为她的杰出贡献被美国婚姻与家庭治疗协会(AAMFT)授予终身成就奖。霍夫曼最早是一位系统——策略理论家和治疗师,后来逐渐成为一位后系统/后现代合作取向的倡导者。她也曾是《家庭过程》(*Family Process*)和《婚姻与家庭治疗》(*Journal of Marital & Family Therapy*)这两本刊物的编辑。在2000年退休以前,她曾多年执教于阿克曼家庭治疗研究所(Ackerman Institute for Family Therapy)和史密斯学院社会工作学院(Smith College School of Social Work)。退休后她曾任美国康涅狄格州哈特福德的圣约瑟夫大学(St. Joseph's College)婚姻和家庭项目的兼职讲师。

在过去的40年里,霍夫曼在美国和国际会议、工作坊中做了数百场演讲,她是《家庭治疗技术》《家庭治疗基础》《米兰系统式家庭治疗》《家庭治疗:一段亲密的历史》等书的作者或合著者。在1984年和1995年,她分别被美国婚姻与家庭治疗协会(AAMFT)和马萨诸塞州婚姻与家庭治疗协会(Massachusetts Association for Marriage & Family Therapy, MAMFT)授予家庭治疗领域杰出贡献奖。

佩吉·佩恩(Peggy Penn)

佩吉·佩恩(Peggy Penn)(1931—2012),家庭治疗师、叙事治疗师、家庭治疗领域的先锋实践者之一,阿克曼家庭治疗研究所的督导教员。1986年至1992年期间曾任阿克曼家庭治疗研究所的临床培训主任。佩恩的大部分工作集中于慢性病、性别问题、家庭暴力和创伤领域，以及与之伴随的人际关系困难、脆弱和丧失议题。她从社会建构和对话的角度进行治疗，采用合作性对话的方式与家庭进行工作。90 年代起，她聚焦于治疗性对话合并书写疗效的研究。她和她的团队所建立的上述方面及其他议题的工作坊在美国和欧洲深受欢迎。

佩恩在《家庭过程》(Family Process)、《家庭治疗网络工作者》(The Family Therapy Networker)等知名刊物上发表了大量文章，如著名的《循环提问》、《创建参与者的文本：多种声音，多重叙事与书写》等。她在 1988 年荣获美国婚姻与家庭治疗协会 (AAMFT) 所颁发的"家庭治疗领域杰出贡献奖"。她也曾是"美国诗歌学会"的董事会成员、"儿童纽约客"创始委员会的成员。

译审

盛晓春,精神科副主任医师,现为哈尔滨工业大学人文学院教授,心理系主任。1998年毕业于德国赫尔德克大学医学院,获医学博士学位。德中心理治疗研究院常务理事,中国心理卫生协会心理咨询与心理治疗专业委员会常务委员,中国心理学会注册工作委员会委员,首批注册督导师。中德班家庭组中方教员,从业28年。

译校

刘亮,同济大学医学博士,上海浦东新区精神卫生中心医师,哈佛大学医学院精神医学部联合培养博士、访问学者,中德高级心理治疗师连续培训项目(家庭治疗组)中方助教/翻译组组长。具有心理学和精神医学双重知识结构,国内少数专注从事家庭治疗的精神科医师之一。曾赴哈佛大学医学院访学1年,专门从事夫妻亲密关系和沟通研究。

译者

钟欧,心理咨询个人执业者,中国心理学会注册心理师,国家二级心理咨询师,英国诺丁汉大学人际关系硕士,中美精神分析协会(CAPA)成员,第五期中德高级家庭治疗师和第六期中德精神分析连续培训项目学员、翻译。连续5年参与深圳南山医院临床心理科家庭协同治疗与观察反馈。

杨鹏,北京大学心理学系临床心理学硕士。第五期中德高级家庭治疗师连续培训项目学员、翻译。国家二级心理咨询师。目前在广州市从事中学生心理健康教育工作,同时在广州市未成年人心理援助中心担任心理咨询师,主要接待对象为未成年人及其家庭。

周薇,北京协和医科大学临床医学博士,神经内科专业,第五期中德高级家庭治疗师连续培训项目学员、翻译。国家二级心理咨询师。目前供职于外资制药企业医学部,从事精神科药物研究相关工作,同时在上海同馨济慈等心理咨询与治疗机构担任兼职心理咨询师。关注神经症、情感障碍、青少年行为问题及亲子教育。

目录

「心之源」丛书总序 赵旭东

一个学科的发展，不仅需要概论性及技术性的书，更需要梳理这个学科的里程碑式的奠基之作，以及介绍当今最新发展的重要著作。心理治疗在当今世界的发展，早已超越经典的各门各派的独立发展，而趋于后现代与本土的整合，在技术上百花齐放的同时，具有越来越多理论的共识。在这样的背景下，华东师范大学出版社发挥自身在教育心理出版方面的深远影响，以经典和专业为宗旨，带着研究开发的心态，认真整理，出经典，出精品；专业著作和大众成长类同时推出，以大众类图书普及知识，提供自助信息，以专业著作深化学科发展；翻译上细心打磨、多重审校，保证品质——这些都不失为回应现实需要、指导实践和引领学科发展的重要举措。

"心之源"丛书的选书、出书是个浩大工程。在选书过程中，不仅各位编委认真研究、积极梳理，家庭治疗的老前辈哈琳·安德森、李维榕博士大力推荐经典书目，约翰·米勒博士提供美国心理治疗领域百读不厌、经久不衰及最新的重要著作，来自中国台湾的吴熙琄老师、王浩威老师贡献多年合作选书出书的经验并推荐本土书目，身居加拿大的鲍立铣博士也积极参与。在众多学者、专家推荐的基础上，我们选择了重复推荐次数最多的书目先行出版，并且很荣幸地按计划推出第一批心理治疗的重要著作。在与多位不同年龄、资历的同道一起迎接这个初步成果的时刻，我想跟大家分享一下参与者们辛勤务实的匠心背后应该告诉人们的心愿、动机，以及他们在学理上对于心理治疗之"道"的领悟。

心理治疗在中国是一个既古老又年轻的学术技术领域，人们对它既感到熟悉，又觉得陌生。作为一种文化现象，利用情绪安抚、励志教化、行为规训等方法来改变人的心身健康状况，一直是我们中国的人文及医药传统的长项。可是，作为一个单独学科的心理治疗在中国并没有得到充分的发展，时至今日还没有合适的地位，其对社会、民众的作用也未得到认可。没有几本好书可看，就是这个学科孱弱的标志。

没书可看的局面，与心理学的发展历程以及在中国的坎坷命运有关。说到此处，一般就会有人提到具体的社会运动的影响。但我在此更想说有关认识论、方法论的问题。

自从西方的心理学在 19 世纪从哲学中"离家出走"，努力把自己当作自然科学的一个分支发展以来，心理治疗由于其与人文的密切关联而成为一个纷争不断的问题领域。科学主义者用自然科学实证研究方法，力图将心理治疗里面的混杂因素甩干净，意图发现可观察的现象与事实之间的清晰的因果联系；而人文主义者恰恰顽强抵制着非人化的尝试，继续靠感悟、体验和思辨的方法，死守由心理学的哲学传统围起来的意义的王国。前者走的是"解释心理学"的路，后者走的是"理解心理学"的道。

例如，号称现代心理治疗鼻祖的弗洛伊德及其追随者们，用了科学的概念、术语，串起神话、催眠、自由联想、释梦、心理防御机制、客体关系、依恋等内涵丰富的人类体验，发展了庞大的理论与实践体系，曾经在西方占过心理治疗大半壁江山，也影响了心理学、医学及其他许多学科，但到现在也不被科学认可。相比之下，以巴甫洛夫条件反射学说为基础的行为主义，沾了前者的光，一路昂首挺胸走来，几乎所向披靡。不过，即使这个比较符合唯物主义、自然科学研究范式的心理学流派,其主要用途是用于"解释高级神经活动",也并没有在改革开放之前的中国促成临床上的行为治疗的开展,因为一旦用于活生生的临床患者,心理治疗就不是像训练狗、鸽子、小鼠那么简单,一定是人文的实践了,而这又是上述时期不可能得到鼓励或支持的工作。

也就是说,片面强调科学性的解释心理学与重视人文的理解心理学之间的"方法之争"一直持续了百余年,加上我国社会的一些历史原因,二者结合以致显著影响了心理治疗的引进、传播与发展。这是近百年来的积弊沉疴,应该尽力革除、矫治。对此最有效的办法之一,就是引进出版国外的经典及重要的著作,并致力于及时整理、出版蕴含本土文化理论与实践的成果。

心理治疗与咨询方面的著作虽在近 30 年来有很多出版,但仍然存在以下问题:(1)不够全面,缺乏深度和系统性——或偏于概论性的基础读物,或重于实践导向的技术引进,或立足于某一流派的引介,缺乏整体的考虑,尤其是缺乏经典著作和理论发展源头的整理;(2)在专业与应用之间,科普与大众需求之间存在很大差距;(3)许多著作的学术价值不高,既不科学也缺乏人文精神与境界,有的著作翻译质量还有待提高。

除了精神分析和行为治疗,世界上很多其他行之有效的心理治疗形式和流派在中国的知晓率更低。在这些鲜为人知的流派中,有的比精神分析还偏向人文,如基于系统思想的心理治疗、基于后现代主义的心理治疗,以及各种表达心理治疗。相反,有一些心理治疗比经典的行为治疗更贴近冷峻的神经科学,如强调用简单躯体性运动来诱导神经活动调节的生物反馈、眼动脱敏治疗等。如果我们对于"理解心理学"有更加宽容、好奇的心态,如果对神经科学与心理治疗结合的应用现状及前景有更强的兴趣,就会发现,其实心理治疗领域十分宽广,前景无限。从出版书籍的角度说,我们就有了非常大的选择范围。

本丛书既选择了涵盖以往心理咨询与治疗的经典著作,又发掘表现当代的前沿理论和本土实践进展之重要著作,同时还推出大众成长类的优秀科普著作。丛书分为三个分部,包括:心理治疗经典与前沿译丛(陈向一主编),华人心理治疗与咨询精粹丛书(王浩威主编),七彩虹心理成长系列(孟馥主编)。丛书中,可谓是经典与精品汇集、理论与实践结合、专业与科普共享,满足各层次读者的需求。"问渠那得清如许,为有源头活水来",希望这个丛书系列真正成为心理治疗领域里的清冽、甘甜之源泉,启发中国同道的澎湃创造力,滋养、培育出有本土文化内涵的、接地气的心理治疗理论和技术。

为了让心理咨询与治疗学界更加清晰地了解国外本学科发展的情况，华东师范大学出版社利用本身出版经典系列的优势与功力，开始编辑出版这一整套丛书。作为"心之源"丛书之一的"心理治疗经典与前沿译丛"的主编，出版社邀请我来写序。反思自己走过的心理咨询与治疗专业历程，从时间上来看，正好经历了一段它在国内发展的风云变幻时期。尤其在专业书籍的翻译出版介绍方面，自己也有一些参与的经历和体会，应该也有必要把它们写出来，为先行者留名，为后学者铺路。因为书系的跨度要求很大，它既要涵盖以往心理咨询与治疗的经典著作，又要有表现当代的理论和实践进展之重要著作，承前启后，为将来本专业的发展趋势作一些推演。面对如此重大的使命，一己之力总是太过微薄，难免挂一漏万。希望本文能够抛砖引玉，引发更多的人来反思和总结，继而扩展这段历程。

先说说我所了解的过去。西方心理治疗和咨询最初被引入国内是在 20 世纪 30 年代，从高觉敷先生翻译的《精神分析引论》起，国内心理学和精神病学界就开始了对西方心理治疗的介绍以及零星的实践工作。心理学方面早期能见到的资料多与心理测量和知识普及有关。从我较熟悉的精神病学领域来看，粟宗华先生创办了上海精神病院，其后夏镇夷等人在发展上海精神卫生事业上都功勋卓绝。在我国南方，凌敏猷教授从 1944 年起在湘雅医学院担任精神病学教授，同时开始教授和介绍精神分析等心理治疗的方法。在此阶段，先行者们较多的是翻译和撰写一些西方心理治疗理论流派的介绍性材料，少见自己独立撰写的相关著作。

1952 年，国内大学和学科的院系有一翻天覆地的调整，之后社会学和心理学专业基本被取消了，相关的理论和实践探讨也销声匿迹了。只有精神病学界还存留些许声响，可能当时被归于"自然科学"才得以留存下来。在 20 世纪 60 年代，四川医学院的刘昌永教授编了全国高等医学院校教材《精神病学》。后来在 80 年代，国内翻译出版了牛津精神病学教科书，它们是国内较少见的介绍心理咨询与治疗的专业书籍。

1976 年后，湘雅医学院的左成业教授重回学校，开展工作。这位从教会小学就开始钻研英文的学者(同期还有许又新、刘协和等校友)，主持《国外医学：精神病学分册》的编辑工作后，学校罕见地为他订阅了几十种国外的精神病学和心理治疗的原版杂志，以便及时了解国外最新进展。想当年，医院图书馆排列着印刷装帧得十分漂亮的一大排原版杂志，引来其他科室老师的羡慕，也吸引了国内许多单位派人前来检索、查寻资料。国内的精神科医生和从事心理治疗的人员，都以尽早看到《国外医学：精神病学分册》为荣，不少人甚至从微薄的工资里自费订阅。该杂志为精神科重振心理治疗、为现代心理咨询与治疗在国内的重新崛起发挥了不可忽视的作用。

可能大家都知道，1988 年在昆明召开的中德心理治疗讲习班上，那位刚被重新任用而敢挑重担，身处边陲而心忧天下的云南省精神病院副院长万文鹏先生，与几位国内同道(许又新、左成业、沈德灿、徐韬园、张伯源、杨华渝、张明圆等)，提出了建立"中国心理治疗协会"的倡议，得到与会者的一致赞同。它也是后来中国心理卫生协会临床与咨询心理学专业委员会的雏形,同时也带动了中国心理学会临床心理咨询师注册系统的发展。从那以后,《国外医学:精神病学分册》连续和分批介绍了几种心理治疗流派,尤其是家庭治疗在国外的相关进展,翻译介绍了《系统式治疗词典》、《系统式治疗对于精神分裂症和情感障碍的作用》的节选等,引发了一个小高潮。当时因为左成业老师就是 1988 年昆明讲习班上家庭治疗的翻译,他带领我们几个小医生(苗国栋、刘铁榜、朱少纯和钟丽萍等)反复领会和翻译国内从来没有介绍过的家庭治疗,同时也翻译了发表在美国精神病学杂志上的一些精神分析和行为治疗方面的重要文章。

在同一时期,国内的人文社会科学界也开始推出心理学原著的翻译和介绍,精神分析学说开始流行起来并引发了不少争论,记得当时曾看到在权威的《红旗》杂志上,有知名的外行人士撰文对精神分析加以批判,成为一段轶事。此时商务印书馆也开始在世界名著丛书里介绍心理学和心理治疗的书籍。1987 年,《中国心理卫生》杂志创刊,1993 年,《中国临床心理学》杂志出版。随后,国内能够见到翻译介绍国外心理咨询和心理治疗的书多了起来,其中轻工业出版社的"心理咨询与治疗"系列丛书起到了不小的作用。

我个人读书、买书和编书的经历,也是一个与此时代相关的饶有兴趣的过程。记得还是在医学院读书的时候,我第一本订阅的杂志是创刊不久的《医学与哲学》,第一本购买的心理治疗与精神医学的书是《基础精神医学》;参加工作后,第一本参与编辑的书是《行为医学》,第一次编辑的丛书是《精神医学丛书》(其中包括在当时颇有争议的许又新教授写的《精神症状学》),第一次独立统稿的百万字大部头著作是《基础精神医学(第二版)》。尽管如此,当时能够读到或找到的书实在有限。曾经有一段时间,我拥有市面上能够买到的所有精神医学与心理治疗的相关书籍,还不时以此为荣。不过这种情况并没有持续很久,随着国内翻译出版的书越来越多,我拥有的书的比例也越来越小了。回忆起来,买书的行为也可能是受到硕士生导师杨德森教授的影响,当时他每每从国外访学回来,最得意的事情就是不顾旅途劳顿,给我们一本本地介绍他带回来的一大箱书。大约从 1993 年开始,我自己也加入了购买外文心理咨询与治疗方面著作的行列。在不加选择地自己买、请朋友亲戚帮着买之后,才发现这样买书是难以穷尽的,而且买到的书也良莠不齐。再往后,2002 年我有机会到香港中文大学师从马丽庄教授读博士,面试时她问我为什么来香港读学位,我说是为了多读书。她也确实最大限度地容忍我两年多只是在读书,直到不得不完成学校要求的开题、研究和答辩为止。十分感谢那一段读书的时光,让我发现书里面的许多学问。记得当时还专门去请教过石丹理教授,如何快速而有效地读书,如何选择要精读、多读的书。通过大量的阅读和比较,我体会到书本身是有规律的,这个规律表现在它们常常是围绕着几本经典的著作而展开或者发展的。那几本经典著作就像是基石,需要反复读、认真读,还要在通读其他书籍时去比较,在平时工作中去实践,让经典指导当前、预测未来。

绕了这么一大圈,现在回到正题上来。在国内,在过去的近百年中,我们经历的是信息匮乏、找不到好书、难得到好书的状况。过去的几十年里,我们开始有了越来越多的翻译著作。但是因为行业的稚嫩,专业水平辨识力不够,也因为出版业的市场导向,以往严格的查重、校对、编辑等把关手段近乎失效,使得已经出版的翻译作品良莠不齐,同一本书重复出版,甚至文不对题的荒唐笑话时有发生。

正是在这样的背景下,经过大家两年多的共同努力,"心之源"丛书之一的"心理治疗经典与前沿译丛"的首批著作得以推出。细心的读者可能已经发现,我们这个系列选的书是从系统论和家庭治疗开始的,我们翻译出版经典著作、发掘现代趋势里有分量的外文著作,当然我们还在继续努力,从更大更广的范围内,寻找心理治疗与咨询的经典和现代知名著作,加以翻译并介绍给广大读者,希望能为国内心理咨询与治疗的健康发展发挥力所能及的作用。也恳请国内的同道给我们推荐,让我们一起努力,希望在不久的将来,越来越多的具有国际水平和影响的我国本土原创著作能够得到出版。

陈向一

深圳华侨城倚荔楼

2015 年 11 月

读这部书稿的时候，心情是激动的。

之所以激动，是因为这部书稿，把享誉家庭治疗业界三大小组之一米兰小组的工作，具体生动地呈现在大家面前。

作为蜚声世界的时尚之都，米兰的时装、歌剧、美食和足球具有极高的知名度，但如果不是心理圈内的人，不研究家庭治疗，可能即使是心理圈内的同行们，也没有多少人知道米兰学派。

很多家庭治疗师，即使是系统取向的，对于 Palazzoli，Boscolo，Cecchin，Prata 这样的前辈，可能也没有多少了解。

正是米兰人，创造性地把循环提问这样具有很强扰动性的问话方式应用在家庭访谈中，并使"假设—循环—中立"成为体现系统式治疗核心理念的招牌性口号。

关于心理治疗究竟是科学还是艺术的争论，一直到现在还在持续。但米兰学派，既有意大利人的浪漫和创造性，又有如德国人一般的严谨甚至刻板，既能排出一男一女如 AC 米兰和国际米兰般豪华的协同治疗阵容，又能有从单向玻璃后面跑出来，一次访谈多次叫停，全然不像接受过后现代建构主义思想洗礼，宽容圆融的先锋，倒更像执拗刻板僵化的老头……

他们中的一部分人已经辞世，仍然健在的也早已是耄耋之年。无论在或不在，他们都是四五十年前，活跃在号称家庭治疗发展史上"黄金时代"豪华阵容中的主力战将。他们真的秉承科学精神，不乏艺术气质，在严谨地创作着。

即便本书的章节编排和国内读者熟悉的方式不太一样，但这一本和德国人 Simon 夫妇合写的《循环提问》一样，都是以真实案例为线索，分主题地呈现系统式治疗的理念和方法，展示同一小组不同大师合作与碰撞的过程。相信对系统式治疗好奇或感兴趣的同行，在阅读这仅有的两本系统式译作之一的时候，或感到困惑枯燥，也可能大呼过瘾……

在表达对他们敬意的同时，我还要表达对几位年轻译者的敬意。除了知道她/他们或留学英伦，或完成了北大研究生阶段的学习之外，她/他们还都为中德班家庭组做过大课和小组的翻译。虽然没有来得及通览全书，但已经能感受到，她/他们的翻译非常细致。或许只有她/他们自己知道，为此付出过多少热忱和心智。凑巧的是，他们也是有男有女的团队合作。

究竟你的感想如何，或许只有读了之后才会知道。

盛晓春

哈尔滨

2015 年 6 月

致谢

本书的作者们首先要向玛拉·塞尔维尼·帕拉佐莉(Mara Selvini Palazzoli)博士和朱丽安娜·普拉塔(Guiliana Prata)博士鼓舞人心的工作成果致谢：此书亦产生于她们模式的一部分。对于卡尔·托姆(Karl Tomm)博士、艾斯特·盖塞尔(Esther Gelcer)博士和海尔姆·史第尔林(Helm Stierlin)博士的帮助，我们同样深怀感激。最后同样重要的是，感谢乔·安·米勒(Jo Ann Miller)，作为编辑，其耐心与智慧对此书的最终成形至关重要。

本书写成的过程,与远古城市的形成方式并无二致。它以一系列特性(features)的欢聚为开端,继之以满怀希望的规划和妙手偶得的设计。1982年时,路易吉·博斯科洛(Luigi Boscolo)和吉安弗兰克·切钦(Gianfranco Cecchin)找到我和佩吉·佩恩(Peggy Penn),询问我们能否帮助他们写一本书。我们想到可以沿用1969年杰·海利(Jay Haley)与我合著《家庭治疗技术》(Techniques of Family Therapy)的方式写一本访谈形式的书,他们欣然同意。我们当时感到,这次合作也将顺带有助于发展我们过去和路易吉·博斯科洛与吉安弗兰克·切钦已经建立起来的关系。

而且,博斯科洛与切钦的工作当时正变得越来越有影响力。他们当时一直在国内外的工作坊上展示他们不断发展中的模式。然而,他们几乎没有对他们新近的理念进行任何书面的阐述。因此,在我们看来,这是当时该领域的一个空白,我们急切地盼望这一空白能够早日得到填补。

在那之前,我和佩吉一直在纽约的"阿克曼家庭治疗研究所"(Ackerman Institute for Family Therapy)一起针对系统模式进行工作,并且加入了我们自己的创新。当时佩吉的兴趣在于拓展访谈技术(interviewing techniques)的范围,使用一种循环形式来探寻未来性与假设性提问。而我在那之前一直在研究能够将控制论与生命科学联系在一起的新观念的群集(constellation),以便为系统式治疗寻求一个概念性的框架。

此外,我们那时都对格雷戈里·贝特森(Gregory Bateson)关于家庭系统运动(family systems movement)之发展的思考印象深刻。一直以来,我们都在寻找一种治疗途径,希望其能够符合贝特森的对于生态保持谨慎的伦理(ethic of ecological carefulness)和他对过分基于目的性的技术的不信任。博斯科洛与切钦对治疗的系统背景的关注和他们对非策略性的以及多少有些非工具性的技术——如循环提问(circular questioning)的使用,看起来使得此领域与贝特森的总体立场变得更为一致了。这也是我们希望人们可以通过文字形式获知博斯科洛与切钦他们对自己工作的描述的另一个原因。

如果不评论一下我和佩吉的"工作联姻"(work marriage),这篇关于本书缘起的序言便不算完整。我俩自1976年开始就在"阿克曼家庭治疗研究所"共事。我们当时决定组建自己的小组,以试验新近发展中的米兰方法(Milan method),为此我们开发了自己的材料并在工作坊上进行了报告。当我离开阿克曼并移居至阿默斯特市(Amherst)(译者:美国马萨诸塞州城市)时,我想方设法保持与佩吉的联系——而一起与博斯科洛和切钦合著的机会看上去便是个很好的解决办法。

于是,本书的作者就是这四个人。一开始,我们都坐在一起观看博斯科洛和切钦选择作为他们工作的代表的家庭访谈录像。在此过程中,我们既对家庭会谈、也对我们四个人关于那些会谈的对话进行了录音。因此,文本当中便夹杂着评论。我和佩吉对对话进行了编辑并撰写了导言,博斯科洛和切钦则提供家庭会谈并分享了当时渗入其中的理念。

总体来说,我和佩吉对自己进行了约束,仅仅引出博斯科洛和切钦的想法——关于他们认为他们在通过每个案例一步步所做的事情，以及可以从细节之中提取出哪些理论与实践上的通则。如果我们用对话的方法提出我们自己的理论与技术，这本书就会变成更多是一本关于对比性实践的书，所以我们相当无情地删去了无关的评论。我们在自己撰写的引言部分保留了我们自己的观点。

我们的讨论包含了超过 25 个小时的录音带，对其进行的原始文字的誊录为之后的归纳总结与修订提供了大量的素材。仅这一部分就花了近两年的时间。

另一个约束是需要选择使用英语进行的会谈。所有使用的案例都是在说英语环境下的工作坊上进行的家庭访谈，因此这些访谈都有示教咨询(teaching consultations)的印迹。尽管如此，博斯科洛和切钦在家庭访谈、与"卡住的"治疗师进行的顾问咨询(consultations)、还有对来自家庭之外更大系统的专业人员的访谈三者之间的差别并不大。这些都是不同种类的顾问咨询。此外，每个单次访谈被看作某种意义上单独的存在，而非传统上人们感到的嵌入于一个治疗的过程之中。博斯科洛与切钦这样看待他们的工作：他们每一次见家庭都是在接触一个系统，而且这个系统是和他们上一次见它时所不同的系统。因此，尽管事实上所有这些案例都是顾问咨询，但看上去这并未造成太大差别——而对更少以间断性(episodic)方式工作的治疗师来说，其所造成的差别则可能会比较大。

我们原本是使用前三个案例作为我们讨论的基础。在准备原始记录的粗稿时，佩恩看到了博斯科洛与切钦和一个德国家庭一次会谈的录像，她觉得这次会谈异常清晰地呈现了米兰组合(Milan Associates)对循环提问的使用。前三个案例完成于 1978 年——当时包括玛拉·塞尔维尼(Mara Selvini)和朱丽安娜·普拉塔(Guiliana Prata)在内的原来的米兰小组(Milan team，译者注：即博斯科洛和切钦)仍聚在一起直至 20 世纪 80 年代早期(此后这两位男士创建了他们的教学研究所)。1984 年，第四个访谈完成，在此之前，循环提问技术已经进行了大大的简化和提炼。由于时间的限制，博斯科洛与切钦在此处自己完成了访谈，这就是为什么这个案例与书中其他对话的格式有所不同。

这些对话是根据录像材料提示而自发生成的，并未想要因循一个事先确定的安排。我们所希望的是，倘若参与者们之间有足够多的来回交流(crisscrossing)，迟早都会注意到博斯科洛与切钦工作的所有方面。这一过程与家庭会谈中的循环提问有共同之处。没有哪一种"举措(move)"是重要的，重要的是信息的逐渐增加，使尽可能多的视角与层次得以分层、对比，并且发挥活力。

然而，这种不设限制的做法，就要求每个案例都有一个引言，以强调其涉及的主要议题。佩恩承担了这一任务，我则承担了写一篇历史性导言的任务，以将这两位男士的工作纳入米兰方法的大背景之中。在这些部分，我们试图让我们的声音保持清晰与个人化。我们自始至终都觉得，对于我们四个人所认同的更大意义上的哲学背景而言，采用"科学的"或者"客观的"立场的工作——即使保留这两个词上的引号——并非如其所言的那么真实。就我们所认同的这一哲学背景来说，对于我们之中任意哪个人能够做到客观或者科学的问题，根本就不存在什么"局外"(out there)的真理。

　　与很多治疗学派不同,米兰方法一直以来都是博斯科洛与切钦和许多不同国家的其他小组之间国际合作的成果。因为治疗概念从一开始就牵涉到小组,学习便也可以在除了创始人的环境之外的环境中发生。尽管如此,为了保持一定的一致性,博斯科洛与切钦不时地对子代小组(the daughter teams)的拜访也是很重要的。这两位男士与这些新团体之间不间断的循环(looping)带来了持续不断的运动与改变。只要一个特性得到了编码,就将会有一个新的褶皱增加,队伍也将继续向前迈进。从博斯科洛与切钦最开始进行本书中的访谈,到他们与佩恩和我一起评论它们的时候,他们的想法已经有所改变,我们自己的想法也是如此。这些评论反映了我们四个人想法的演变,也是我们对所评论材料的诠释的演变。

　　在读者读完本书之前,另一章的对话又将逐步形成。有人会说,本书读者的窘况,就像一位研究星空的学生体验的时间混淆一样——这个学生知道来自任一星球的光代表着这一星球看似是现在、实际是数以光年之外的过去所发生的事情。但是,这位学生会用这些过去发生的事情来揭示现在正在发生的过程。同样的,我们四个人希望这本书也能揭示家庭之中以及家庭与专业人士的对话之中所发生的神秘过程——为了理解这些过程,专业人士正在和这些家庭一起苦苦斗争。

林恩·霍夫曼(Lynn Hoffman)

导言 | **从精神分析到系统**

本书所探讨的是路易吉·博斯科洛（Luigi Boscolo）和吉安弗兰克·切钦（Gianfranco Cecchin）的治疗与教学。他们的工作具有全方位深刻情境化的特点，这项工作本身必须在持续发展的家庭系统治疗领域的情境中来看待。博斯科洛和切钦在 1967 年参加了米兰儿童精神分析师玛拉·塞尔维尼·帕拉佐莉（Mara Selvini Palazzoli）创建的由 8 位精神科医生组成的团体。这个团体的初衷是治疗那些被严重困扰的孩子及其家庭。虽然他们是精神分析取向的，但他们最突出的困惑却是如何将精神分析的理念用于家庭治疗。这一尝试既令人振奋，又令人沮丧。治疗师们发现治疗似乎总需要相当长的时间，而治疗效果却不显著，这使他们感到挫败。唯一感到满意的是家庭。尽管治疗进展不足，但家庭还是持续来访。

1972 年，这个团体开始被人类学家格雷戈里·贝特森（Gregory Bateson）在美国开展的一系列家庭治疗和研究的报道所深深吸引。在 20 世纪 50 年代，贝特森参与了加利福尼亚州帕洛阿多（Palo Alto）一个关于沟通的项目，该项目在 60 年代演变为精神病学家唐·杰克森（Don D. Jackson）主持的"精神研究所"（Mental Research Institute）。精神研究所（简称 MRI）的工作对米兰小组产生了极大的影响，尤其是保罗·瓦茨拉维克（Paul Watzlawick）、唐·杰克森和珍妮特·比温（Janet Beavin）的著作《人类沟通的语用学》（*Pragmatics of Human Communication*，1967）。

以上几位作者觉得心理动力取向把个体作为病理"载体"来聚焦是错误的。他们觉得这一观点忽略了关系情境（context）的成分，而病理行为正是产生于关系情境之中。这一情境中的首要因素就是家庭。这些先驱们提出，如果家庭互动的模式改变了，问题行为就会随之改变。

精神分析模式（psychoanalytic model）与家庭系统模式之间的争论转移到米兰，在此引发了一场判断这两种模式能否相容的严肃思考。塞尔维尼、博斯科洛、朱丽安娜·普拉塔（Giuliana Prata）和切钦主张两者不可相容，于是在 1971 年与初始的团体分道扬镳，他们的目标是在纯粹的家庭系统体系下工作——或者用他们后来的提法叫作"系统式"工作体系。这个新生的团体在米兰建立了"家庭研究中心"（译者：原文引用了意大利语名称"Centro per il Studio della Famiglia"）。MRI的瓦茨拉维克曾经担任过这个团体早期的顾问。

20 世纪 70 年代的大多数时候，这个团体以治疗小组（therapeutic teams）的形式运作，每周两天，每天平均见两个家庭。访谈形式（interview format）分为五步：

会谈前(presession)、会谈(session)、会谈间隙(intersession)、干预(intervention)以及会谈后(postsession)讨论。在会谈前部分,小组会提出一个关于家庭所呈现问题的初始假设(initial hypothesis),仅有两位成员会面见家庭。在会谈过程中,小组成员会对这个初始假设进行验证、修正或改变。大约在40分钟之后,整个小组会单独聚集讨论假设并达成对干预的共识。然后实施治疗的治疗师会再回去把干预传递给家庭,或是通过对问题状况积极赋义,或是通过点评问题状况并且设立要家庭来完成的旨在引入改变的仪式。(*积极赋义*(positive connotation)是治疗师传递给家庭的一个讯息(message),即认为问题在其情境中是合乎逻辑的、有意义的。*仪式*(ritual)是在特定的日子(奇数日、偶数日),或是在特定的时间(晚饭后、早上)对家庭中的一种行为安排。)最后,小组会再次聚集进行会谈后讨论,分析家庭的反应并计划下一次会谈。

这个小组被划分为两对男女搭配的治疗师组合,在其中一对与家庭访谈的时候,另一对留在单面镜后作为观察者。这个做法后来被改为仅有一位治疗师与家庭围坐在治疗室。起初,根据帕洛阿多限时性治疗的实践经验,家庭被告知他们会有10次访谈,后来这一规则被摒弃了,这样有利于跟随每个特定案例的时间安排。当发现家庭需要更长的会谈间隔时间才能呈现出改变的迹象时,会谈之间的间隔时间也由一周被延长至一个月(最早期曾建议远途来访的家庭留宿)。

团体成员在最初开始一起工作时,就在众多思想观念上达成了共识。他们的病理学理论很大程度上起源于贝特森项目对双重束缚沟通(double-bind communication)的关注,最典型的例子就是一位家长向孩子传递的自相矛盾的讯息:"更近地远离(stay away closer)"(译者:是指发出一个自相矛盾的指令,致使听者左右为难,进退维谷)。依照贝特森的观点,精神分裂症病人家庭的核心议题被描述为"错误的认识论",例如,任何一个人都能单方面控制关系。由于这个观念是线性的——也就是说它暗含了一种单向的因果关系——而互动却是循环的,或是交互的,因此这个观念是错误的,并且导致了恶性循环。一方想要实现控制的企图导致对方感到被威胁,并且反过来想要实现控制。一个永无休止的游戏就此上演,却无人能真正决出胜负。这个"悖论"便在"胜"与"负"的位置之间往复摇摆。(必须记住的是,贝特森最初对于双重束缚序列的运作方式产生兴趣,是因为得知当早期的计算机面临一个逻辑悖论,诸如"这个机器里所有的陈述都是假的"这样的论断,计算机就会进入"是"与"否"之间无休止的"病态的"往复摇摆。)

精神研究所的影响力

尽管贝特森项目提出的很多观点被应用到精神研究所的工作中,但这两个项目却有着各自不同的基本原理。精神研究所早年发展的治疗模式基本上采取的是一种"策略性的"立场。而另一方面，贝特森则根本不信任对任何一种技术进行操控性的使用，无论这种技术是物理的、社会的，还是心理的。他对早年由自己亲自带入项目并提出"心理治疗过程的核心就是争夺控制"的研究员杰•海利(Jay Haley)公开表示不赞同(Haley, 1967)。后来所尝试的对项目历史进行的回顾表明，这一争论一直没有得到解决。①

然而，在米兰小组形成自己观点的时期，贝特森——海利之争还仅仅只是鲜为人知的地下轰鸣。作为这一秘密争议的产物，米兰小组早期的著作尤其是在《悖论与反悖论》(*Paradox and Counterparadox*)中，存在着隐含的矛盾，即两种不同来源的影响之间的矛盾，一种是来自精神研究所的坦白的、具有操控性的治疗方法，另一种是来自贝特森式的对"系统式智慧"的尊重，贝特森所说的"系统式智慧"的含义是一种对人类以有意识的意图干涉了自然世界并导致了非预期的结果的理解(Selvini Palazzoli, Boscolo, Cecchin & Prata, 1978)。

尽管这一困惑存在，米兰小组仍然得出了自己的理论表述(formulations)：

1. 有精神分裂症性互动的家庭，即小组所说的目标人群，卷入了未被公开的家庭"游戏"。

2. 在这些游戏中，家庭成员们试图单方面控制彼此的行为。

3. 治疗师的任务就是要发现并阻断这些游戏。

米兰小组在其治疗技术中采用了精神研究所率先使用过的一些方法，并将其拓展。治疗性的双重束缚(Watzlawick, Jackon & Beavin, 1967)，也就是米兰小组所说的"反悖论"，成为他们的核心方法。例如，整个问题情境会被积极赋义，而且家庭被告诫要防止过早的变化。精神研究所的研究员们建议在访谈结束时实施策略性的任务，例如，告诉一个尿床的人故意在特定的某一天尿床，在米兰小组对仪式的应用中也有相应的用法。此外，米兰小组把安排治疗师在单面镜后的做法程序化了，这一做法曾在精神研究所被用于研究目的，也被米兰小组用作持续治疗的组成部分。

米兰小组显著的对抗性立场也可以被看成是从帕洛阿多(Palo Alto)模式发展而来的。与米兰小组最初对阻抗(resistance)的关注一致，来访者和治疗师曾被描

① 贝特森对海利《一个理论的发展：一个研究项目的历史》(*Development of a Theory: A History of a Research Project*)一文后续的评论是(Sluzki and Ransom, 1976, p. 106)：……海利过于轻易地避开了他和我之间认识论上的巨大差别。如我所见，他相信在人际关系中"权力"这一隐喻的效力。我过去相信……而现在更加坚信——关于权力的神话总是会败落，因为它认同了如此谬误(尽管合乎传统)的认识论。我相信所有这样的隐喻都是一种朝向错误方向的探索，而且在这一方向上的谬误和社会致病性不会减少，因为与之关联的神话集在某种程度上就是在相信并按照它来行动的人群中自我验证的。

述得几乎如同对手一般。治疗性的相遇（encounter）则被表述为"秘密的战斗"、"被否认的结盟（coalition）"、"行动"、"反击"、"对抗升级"、"战术"和"计策"。这些语言多半是受到冷战时期用于贝特森项目中的博弈理论（game theory）和结盟理论（coalition theory）所遗留的影响。事实上，精神研究所早年的著作中充满了冷战时期的用语。冷战有可能为描述精神分裂症性的互动（schizophrenic transactions）和治疗师与家庭之间的互动提供了一种无意识的类比。

无论来自何处，最初米兰小组的讨论听上去就像是作战会议。不过，治疗师们当时也会注意尽量不去公开挑战家庭。他们更偏好如同游击队员一般的行动，运用富有创造性的假动作绕过来访者的"阻抗"。大量的时间和思考被用于阻止家庭把小组变得无能为力。正如杰·海利惯用的解释，悖论处方（paradoxical prescription）之所以受到青睐，是因为当治疗师要求家庭继续那些他们所从事的行为时，家庭对抵抗治疗师无计可施，除非他们放弃这些行为（Haley, 1963）。

积极赋义

米兰小组最令人折服的通向一个新的治疗性完形（gestalt）的创新，就是积极赋义。尽管它常被认为类似于积极改释（positive reframing）的策略（例如，为一个负面的行为赋予一个良好的动机），但其实它更接近于对治疗师的意识的重新建构。积极赋义是从帕洛阿多治疗师"症状处方"的技术演化而来的：如果一位女士患有恐惧症，他们可能会"悖论式"地将她软禁。然而米兰小组体会到，去支持症状，就等于是为家庭成员反对症状的观点做消极赋义。就好像总要有个可以归咎的理由，而一旦有人赦免了带有症状的家庭成员，其他家庭成员就会感到难辞其咎。这个现象，被他们解释为西方线性因果语言条件的必然产物。

他们进一步推论，认为这一隐含的把家庭区分为"好"和"坏"两种元素的做法，不仅会维持症状性的神话，而且无法把家庭视为一个系统式的统一体。最后，他们决定积极赋义不仅要针对被认定的病人（identified patient）的行为，也要针对其他家庭成员症状性的行为。正如米兰小组在《悖论与反悖论》（Selvini Palazzoli, Boscolo, Cecchin & Prata, 1980, p. 56）中所陈述的："……小组为所有可见行为积极赋义的主要功能就是允许治疗师进入系统式的模式。"

那个八岁的小男孩被父母带过来的案例，就是一个典型的例子。自从这个男孩的爷爷去世后，他在学校的表现开始变差，并且言行举止像一个漫画中的小老头。他坚持认为自己和爸爸一起散步时看见爷爷跟着他。下面是治疗师给这个男孩的讯息：

男治疗师：我们现在以一个讯息作为这第一次会谈的结束,这个讯息送给你,埃内斯托(Ernesto)。你正在做一件好事。我们理解,你觉得爷爷是你们家的顶梁柱(治疗师的手垂直地面比划出一根想象的柱子),他把这个家庭凝聚在一起,保持着一种特定的平衡(治疗师在男孩面前伸开双手,手心向下,双手保持在同一水平)。没有了爷爷的存在,你害怕事情会有所改变,所以你想扮演他的角色,可能正因为这个害怕,家里的平衡会改变(治疗师慢慢放低了他的右手,就是对着爸爸所坐的一侧的那只手)。现在你应该继续这个你自动扮演的角色。我们下次会面是五周后的 1 月 21 日,在此之前你不要做任何改变(Selvni-Palazzoli, Boscolo, Cecchin & Prata, 1979, p. 81)。

这段讯息传递完毕之后,这个男孩跳起来开始抱怨他可能会被学校留级的事情。接着,他的学业开始有了起色,经过后续几次会谈,他那个小老头般的行为和那些幻觉都消失了。

我们可以看到积极赋义更多是针对系统自我维持的趋势进行整体赋义,而不是针对某个特定的成员。治疗师的症状处方不是凭空的,也不像策略派治疗师那样予以劝诫式的说教,而是要涉及其社会情境(social context)——服务于家庭"内稳态"(homeostasis)或其他某方面。这样一来,家庭想要保护其平衡的需要就会受到尊重,而加剧家庭阻抗变化的风险也因此被降低了。

积极赋义的观念是新兴的非线性、系统式意识的强有力的证明,这种意识使米兰方法得以与之前家庭领域的各种方法区分开来。诸如此类的理论表述对*治疗师*的态度产生了巨大的影响,更不用说对家庭的态度的影响了。积极赋义不能被简单视为愚弄家庭系统接受改变的伎俩,因为治疗师们也开始相信它了。当然,积极赋义也不是对症状唯一可能的解释,毕竟,一个同样貌似合理的消极赋义应该已经被制造出来了。从问题的多重视角来看,人们可以选择他们觉得最有用的"真相",因为并不存在一个更"真实"的真相。

《悖论与反悖论》正是在这一时期问世的。早在 1977 年就有这本书的粗略的盗版翻译,而它的英文版是 1978 年正式问世的。凭借这本著作以及一系列国际性的会议和工作坊,米兰小组开始传播他们的治疗思想。

再论贝特森

米兰方法下一阶段的发展便是米兰小组对贝特森的重新探索。在 20 世纪 70 年代后期,他们研读了《迈向精神的生态学》(*Steps to an Ecology of Mind*)(Bateson, 1972),发现贝特森原著的冲击力在某些方面与其他人对贝特森著作的解释有所不同。他们尤其被贝特森的控制论的循环性（cybernetic circularity）作为一种生命系统模式的概念所震撼。下面是贝特森对这个主题的描述：

> 关于目的的论证倾向于采取这个形式："D是想要的，B导致C，C导致D，因此D可以通过由B到C的途径来实现。"但是，如果总体的精神世界与外部的世界大体上并不具有这种线性的结构，而硬把这种结构强加于它们，那么我们对于自我与外部世界的控制论的循环性就会变得盲目。我们对数据有意识的取样不会披露出完整的循环回路，而仅仅是在披露回路上一段段的弧，通过我们选择性的注意把循环片段从它们的矩阵中割裂出来。特别是对改变一个特定变量的尝试，有可能在还没有理解围绕这个变量的内稳态网络时便开始行动了，无论这个变量是位于自我还是环境之中（Bateson, 1972, p. 445）。

尽管贝特森极为重要和复杂的思想萌芽在最初的米兰思想中被大量呈现，尤其是体现在积极赋义的系统式观念上，但新一轮的发明正在启动。博斯科洛和切钦早在1977年开始教授的模式正在变得几乎与其早期"策略式"的遗留传统完全对立。循环提问（circular questioning）的发展是导致这一转变的主要影响因素。

起初，这个团体的访谈技术（interviewing technique）是形式自由的，没有特定的原则去遵从。他们仅仅运用会谈达成一个假设，用它来描述在家庭情境中合乎逻辑地发展出来的问题（problem）。例如，一个症状的开端与一位家长的死亡同时发生。相对小组成员间的对话，成员与家庭的对话退居次要位置。到20世纪70年代末，博斯科洛和切钦发现，他们的学生对教员设计周密的悖论处方不感兴趣，反而在问"你为什么问这个问题？"、"你为什么跟妈妈对话而不是女儿？"他们想要了解治疗师的行为。

对治疗师而非家庭行为的聚焦，阐明了一种特定风格的提问方式的发展，它被这个小组称为循环提问。在刻意对这种技术进行了更多的实验之后，米兰小组发表了一篇充满重要思想的格式松散的文章：《假设—循环—中立：给会谈引导者的三个原则》（*Hypothesizing-Circularity-Neutrality*：*Three Guidelines for the Conductor of the Session*）（Selvini-Palazzoli, Boscolo, Cecchin & Prata, 1980）。这篇文章除了介绍这三个主要的治疗概念之外，也标志着进一步迈向一种更为清晰的贝特森式的世界观。它同时也显示了这个小组对生物学与物理学中激进的新态度的察觉，这些态度当时正受到家庭治疗领域的关注。

这篇文章所指出的三个类别，呈现了一个绝妙的尝试，即把贝特森控制论的循环性这一概念的含义转化为与人们及其家庭进行的日常咨询工作。"假设

(Hypothesizing)"将这一概念转化为一个评估的过程;"循环提问"将其转化为一种访谈技术;而"中立(neutrality)"则将其转化为一种基本的治疗立场。

"假设"之所以有趣,是因为它暗示性地提出了一种观念,即把治疗作为与家庭共同从事的一项研究行动。然而,这一研究不是传统的研究,而更像是一个沿着新物理学路线进行的实验。事实上,不存在"真相"这样的事物,只存在一种尝试,那就是观察者与家庭一起建构一个工作假设,这一假设看到问题(problem)在其情境中是产生意义的。因此这个假设必须是"系统式的",也就是说,它必须解释一个问题情境中的所有元素以及它们是如何联系在一起的。由于不存在辨别假设是真是假的企图,那么重要的是,在导向推动家庭的新信息这个意义上来讲,这种假设要被证明是*有用的*。

在这篇文章里,循环的概念被用于循环提问技术。贝特森观察到,我们总是通过对差异扫描的机制来理解我们所持有的对外部世界的认识。他所举的例子是,被称为"眼球微震颤"的运动对视力至关重要,借助它眼睛快速地来回移动以捕捉形状、颜色和亮度的差异。依照这一领悟,米兰小组开创了一个同样可以扫描差异的访谈技术:"我们所指的循环,是指治疗师有能力基于来自家庭的反馈进行勘查,这一反馈是对治疗师征询的关于关系、差异和改变的信息所作出的反应。"(Selvini-Palazzoli, Boscolo, Cecchin & Prata, 1980, p. 3)

从哲学的角度,这项访谈技术是基于这一信念:生命系统是以循环构造而非线性因果序列为特征的。最常用的问题可归入以下几个类别:关于感知关系差异的问题("谁和爸爸更亲近,是你女儿还是儿子?");关于程度差异的问题("从 1 到 10 打分,你觉得你们这周的争吵有多糟糕?");关于现在/过去的差异("她的体重减轻是从姐姐去上大学之前还是之后开始的?");以及假设式的和未来式的差异("如果她没有出生,你们今天的婚姻会有什么不同? 如果你们离婚了,孩子会跟哪一方?")。诸如此类的问题包含了一系列交互因果反馈链,制造出一张复杂的、非线性的电路图(译者:即关系网)。

米兰组合(Milan Associates)运用了"切入点(opening)"的概念作为如何进行循环提问的上下文标记,切入点是家庭在访谈过程中洒落的线索,它预示了一条用以发展假设的成果丰硕的道路。举个例子,在家庭中,哪里存在与个人位置的安全性有关的严重质疑,哪里就会有人带来关于嫉妒的主题。循环问题(circular questions)将会探索这一主题衍生出的影响。一个非时序性和非线性的决策树充实了这个过程的结构。在佩吉·佩恩(Peggy Penn)《前馈:未来式问题,未来地图》(*Feed Forward: Future Questions, Future Maps*)(Penn, 1985)和卡尔·托姆(Karl Tomm)的《循环访谈:一个包罗万象的临床工具》(*Circular Interviewing: A*

Multifaceted Clinical Tool)(Tomm，1985)这两篇文章中，可以找到两个很有价值的对循环提问过程的描述。

"中立"有可能是所有米兰派术语之中最难理解的一个。"如果以*系统式的*眼光来看待一个给定的系统，那么这一系统的所有部分都必须给予相同的权重"，在某个层面上，中立似乎就是把贝特森的这一观点转译为人类通用词汇的一种方式。义愤填膺的社会活动家们会说："你的意思是像瑞士那样的中立吗?"他们把中立等同于纵容暴行。事实上，这个术语的含义更接近于多立场，而不是无立场。米兰小组宣称如果一位治疗师在会谈中做到了中立，那么这个家庭中就没有人能够说他/她站在任何人一边。这也排除了采取道德立场(moral positions)的做法，因为那样做通常意味着站在某人一边一起对抗另一个人。循环提问的技术是有用的，因为它使得治疗师以一种均等的方式在人与人之间穿行。无论何时，只要问题是由一些棘手的集合组成，包括结盟各方相互之间的对抗升级，还有不择手段地争夺位置，"中立"就意味着如同一个有魔法护身的人，穿越这些互相冲突的要求，避免被它们带入陷阱而使情况更加恶化。"中立"成了努力避免被家庭系统诱导(induction by family system)、并有能力在治疗中自由穿行的代名词。或许，对于米兰小组来说，"中立"使治疗师在等级上处于一个像海利和米纽秦(Minuchin)那样的治疗师所处的优势位置，但却不带有权威的意味。

纳入专业人员

到 20 世纪 70 年代末，米兰小组意识到治疗场域(therapeutic field)包含了所有其他可能与案例有关联的专业人士。经历了多个案例的进展失败，小组研究并发现家庭主要会依恋把他们转介来的专业人士，并且缺乏与新转介的治疗师工作的动机。至关重要的就是忠诚问题："我们敢不敢在其他治疗师们的帮助下变得更好，如果敢，是否意味着向我们过去的治疗师表明，我们认为她之前的工作是失败的? 当家庭看到小组对"他们的"治疗师表示尊敬时，家庭的状况通常会有所好转。在某些情况下，如果家庭对转介他们的治疗师有强烈的依恋，小组就会提示家庭，如果他们放弃自己的问题，也就可能意味着转介人将没有理由再继续约见和他/她特别亲近的那些家庭成员了。这也是另一种形式的对家庭内稳态的积极赋义。或者，小组也会把另一位专业人士(可能是个体治疗师)的工作积极赋义为对减缓治疗进程的需要。

当米兰小组在顾问咨询(consultation)中向其他治疗师释放这类讯息(message)的时候，震动和惊讶是司空见惯的反应，尤其是当本地治疗师把他们觉得困难的家庭带过来，却不料被告知没能产生改变而实际上也是在帮助这个家庭的时候。当咨询顾问(consultant)进行商议,而把这些治疗师留下来和家庭围坐一起的时候,这些治疗师的不适感通常会加剧。其原理就是既然治疗师已经被"诱导"进入家庭系统,他们就应该被当作家庭成员来对待。另外,如果咨询顾问们开出"不要变化"的处方,治疗师们对咨询顾问的不赞同就会更加自由,家庭也更倾向于与治疗师共同证明咨询顾问们是错的。

这类动作的一个积极效应就是,可以使治疗师突然意识到他们对"僵局(impasse)"状态所起的作用。从那时起,我们后来所说的"观察系统(observing system)"的立场,便成为米兰小组保留曲目的组成部分。治疗小组的治疗师们也不能豁免,单面镜后的同事会为他们的受困进行积极赋义。这一创新可以与反移情(countertransference)在个体心理动力治疗中的重要性同日而语,是家庭系统工作中一个重要的迈进,因为它迫使治疗师必须把他/她自己纳入到整个治疗场域中。

在贝特森对米兰小组的成果所产生的影响中,最后一点需要被提到的,就是将贝特森式的术语纳入他们的词库。"移至一个元层面(meta-level)"(移至一个更高的逻辑类型〈logical type〉)的含义与"俯视战局(above the battle)"有些相似(译者:指退到局外观察),并且成为体现治疗中立的一种方式。治疗的目标之一就是要改变家庭的"标点法(punctuation)",意思是对一种处境或一个事件的诠释方式。而参照贝特森对"数字(digital)"沟通和"类比(analogic)"沟通的区分,任何形式的非言语行为都被宽泛地定义为"类比的"。随着博斯科洛和切钦开始越来越多地参与教学模式的发展,这些术语和其他与之类似的术语几乎成了一种用于描述他们工作的简约表达法。

二级控制论

米兰小组的另一项日渐增长的兴趣对他们产生了深远的影响,即控制论研究者海因茨·冯·福斯特(Henz Von Foerster)、温贝托·马图拉纳(Humberto Maturana)和弗兰西斯科·瓦雷拉(Francisco Varela)所说的"二级控制论(second-order cybernetics)"(Keeney, 1983)。这一局面已被贝特森后期的思想所预见,只是上述研究者在对控制论革命的含义的持续探索中拓展了这些观点。系统观(systemic view)正变得越来越不同于早期的家庭治疗模式,简直可以被称为二级控制论系统方法,这很大程度上要归功于博斯科洛与切钦在临床工作中对运用这些理念的重视(Hoffman, 1986)。

区分一级和二级控制论唯一需要记住的至关重要的思想就是观察系统。冯·福斯特(1981)声明,观察者绝不可能以一种客观的方式参与对被观察系统的描述。

此外,如果观察者参与了他所观察的系统,也就不存在单独的被观察系统这些事物了。最后,由于任何观察者都是通过文化、家庭和语言的透镜来感知世界,因此导致所呈现的观察产物不会是个人的和自给式的,而是"一个观察者的社群"。

贝特森对此贡献了一个更加耳熟能详的论点,他提出,像观察者与被观察者、主体与客体这些创造出来的单元和它们的情境代表了一个更大的循环性,叫作"精神(mind)",从而消除了这些单元之间的界线。他在谈论的是嵌套的环路,它们永远不少于两层:DNA在细胞中,细胞在身体中,机体在环境中。这一观点反对局部之间的割裂或一方对另一方单方面的控制。

二级控制论描绘的观点可被用于尝试任何一项活动:社会行动主义、生态学、宗教工作、教育等。在此我们很感兴趣的是,这一方法用于家庭系统的工作会是什么景象。或许描述此事最简单的方式可以是:一级控制论把一个处于困境中的家庭系统描绘为一部保持内稳态的机器。例如,杰克森基于家庭内稳态概念的模式就是一个例子。在杰克森看来,症状在维持家庭内稳态中起着非常重要的作用。

这一模式或许优于19世纪那些基于电力或蒸汽等物理表现形式的心理病理模式,但它仍然分离了治疗师和来访者。一个二级的模式则把治疗单元概念化为一个包含观察者与被观察者的大型集合。只要对病理的假设还存在于一个载体中,如"虚弱的自我"、"边缘型人格"、"有缺陷的基因"或"功能不良的家庭",这一模式便无法被轻易达成。家庭系统这个概念本身可能使我们全部偏离了轨道。更加优越的做法是,彻底抛开家庭系统的概念,并把治疗单元视为一个意义系统,对这个系统来说,实施治疗的专业人员和其他任何人一样,都是积极的贡献者。我们不再说*系统制造了问题(problem)*,而是把这句话反过来说:*问题制造了系统*。换言之,问题不会独立存在于相互且共同定义问题的"观察系统"之外。

这一立场必然的推论就是,精神科的诊断仅存于观察者的眼中。更糟糕的是,因为诊断带有因果的、因此也是责任的归因,它反而对问题起到了强化的作用,而问题本来应该通过诊断给予友善的解释。米兰方法认为,在一个消极赋义之下,没有人能够改变,至少不会轻易改变。众所周知,在家庭中紧跟着指责或内疚的对抗升级(escalations)而来的危险,如暴力、找替罪羊、躯体化、离婚等。实施治疗的专业人员一旦认同某些事情出错了——哪怕他/她只是为家庭开了这扇门——这个家庭更多的能量就倾向于转移为防御的形式,这就是临床工作者通常所说的阻抗。

从这个视角来看,症状某种程度上是一种方式,用于阻止或容纳这些消极对抗升级所释放的力量,因此,至少在一定程度上,它可被看作是服务于这个集体的整体利益。这就是为什么治疗师检查自身所带来的影响总是明智的——是的,一份生态学意义上的影响报告——需要在同意去帮助个体或家庭进行改变之前进行。

米兰方法的持续修正

多年以来,博斯科洛和切钦的演示和教学以及那些受其影响的人已经越来越多地远离了"策略式"时代的工具性模式。小组成员在会谈结束时所做的点评就是例证。在早期,家庭成员会得到"悖论性"的处方,要他们继续保持症状或与之相关的行为,因为这对其他人有好处或对整个家庭是有帮助的。这被称为"牺牲干预"(sacrifice intervention),如"你儿子在某个特定的时候决定待在家里,不去工作,也不交朋友,把自己关在屋里,是因为他相信,如果他也像同龄人那样走出去,过自己的生活,就会把父母置于一种无法忍受的孤独境地。因此,他说'我必须帮父母做些什么'"等。这类讯息起到的是消极赋义的作用,因为对于这样的慷慨,接受者会愤怒地进行反抗,而给予者会低头躲闪以避免报复。通常,症状就此消失,家庭也就此从治疗中脱落。后来这一干预的版本不再让孩子服务于父母的幸福,或者让妻子服务于她丈夫的健康,而是开始显得更加"中立"地让所有与问题相关的行为服务于一个共享的前提(premise)、价值观或者神话(myth)。例如,可能会对一个危难不断的家庭说:"似乎这个家里有一个很强的信念,就是当某个家庭成员需要帮助时,其他成员总是会去救援。但是由于孩子们长大了,有一种家要散架的恐惧,之前的信念可能会成为陈年往事。于是家人不断出现问题,好像在检验大家是否还在为彼此守候。这时候,家里真正的问题是如果不再有问题将会怎样。"这一理论表述的作用不仅在于没有人感到受指责,而且它正确地阐释了这个双重水平的束缚:"问题"就在于人们不得不有"问题"。

另一个改变就是把隐含了消极想法的积极赋义(positive connotation)诸如家庭"需要"症状,或者甚至症状是"好的"等,改为更接近于"符合逻辑的赋义"。这包括了治疗师们向自己提出下列问题:"让我们看看问题系统是怎么起作用的? 如果问题消失,我们可能会看到哪些混乱? 在找到替代它的事物之前,我们是否甚至不应该干涉它?"没有必要说问题是有用的、有益的或是有功能的——只是说人们已经对它习惯了,而且这样的习惯难以打破。对那些糟糕的症状表面上的赞许,会被家庭体验为讽刺,而通过这种方式避免了这一点,它支持提议症状在情境中是如此有意义、情有可原,或许至今都还是必要的。接受了这个想法的家庭发现,想要保持对问题原封不动的看法更困难了,也就从中解脱出来,转而寻找其他变通的症状,用来响应同样的两难困境,但其破坏性却就此减弱。对于这样的提议,没有"悖论"的暗示。事实上,真正意义上的"悖论"已经用得越来越少了。

另一项被广泛运用的技术就是仪式(rituals)的设立。这些仪式通常用来处理人们共同参与的双重束缚式的交流。其中一类,用旧词汇就是"悖论式"的仪式,会放大某个特定的互动以便使其爆破。另一类则是把包含同时并且矛盾的指令的互动束缚放入一个序列中。正如贝特森所言,如果你把时间引入悖论,那么悖论便会不攻自破。

第一类仪式的例子,就是努力夸大对一个问题的积极赋义对家庭所起的作用。例如,在吃饭的时候,每个人都依次、郑重其事地感谢那位有症状的家人存在问题,并举出自己从这种慷慨之中获得的特定好处。这通常会引发强烈而突然的改变,但人们也很容易感到被消极赋义或受到责备。

博斯科洛和切钦似乎更喜欢第二类仪式。他们给出一个指令,彼此对立的两组讯息或意见中的一组在奇数日会被视为正确,而另一组则在偶数日被视为正确。例如,一位母亲同时被要求做她丈夫的妻子和她女儿的母亲。如果她被指定一周中的奇数日只做丈夫的妻子,而偶数日只做女儿的母亲,这一矛盾就会被解开。第七天通常是"顺其自然"。

这些年来米兰小组设立仪式的态度也有所变化。家庭对指令的忽略不再被视为挫败治疗小组的"伎俩",而是被视为关于家庭系统如何运作的新证据(以及治疗师距离达成对家庭系统的理解还有多远)。小组也随即将这些信息编入其持续发展的假设中。在米兰小组治疗过的一个案例中,母亲近期刚离婚,孩子们则处于失控状态。针对这个家庭的议题而设立的仪式以及所实施的干预都接二连三地失败了。只有当小组拓展了他们的假设,把法庭、学校和福利系统里众多的试图共同看护这位母亲的官员们的影响也考虑进来的时候,她才重新控制了局面。一旦将更为广泛的情境纳入考虑,这位母亲就不再被视为一位想方设法挫败治疗师的带有阻抗的来访者了。

循环提问的出现带来了另一个改变。这项技术质疑了在访谈末尾对开处方或积极赋义的需求。凭借这类提问,人们有可能清晰地描绘出问题系统的架构。家庭会提供大部分彼此分离的局部,提问者只需将其按顺序罗列出来,它们之间的关系就会很容易被看到。对于这个过程的一个贴切的比喻就是墓碑拓印。尽管对循环提问的很多研究都把不同类型的提问几乎都视为相互不关联的干预(Tomm, 1985),但还是必须将这些提问安置于整体的扫描(scanning process)过程中,心怀希望,当粉笔沿着拓片涂写的次数足够多,最终整幅图就会自行呈现。下面这个虚构的例子摘自霍夫曼的文章(1983, p. 44):

问:谁最受这个问题困扰?答:妈妈。

问:妈妈怎么对付它?答:她努力鼓动约翰尼(Johnny)去上学。

问:谁赞同妈妈?答:学校的心理咨询师。

问：谁不赞同？ 答：爸爸。

问：你为什么觉得他不赞同？ 答：他觉得他们把约翰尼当婴儿对待。

问：谁跟爸爸想的一样？ 答：奶奶。

关于问题发生的时间点，可以看出家庭中的关系结构突然发生转变，使得后续的事件按照下面的方式进行（Hoffman，1983，p. 45）：

问：问题是什么时候开始的？ 答：一年前。

问：一年前还有其他的事发生吗？ 答：爷爷去世了。

问：谁最想念他？ 答：奶奶，然后是爸爸。

问：他的去世让谁最艰难？ 答：妈妈。

问：你为什么这么想？ 答：她和奶奶相处不好，而且奶奶现在住在我们家。

很清楚的就是，紧跟着一位重要的家人离世，围绕着这个男孩的问题，一个新的平衡已被创建出来，它把每个人凝聚在一起。但是，这个信息是在提问过程中被嵌入进来的。小组并没有在结尾点评（final comment）中详细解释问题的逻辑，而是考虑把提问本身作为干预，可以看出这样做有多合理了。

博斯科洛和切钦赞同生物学家温贝托·马图拉纳的看法，认为不可能存在"指导性的互动"，只存在对一个系统的扰动，之后这一系统将会根据其自身的结构作出反应。基于这个原因，无论是以仪式、结尾点评、还是访谈过程本身的形式，干预都不会导向任何特定的结局，而是将系统轻轻推向一些不可预期的结局。切钦已经评论过，一级控制论时代认为有可能在系统内投放一枚"炸弹"就能精确命中治疗师们所希望命中的目标的幻想破灭了。相反，没有炸弹，没有目标，没有任何其他"局外（out there）"的事物，只有一个巨大的不断演进的观察系统，它由粘附在柏油娃娃般（tar-baby-like）的原始问题上的人们复合而成（译者：此处柏油娃娃是指棘手的问题，而且越尝试去解决就越困难）。结局是以一种通常令人们惊讶的方式，被这头合力举出的复合怪物所决定的。

从行为系统到意义系统

米兰小组也曾位于家庭治疗领域内另一个变化的前沿。更多"控制论"家庭系统运动的拥护者——主要以海利，以及建立在精神研究所工作基础上的"互动式"学派为代表，与采用心理动力取向的家庭治疗师在对改变行为的强调上有所区别（Fisch，Weakland，Segal，1982；Haley，1977）。尽管他们本身不是行为主义者，但是他们提倡改变行为的技术，并且相信领悟跟随改变而来，而不是反过来。他们的口号通常是："放下领悟。（Down with Insight.）"

在过去十年间，对认知和感知过程的兴趣大量涌现，这一鼓舞可能来自控制论革命，以及计算机为理解大脑运作所提供的引人入胜的类比。贝特森通过他对于心智过程的关切，以及他赋予"精神"这一概念的中心地位，把这一关注点带入了家庭领域（Bateson，1979）。

最近期的影响来自前面提及的像马图拉纳和冯·福斯特这样的认知生物学家（cognitive biologists）的工作，以及像恩斯特·冯·格拉泽菲尔德（Ernst von Glasersfeld）这样的"激进建构主义者（radical constructivists）"的理论（Maturana，1970；Von Foerster，1981；Von Glasersfeld，1984）。关于"现实是社会建构的"、"我们的关于世界的观点是有赖于观察者的，并不一定与'外部'世界的事件或客观吻合"等，都不是新近的观点，但却开始重新流行起来。结果就是，观念、信念、神话、价值观、感知、幻想等诸如此类的"内在"产物流亡后回归，并再度流行。

从一开始，米兰小组就把心理产物和行为看得同等重要。他们对于"变化"的哲学观是与下面这个观念绑定的：家庭带着一张关于"到底是怎么回事"的"地图"而来，治疗师则试图挑战或改变这张"地图"。米兰小组也把贝特森对于前提（premise）的强调用于治疗——前提是在一个很深的结构上运行的参考价值和指导原则，它超越了意识能够达到的范围。他们寻找某个"神话"或"前提"，它们看上去正维持着粘附于问题的行为；他们也试图在给家庭的讯息中阐明这个前提或神话。问题往往被评价为是在服务于这样一个神话。如果前提——通常是一个集体的前提转变或者改动了，就很有希望影响家庭行为的主要方面，产生精神研究的研究员们所说的二级改变（second-order change）（Watzlawick，Weakl & Fisch，1974），不过我们可以简单地把它称为前提的改变。

但这并不代表博斯科洛和切钦会忽视行为上的改变。正如在一个仪式中，那些直接改变行为的指令是可以设立的，但设计这些指令，通常要根据家庭成员显示出他们持有的前提来作假设。在第一部分"哭泣的男孩"中，设立给孩子们的仪式，就是要每周开会来商量他们是否在（用他们的问题行为）成功地帮助父母维持他们是完美父母的神话。一个更加显而易见的、关于依附于前提的行为发生改变的例子来自精神研究所的年鉴。在这个案例中，一位完美主义者要每天故意犯一个错（Fisch，Weakland & Segal，p. 133 - 134）。结论就是，当然无法把思想从行为中分离出来，它们互为彼此的一方面。然而，米兰小组把意义体系视为首要的，他们的模式从这个角度上是与众不同的。

培训中心的影响力

米兰中心在 1980 年经历了一场组织上的变化。博斯科洛和切钦在与塞尔维尼和普拉塔分离后,称自己为米兰组合(Milan Associates),他们继续专注于培训,而两位女士则专注于研究。就像加拉帕戈斯群岛(Galapagos Islands)上的地雀一样(译者:该群岛位于南太平洋,1835 年达尔文首次在此发现了分布于 13 个岛上的 14 种形态大同小异的雀鸟,但都与南美大陆的种类相似。这一发现是促使达尔文从神创论者转变为进化论者的重要事实之一,也是物种通过地理隔离导致生殖隔离而形成新种的典型例子),这两对组合与对方的相似仍然超过他们与其他的"物种"(译者:指其他学派),但是他们却有着不同的演变方向。培训情境的限制对两位男士的发展前景产生了深远的影响,因为学员们在其所属的机构中不能总是使用从米兰中心学到的技术,为了运用系统式思想,他们不得不寻求其他途径。

目前,这个中心有十位培训师,若干位助理,大约 12 个团体。不过这个项目从 1977 年开始运行到 1982 年,都是由博斯科洛和切钦单独进行培训。他们早期的每个团体都由 12 位成员组成。在这些早期的团体中,好几位成员都是反精神病学运动(antipsychiatry movement)旗帜鲜明的支持者,这一运动当时在意大利极具影响力,并且赢得过一场重大的战役,即精神病院的关闭。其中一位团体成员陈述他申请到该培训中心的原因如下:"我们关闭精神病院的斗争正在取得胜利。现在我们即将在医院外治疗来访者。我们想要学习家庭治疗,希望证明它比药物和个体治疗更有效。"

大多数学员的经历就像上面这位学员一样,受雇于公共机构,而教员的模式完全是在一个小型的、私人的诊所里发展起来的,这样的学员和教员的相遇带来了一个不可预料的、复杂和有趣的结果。这项工作的重点,戏剧性地从家庭转换到了学员所供职的大型机构。学员发现他们正在处理的是他们自己所在的系统,而不是像被教授的那样去处理家庭系统。系统式工作不只是成为家庭治疗本身,也成为一种把治疗的新思想引入社会环境中的事业。在这个社会环境中,学员自己成了被认定的病人。而教员也同样发现,他们作为家庭治疗师的身份正在消逝,取而代之的是一个更庞大系统的治疗师的身份。由于新情境的需求,系统式的新方法逐步演变,而且培训项目则一并挖掘了教员和学员的创造力和想象力。

然而,这个转型却没能幸免各种成长阵痛和困惑的出现。在培训项目开始的时候,意大利只有少数私人机构在实践家庭治疗,在公共机构则闻所未闻。学员对家庭治疗的传统了解甚少,因为它是从其他地方发展起来的。他们大多数人是因为读了《悖论与反悖论》才来申请参加项目的。

起初,学员热情高涨。然而几个月后,他们的热情消退了,挫败的迹象有所显现。教员试图对这一事态作些假设。最显而易见的观点就是他们是糟糕的或糊涂的老师。然而,为了变得清楚明了并教得更好而加倍付出的那些努力,却只是让情况更糟了。面对这个问题,学员解释说他们的不愉快更多是跟共事的同事有关,而跟在培训中心的经历无关。他们对在培训中学到的新事物的描述在同事间激起了反对、愤恨和恐惧。例如,很多学员相信疑难的案例可以用米兰方法成功地治愈。这样他们就暗示了同事们不同的治疗方向正在被淘汰。言语和非言语的讯息——"因为我们在做家庭治疗,我们将会比你们更有效率"——不可避免地引发了学员与其他机构人员之间关系的对抗升级。对于那些同时或先后与公共机构中其他工作人员有联系的来访者,米兰风格的学员也同样以失败告终。

博斯科洛和切钦试图更正这些失误。规定学员们要表现得谦虚,要在任何与治疗方法有关的问题上作出让步,甚至要对他们正在接受的新学说保持怀疑态度。一旦这被制定为一项政策,学员就可以重新开始与自己的机构建立一种更有成效的、更具合作性的和谐关系。

学员失败的第二个原因,是因为在他们所处的环境中,家庭治疗是很新奇的。在培训项目起初的几个月里,据反映学员在各自的机构中正在会见的来访者的脱落率高达90%。其中大部分的家庭在第三次会谈后就脱落了。学员缺乏经验并不足以解释这一惨重结果。培训中心的讨论澄清了一个原因,那就是这个治疗方法具有消极的烙印。治疗家庭而不是个人,这一点是很具有威胁性的,因为它暗示了家人要对"有病"的成员的症状负责。很多家庭脱落后便奔向其他机构里提供传统个体治疗的专业人员。

这个问题是通过实施家庭治疗但避免以此命名来解决的。治疗师可以把与家庭的会谈定义为"顾问咨询",而不是治疗,或者只是为了能够决定接下来做些什么而给家庭提供一些"会议"。而在今天,家庭治疗已经理所当然地成为一种被广泛接受的方法,家庭通常会拒绝个体治疗,或者会罢免一位只提供个体治疗的治疗师。

第三个失误来自对学员工作所处情境的忽略。起初,学员相当自然地模仿他们的教员,但如果他们照搬米兰中心的方式来对待他们所属的公共机构中的家庭,那么他们通常会失败。下面的例子将说明这一点。

一位学校心理咨询师为一位老师转介给他的家庭做了一个干预。被认定的病人是一个8岁的男孩,在过去的6个月里他都没有去上学。这位心理咨询师积极赋义说,这个男孩是把拒绝上学作为一项任务来主动承担,为的是陪伴在他那孤独的母亲身边。这位咨询师曾经见过这种干预用在一个在培训中心治疗的类似的家庭中,那个孩子几乎立刻就回去上学了。而这位倒霉的咨询师却被校长狠狠地批评了,校长完全无法理解这个行为背后的原理。不仅如此,当这件事在学校里被传遍的时候,这位咨询师还受到老师们的嘲弄,他们会去找他开玩笑地问,他能否通过见见某个讨厌的孩子的家庭来解救这些老师。

"重要系统"

为了防止治疗性解决方案变成治疗性问题,治疗师必须考虑情境性差异的重要性,包括上文在内的很多情况都阐明了这一点。治疗师必须考虑的,主要是他们的干预对来访者、对其所关联的重要系统,以及对治疗师自己的影响。"重要系统"(significant system)的出现,是因为在定义"什么是问题"这一点上,它显得比"家庭系统"这一经典概念要准确得多。重要系统包含了所有那些在缓解问题的努力中被激活的单元(人或者机构),这些问题被带到专业人士面前,以寻求一种解决办法。将问题从"观察系统"而非"被观察系统"的角度进行概念化的重要一步,是把专业人士(包括米兰小组的专业人士)加入到治疗图景之中。"重要系统"这个概念使得这一模式更接近于将问题定义为关于问题的*观念生态学*(Bogdan, 1984),而不是把问题定义为有功能障碍或病态的个人或家庭自身的行为。

对于在培训中心的治疗性小组,重要系统通常包括中心本身、家庭以及转介人或转介机构,其他如学校和法庭等偶尔妨碍治疗的系统,也应考虑在内。被转介到培训中心的案例通常是严重的、没能在其他机构被成功治愈的案例。因为这些专业人士把米兰小组视为专家,在转介人或转介机构与治疗小组之间便创建了一个直接的联盟(alliance)。如果家庭在治疗中返回到转介人那里并抱怨培训中心的工作,反应通常是:"你不需要理解他们说什么或做什么。他们是最棒的。回去吧。"家庭经常是在忍受令人沮丧的体验并接受稀奇古怪的干预,但却没有从治疗中脱落。

但对学员而言,情况大不相同。他们中的大多数都是年轻的、身处所属的机构中最低的职位。因此,家庭不容易与他们联结,而是经常放弃治疗去寻求其他更有声望的治疗师。学员的"弱势"位置成了他们所面临的挑战,因为这迫使他们去寻求原创的解决办法,从而也就为其他学生,更重要的是为教员提供了教学资料。

例如,在公共服务中,单纯的心理治疗仅代表部分的需求。来访者更多的是要求药物、财务支持、康复、养老金,或是它们的组合。他们并不是在寻求"谈话治疗"。继续本着系统观处理这种状况的方式,就是要把对入院或药物治疗的请求,改释(reframe)为"非治疗",并把以下讯息传递给来访者:"这(入院和药物治疗)不会带来任何改变,事实上,它可能会降低改变的可能性。不过这可能是你现在所需要的。如果你决定以后要做治疗，就告诉我们，我们将很乐意与你一起工作（Fruggeri, Dotti, Ferrari & Matteini, 1985）。"

另一个两难处境就是当治疗师在试图阻止某人的自杀或暴力时，被呼唤成为一位社会控制者，而不是一位治疗师。在这种情况下，只要治疗师尚且清楚自己所履行的职责，是"治疗师"，还是"社会控制者"，就不是问题。她可能会对来访者说"我想知道发生了什么使我成了你的警察，而不是你的治疗师。或许我们应该看看这一点是如何发生的"。

总体而言，凭借对个体和家庭处在更复杂的情境中的领悟，培训的焦点已从家庭系统转移到更庞大的系统。由于学生在他们必须领航的工作网络中分析交流模式时变得更有技巧了，他们便能够避免那些最初导致了挫败和失望的问题。他们在探测自己对别人产生的影响，以及校准来自与他们相关联的系统的反馈等方面，都变得更娴熟了。他们保持着与这些系统的联系，并使之延续，而不是忽视或抛弃它们。

作为"更庞大系统"重要性的证据，治疗师所供职的公共机构中，已经在加大力度运用这一方法，在这些机构中如果不能做米兰风格的治疗，将会非常困难。大卫·坎贝尔（David Campbell）和罗莎琳德·德瑞珀（Rosalind Draper）（1985），作为在伦敦塔维斯托克诊所（Tavistock Clinic）进行米兰方法小组教学的代表，最近编辑了一本文集，涵盖了丰富的干预思想，针对的是如何在更广阔的系统中做干预，而不被击中或被消灭。博斯科洛和切钦声称，虽然贝特森对他们的工作是第一重要的影响力，然而来自学生的反馈，已成为第二重要的影响力。事实上，他们的教学已被这些资源彻底改变。正如博斯科洛曾经说过的，教员和学生之间的共同演变，引发他们思考自己，不是作为家庭治疗师，而是作为"系统顾问"。

小组现象

尽管家庭治疗师大部分情况下一直是由单面镜后的一位督导（supervisor），以及一位或多位学员培训而成，但治疗性的观察小组（observation teams）是直到米兰小组开始试验他们的四人工作形式时才正式出现的。在单面镜后的治疗师是在平衡治疗室内与家庭在一起的另外两位治疗师。治疗师的组合在不同的案例间轮换，但始终保持一男一女治疗师的搭配，使人想到婚姻协同治疗（marital cotherapy）中旧有的角色示范（role modeling）的概念。

正如我们所看到的，随着时间的推移，米兰小组分解为两两组合。在博斯科洛和切钦离开塞尔维尼和普拉塔之后，跨性别组合便不复存在，两位治疗师与家庭同坐一起的方式也不复存在了。然而，四人小组的消亡并不见得是件坏事，反而显得更经济,消耗得也更少。一个治疗小组的必要条件似乎是需要满足贝特森关于双筒镜视野的观点。只要有一位治疗师投入在家庭访谈中,而另一位能够观察——一位从单面镜后研读,而另一位就在他俯视的视野中——便可以达到一个深层的维度。

尽管大多数米兰方法的追随者采用了小组的工作形式,有的多于四人,但有的则少于四人,一个人的"小组"也是可实现的。治疗师可以走出治疗室,与他/她自己交流之后,再回去给出一个点评或一个观点。或者,治疗师也可以是咨询了一位或一群同事之后,再回到下一次会谈,然后宣布他们给出下面的建议、讯息,甚至是信件。必须承认,有时这些咨询顾问是想象出来的。

博斯科洛和切钦因为开设工作坊而四处游走,子代小组(daugher teams)如雨后春笋般遍及各国。这些小组往往花大量的时间在一起,可以变得极为固执己见并结成派系。结果就是他们时常冒犯主场设置。他们不仅觉得位处创新前沿,而且还散发着一种传教士般的热情。正如之前的讨论,在博斯科洛和切钦后期的教学中,他们强调了保持低调和谦虚的立场的重要性,但是这一忠告想要完全奏效却基本不可能。无论他们保持多么低调,四人或更多人的团体本身就是一种政治立场。在这个意义上,这些小组有一种潜质使他们所出现的任何设置都变得激进化,正是他们不明智的举动,招致了自己的灭亡。拆分和重组也是司空见惯的,因为旧的小组分支不断派生出新的小组。

米兰风格的小组常见的命运就是与策略派嫁接,至少在美国如此。在工作中采用精神研究所时兴的方法或采用艾里克森式方法(Ericksonian approach)的人,为了加强探寻奇迹任务或是击溃症状行为的处方,可能会把小组当作单独的杀手锏来使用。这一重要性的确体现了最初米兰四人小组的立场。

隐含在策略式模式中的家庭与治疗师之间的分歧,被大量的时间以及那些寻求最终干预的对话放大了。小组暂停有时就像是秘密的阴谋,其间,拿家庭开玩笑的敏感嬉闹,或是对家庭"花招"的抱怨都可能会发生。小组的单独作业(译者:指在单面镜后的讨论)也加剧了反对与来访者分享治疗原理的策略式禁令。很多干预,如"悖论"处方,最早是为了避免所谓的家庭阻抗而设计的。如果家庭成员了解到限制他们改变是为了引导他们去改变,那么这个策略就有可能被认为是不起作用的。

家庭以形形色色的方式对小组的存在作出反应。有些人反对被陌生人观察,但是大多数家庭表示不介意,甚至开始喜欢上这些持续传递讯息的隐身人。如果家庭很想见小组成员,他们不会被阻止,但仍倾向于保持小组的边界(以及它的隐身性)的完整。米兰风格的小组要冒的一个风险就是,如果他们为了传递一个积极赋义而近乎于赞同一个症状,就可能会扰乱或激怒家庭。反应的形式变化多样,包括从治疗中脱落到对治疗师所属的诊所以法律诉讼相威胁。

治疗小组的一个主要问题就是处理冲突和权力议题。因为他们通常是不分等级的，所以很难有一个办法用来解决僵局或是阻止对抗升级。四人或更多人的小组经常为内部的纷争和混乱而深陷困扰。掩埋差异和勉强达成一致并不能成为解决办法，因为这只会使不满成为暗流。以小组进行作业可能是令人兴奋和富有创造性的，但也可能是困难和混乱的。有时，一个研究小组会分解成若干个两人组，就像最初的米兰小组那样。对于持续的治疗，这个做法显得比大型的小组更稳定，也更节约。

然而，四人或更多人的小组就培训而言已被证明是好事。它避免了"不节约"的指控，并被证明是一条有效的途径，向身为初学者的治疗师提供了单面镜前面和后面的生动体验。博斯科洛和切钦，在他们的培训机构里，会组建每次 12 人为一组的小组，再把他们分为两组。"T 组"，即治疗组（therapeutic team），由 6 人组成：1 个人在治疗室，另外 5 人在单面镜后面。"O 组"，即观察组（observing team），由另外 6 人组成。他们的任务是观察和评价 T 组与治疗室里的治疗师的关系。但是只有 T 组可以给家庭传递讯息。在会谈结束后，两个组可以分享关于家庭以及治疗上级系统的观察和假设。T 组在下次会谈中可以应用这些观点。

对小组形式的运用已经成为一种很出色的方式，用来向更大的小组提供针对持续的家庭治疗的现场督导。在米兰风格的小组出现以前，仅仅只有在治疗室里的那位治疗师才能从与家庭的访谈以及督导提供的资源中获益，至少是就所有的现场督导而言。随着米兰小组的出现，参与者的范围就被扩大了。结果就是，越来越多的家庭治疗师以单面镜后的小组形式受训，并且不仅仅局限于米兰方法。米兰方法可以变形为其他的形式和规模（在本书成书之时这些做法正在被迅速实践），而米兰培训小组似乎还保持着原有的做法。

米兰小组一个令人惊奇的特征就是他们自发地剧增。新的小组往往成立于一个团体或某人在工作坊上见到米兰小组之后，或是他们造访之后。这些小组通过追随所有他们所能找到的博斯科洛和切钦的后续工作坊，或是安排他俩去他们的工作地点，便会获得零星的教学和督导。博斯科洛和切钦对这一类型的热情通常予以格外积极的回应，甚至多次返回一些不知名的小诊所，仅仅是为了一起帮助这些羽翼未丰的小组。

如此一来，一个横跨大西洋彼岸的米兰小组的网络正在迅速进化。迄今为止，在欧洲的大部分国家、加拿大、美国、澳大利亚和新西兰，已有很多以米兰小组自居的小组，或是围绕米兰小组而建立的设置。米兰小组在美国被采纳的速度相对缓慢的部分原因，一方面是因为意大利的团体更容易被欧洲国家接受，另一方面是因为在这个方法到达北美的时候，美国的家庭治疗围绕国内的权威已经定型。米兰方法在美国曾被定义为"策略"治疗的一个类别，就在最近才被视为一种独立的思想。在北美，这一方法仅扎根于卡尔·托姆（Karl Tomm）执教的卡尔加里大学（University of Calgary）的精神病学系（译者：该大学坐落于加拿大）、纽约的阿克曼家庭治疗研究所（Ackerman Institute for Family Therapy）以及其他一些新兴的小型学院。

这项运动的一个有趣之处就在于自发举办的"小组"会议。从1980年至今，已经在私人资助下举办过数次。这些都是凭邀请函出席的非营利性的会议，旨在让米兰风格的小组相聚，并与博斯科洛和切钦交流思想。最近一次举办于1986年夏天的牛津，主推智利生物学家温贝托·马图拉纳。

米兰小组工作网络值得一提的最后一点就是它的结构。米兰风格的小组是横向的、不分等级的、分散的。他们一向乐于尝试，并不执着于某种固定的方法。频繁的组建与重组是它的另一个特点。最初的米兰小组自从创建以来，至少经历了三种组合，而这个最新的小组也在不断转变，但却仍然把自身视为更庞大的系统的一部分。

这些米兰小组拥有一种不同寻常的根本品质。米兰中心不是这次运动的领头人，而更像是与其他小组横向运作中的一位协作者。这些小组，是一个无影无踪而又无处不在的分散的联盟——更像是马唐草（译者：原文是"crabgrass"，一种会蔓延的杂草）。主办机构经常感受到它们是令人烦扰的，但它们已经学会了通过转入地下而避免被根除。即使在主人的草地上没有新的嫩芽出现，新的根系也可能会以其特有的方式朝着一个毫无戒心的邻居延伸。

结论

我们相信米兰方法不同于一套程序，也无法像食谱那样被推广。但它已具备了可以发展出全然不同的新形式的能力。以贝特森的观念，它是一种"学会如何学习"（learning to learn）的方法。实现这一方法的手段则是小组工作网络，它以其天然的不可复制性，向外扩散到诸多不同的情境中。

此外，虽然这一方法在其发展过程中越来越远地偏离了传统意义上的家庭治疗，但却体现了关于变化的观念，使它能够轻易适应其他类型的社会系统。"治疗"的观念变得过于单薄以至于无法承载人们对它的期待，而"家庭系统"的概念也不再适用，因为我们所谈论的，不再是治疗的单元部分，而是治疗的"精神生态学"（ecologies of mind）。

对于这一方法最后的一个观察就是，它是以贝特森对科学想象的前沿事件的神往为标志，向它的拥护者发出挑战，将新生物学认识论的重点转化为脚踏实地的临床工作语言。激发人们追随并拓展路易吉·博斯科洛和吉安弗兰克·切钦工作的，不仅仅是去实践治疗新观念的机会，而是去实践自然科学研究者带给我们的关于这个世界的新观念的机会。

哭泣的男孩

第一部分

引言

这个案例聚焦在米兰系统式治疗的三个重要方面。第一，是注重治疗师自身的情境，它反映的是对家庭动力与小组动力重叠的关注。米兰小组一直在注视他们被家庭诱导的方式，以及家庭如何以小组组织的问题为线索，进而导致小组的功能丧失。为此，小组运用自身的运作过程提供了一个疗愈方案。第二，是运用循环提问（circular questioning）阻断家庭中贴标签这一行为，将其转化为一个互动过程，使标签用于描绘家庭系统中共有的或潜在的行为，而不仅是某位成员的疾病。第三，就是探索家庭的神话（myth）或前提（premise），它们是家庭在过去为了应对两难困境而发展起来的，但它们限制了家庭去建构一个更积极的现实，也阻碍了家庭变化的可能性。在这个案例中，不仅是那个有问题的孩子，而是每个孩子的行为，都被积极赋义为造福这个家庭中一个看似与过去特殊经历相契合的神话。这次访谈与本书中另外三个不同，是在原有的四人小组即将分离，而博斯科洛和切钦即将开启他们的培训机构之前进行的。

双重情境：家庭与小组

即将呈现的顾问咨询（consultation）具有以下几个重要的特征，使其区别于本书的其他几个案例。首先，这是一个对家庭的初始会谈，他们还没有进入治疗。第二，治疗小组是最初的米兰小组：塞尔维尼、博斯科洛、切钦和普拉塔医生。第三，访谈由一位男性治疗师和一位女性治疗师参与——切钦和塞尔维尼，而博斯科洛和普拉塔在单面镜后观察。小组自身在一个危机点得到了平衡，这对案例产生了相当大的影响。最后，小组为这个家庭进行顾问咨询的目的，是在一个会议上演示他们的工作，观众通过闭路电视观看访谈。

这个案例呈现了自身的复杂性。Y太太曾致电诊所，要求约见她和17岁的儿子约翰（John），他刚因为"急性精神分裂症"发作而住院三周。约翰的妈妈有几个关注点。这个家庭不确定约翰是否曾经吸毒。其次，自从精神科医生停止约见这对父母之后，Y太太说"他们不知道还能对约翰有何指望"。最后，Y太太希望讨论约翰是否应该像住院时那样继续接受药物治疗。米兰小组这次顾问咨询的目标是澄清约翰的问题的性质，并与该诊所讨论出一个治疗方案。

Y家庭最突出的特点就是他们的家庭结构：这是一个重组家庭（blended family），Y先生和Y太太都是第二次结婚。这个"新"家庭组建已有五年。Y夫妇都是四十多岁,共有五个孩子:Y太太是18岁的哈里(Harry)、17岁的约翰(被认定的病人(identified patient)以及16岁的芭芭拉(Barbara)的生母;Y先生则是12岁的唐娜(Donna)和10岁的黛布拉(Deborah)的生父。从纳入性访谈(intake interview)所获取的信息(information)中,有一条十分关键,那就是Y太太的前夫曾经酗酒成性,并伴有毫无征兆的暴力。

米兰小组在预假设(prehypothesis)阶段犯了一个重大错误——他们误以为所有孩子都是Y太太所生,于是建构了一个关于孩子们生父的工作假设(working hypothesis)。他们推测其中一个或几个孩子可能会认同他们的生父,或者依旧忠诚于他。对这个预假设的确认,是一个猜想过程,针对的是关系情境中所呈现出的问题的意义,这是在会谈中首项需要进行的工作,它是由治疗师和家庭间的相互反馈过程构成的。这个反馈之所以重要,是因为它显示了这两个分离的系统是如何成功地融入(joining)到一起的。小组的错误歪曲了小组过程以及访谈开始部分的提问。我们将进一步关注小组事件,及其他与Y家庭事件的相似性。

米兰小组发现了他们的第一个假设是一个错误,并意识到孩子们在父母之间是有派别的,于是这个重组家庭的多元问题受到高度关注。在重组家庭中得到剖析的,是发生在孩子们之间微妙的位置重组。大量的提问汇集为:谁继续与自己的亲兄妹关系紧密?谁在向继兄妹靠近?他们能继续保持在一起并同时成为新团体的一部分吗?如果"先前的"兄妹组合分裂了,其中一个会向父母中的一方靠近吗?向哪一方?等等。这些有可能发生在孩子之间的关系变动,是理解一个重组家庭的基本要素。第一次访谈中充斥的纠缠,提示了同胞关系中有着重要而令人困惑的变化。此外,重组家庭通常携带着对过去失败婚姻的记忆,并且来自先前家庭的孩子通常承载着或呈现出一种冲突,即忠诚于先前父母与保护新夫妻的和睦之间的冲突。另外,新家庭以它变幻莫测的排序规则,对每一位成员提出了极高的要求。

伴随着Y家庭案例,讨论时常返回到小组的结构、功能和局限等问题当中。在治疗过程中小组既扮演观察者的角色,又扮演参与者的角色。所缺少的就是观察自身的能力。家庭系统也与之相似,有着自己的规则、历史、兴趣、设想和缺陷。如果米兰小组在为Y家庭进行顾问咨询的时候能够建构一个元小组(metateam),或者一个观察者小组(Observer Team),或许小组就会注意到家庭是如何在米兰小组中制造问题的。欠缺了这个元小组,米兰小组就不得不依赖自身的规则以及自身小组过程的完备,把自己从Y家庭与小组之间发展出来的问题中解救出来。

一个小组和家庭之间的同构性(isomorphism)一直很重要,米兰小组此处的经验特别具有启示性,因为小组处于一个结构和理论变化尚未完成的境地。访谈开始后不久，塞尔维尼和切钦发展出两条大相径庭的提问主线，这一点对单面镜后的治疗师而言，尤其显而易见。塞尔维尼在问关于母亲与孩子生父的问题，而切钦则在追踪家庭中当前的序列。小组发现，与他们想象的不同，孩子们并不都是这位母亲所生，于是塞尔维尼变得安静下来，而切钦突然承接了她的假设。他问母亲所生的三个孩子是否还跟生父有联系：他们去看他吗？谁去看得最多？他住在多远的地方？他再婚了吗？等等。博斯科洛正是在这个时候敲了门，于是塞尔维尼离开会谈去和他商议。

对博斯科洛和普拉塔来说，塞尔维尼和切钦正在跟随不同的路径，这一点正逐渐清晰起来。据博斯科洛所言，在这次顾问咨询所处的时期，玛拉·塞尔维尼是小组的正式领导，但她和普拉塔的英语不如两位男性治疗师流利。因此，博斯科洛说，这位女士①感到有些丧失功能了。博斯科洛叫塞尔维尼出来两三次，与她分享他的观点，他觉得如果叫切钦出来，就会触犯了这个小组的等级（hierarchy）。所有的考虑都不在他的觉察范围内，这在当时是可以理解的。他那时的反应就像一位家庭成员。切钦也同样感到丧失了功能。他无法继续他的提问，因为他觉得自己不得不跟随塞尔维尼的领导。回顾时，切钦评论说他们的小组正处在组织的变迁之中，这个变迁最终导致了这两位男士离开了这两位女士②。这些问题在当时被家庭无意识地加以利用，以确保他们的现状得以维持。家庭作为一个系统，根据小组带入会谈的任意信息来调试自己。切钦感到，这个同构性呈现的不是家庭这一方的意图（intentionality）。

博斯科洛和切钦开始独立工作以后，在他们所设计的培训方案中，决定反对采用一男一女治疗师的设置。他们认为，"协同治疗"（cotherapy）模式是基于向家庭提供矫正性经验的原理，而这一经验则有赖于认同和角色示范。取而代之的做法，就是他们只留一位治疗师在治疗室里。这个做法促进了循环提问的运用和发展，它有赖于每次对一个假设的提炼，或对另一个假设的建构。创造出新假设的那些新信息，正是以家庭呈现出的切入点（opening）为基础。如果他们呈现出 10 个切入点，治疗师必须选择跟进其中一个。两位治疗师不可能对要选哪一个切入点达成一致。这个过程最佳的工作方式就是一位治疗师在单面镜后，而在治疗室里的那位治疗师选择切入点并发展假设。单面镜后的治疗师就可以跟随步伐并朝着假设提炼去工作，或是要求开会协商以便选择一个新方向。如果一次形成一个以上的假设，家庭和小组中的每位成员可能都会感到困惑。在这个案例中，小组等待访谈

---

① 指塞尔维尼。——译者注
② 指博斯科洛和切钦离开了塞尔维尼和普拉塔。——译者注

结束时的讨论来"处理"他们的困惑，坚信小组过程的这一仪式将会还原其清晰性和连贯性。而这正是所发生的一切。

标签与过程

贴标签（labeling）是这个案例中一个重要的部分。人们给出和接受标签是希望自己可以对难以理解的和为之恐惧的事情提供意义，如心理疾病。不幸的是，标签通常是由专家提供的，然后被那些因此感到获得了有力证据的家庭所采用。Y家庭已经下结论说约翰是"神经过敏"、"精神亢奋"、哭泣、幻觉等，都是"急性精神分裂症"发作的症状，这是他的医院所下的诊断。一旦一个标签被接受了，所有后续的行为都开始与这一标签相联系，每一个行为都成了精神分裂症的证据：他睡得太久了，他睡得太少了；他说得太多了，他说得太少了；等等。米兰组合（Milan Associates）将循环提问作为应对贴标签的一剂解药，因为这些问题探究并促成了标签不同的分布，哪怕是个"好"标签。如果被认定的病人被加以各种各样的形容方式，如"高度紧张"或"过分顺从"等，那么循环问题（circular questions）需要诱发出的信息就是，家中其他孩子时不时也会"高度紧张"或"过分顺从"。这就立刻会挑战被认定的病人的有问题的状态，并把所有孩子都拉到了同一水平上。如果约翰被认为是"病了"，而其他孩子被认为是"健康的"，在约翰和其他孩子之间的差异就迟早会被放大，约翰将病得更厉害，而其他孩子则相反，变得更健康。如果你问"在约翰之前，谁是最'高度紧张'的，或是最'神经质'的?"或者问"如果约翰停下来，以后谁会是最顺从的?"那么"高度紧张"会成为一个描述，针对系统内共同的或潜在的行为，而不是某位成员疾病的证据。这种针对贴标签的方法改变了治疗师的关注点，他/她通过把标签转回到互动的过程中，从而撤销了标签，取代了贴标签的做法。

之前博斯科洛和切钦把被认定的病人转化为圣徒、牺牲者，把他们积极赋义为家庭的保护者。在回顾过程中，他们认为这经常会有冒犯家庭的风险，特别是对慢性病人而言。把这样一个人说成是在为家庭牺牲他/她的生活，通常会使状况更糟，因为这就相当于对其余家庭成员的消极赋义。因此他们说："你必须去关注个人成长史，以便发现改变故事的方式，使人们可以在没有危险，不被贴标签的情况下，彼此团结、分离和争吵。"

神话与未来式问题

米兰组合所发展出的提问技术依旧是其系统式家庭治疗的一大特色。未来式问题（future questions）代表着循环提问技术的一个重要变异。循环问题是朝着建构假设以及问题(problem)的前提(premise)进行信息采集,相反,未来式问题是对家庭的前提进行挑战,或是提供一个新的前提。未来式问题激发出家庭中一幅全然不同的图景,被用于访谈的晚些时候,通常是在描述家庭对问题(problem)当前序列的信息以及对家庭中结盟的信息被收集完成之后。

下列问题——例如,"你女儿去上大学后,你认为你和太太的性生活会更好还是更糟?"或者"如果你妈妈晚上跟你说的话比跟你弟弟说得多,你觉得你爸爸会抱怨他感到如此孤单吗?"——是具有变通性的,可以适用于很多家庭主题。生存式问题(survival questions)、分离式问题(separation questions)、惩罚式问题(punishment questions)、存在式问题(existential questions),都能为家庭在未来引入一个全新的可能性。

如果家庭是围绕着一个产生问题(problem)的前提而组织起来的,那么未来式问题同样可以挑战这一前提延续到未来的威力。

这些提问同样具有扰乱和激发家庭的效果。米兰组合认为未来式问题引入了如此多的信息,它们几乎妨碍了在会谈结束时对处方或对点评的运用。他们觉得仪式是一种更优的结束,因为它可以监测到家庭吸收新信息的比例,并且可以使家庭恢复平静。在对 Y 家庭进行的访谈中,未来式问题提供了来自孩子们重要的反馈信息,指出家庭存在着共同信奉的神话,根据这个神话,每个人都必须感觉到父母的再婚是完美的。只有约翰没有完全服从于这个神话,但随后他却以精神失常的方式自暴自弃。

家庭中的神话

这个家庭中的前提或神话——是无意识的,因此需要通过这次顾问咨询加以言语化——如下:Y 先生和太太的再婚必须是"完美"的,这样他们才能补偿各自在之前"糟糕的"婚姻里所遭受的痛苦。尤其是夫妻双方都想要他们的孩子拥有比之前更好的父母。为了使 Y 先生和太太满足于孩子们正在享受更好的养育这一事实,孩子们就必须以表现快乐、举止正常的面貌出现。拥有完美父母的孩子是不应该出现问题的!

第二次婚姻中的这个关于完美的前提为家庭的过去编织了一个神话。对父母任何一方而言,很重要的一点就是要一遍遍显示他们曾有过多么糟糕的前任伴侣,而对于孩子,则需要相信这一点。一个建构僵化的神话会限制所有家庭成员的选择,让他们无法去相信一个更复杂的现实。在这个案例中,它使孩子失去了独立判断他们亲生父母的机会,同时也使他们失去了独立感受继父母的机会。博斯科洛评论说这类神话可以与精神病相关联。那个表现出精神病性行为的人,通常也是那个不能接受神话、用他/她的行为挑战这个神话的人。

米兰组合观察到,如果谈到神话,你就上升到了一个比所谓的三元解释更抽象的解释层面,你在这个层面上仅对结盟进行评估,对谁被排除在外或谁被包括在内进行标记。神话以暗示每个人如何作为的方式安排他们。但是,由于神话规定了特定的行为,它就成了一个紧箍咒。也可以借用一个更高层面的逻辑类型(logical type)——社会层面,在这个层面上,父亲就是规则,母亲辅佐他,而孩子们是顺从的。如此这般的神话是很难维持的;在某个时间点上,就会有人去打破,如果他们要打破,那个人就有可能会显现出精神病性的行为。这个案例就极好地演示了这样一个神话。

Y太太在讲"坏丈夫和坏爸爸"的故事时,她流泪了,她丈夫说这段经历对她曾如此艰难以至于她想要自杀。她的眼泪成为对她丈夫、孩子以及治疗师来说非常强有力的一个讯息(message)。制造这个神话非常关键的一部分,就是关于过去婚姻的故事,因此他们为了使妈妈摆脱那些经历,就需要在旧的、糟糕的婚姻和新的、完美的婚姻之间不断提供对比。Y先生同样有过一个糟糕的婚姻,但看上去他遭受的痛苦要小一些,在这个新家里,他享受着相当大的权力。[①]

他接管了这个家,要求孩子们要听妈妈的话,否则他会迫使他们这么做!看上去这是一个仁慈的解决方法,然而,可以清楚地看到,在这两个家里,Y太太都面对着一个强势的伴侣。

每个孩子在"完美婚姻"这个议题上都作了不同的贡献。哈里,即将离家,他在母亲所生的孩子当中,是最依恋生父的。他生活中很复杂的一件事就是他跟随继父改姓了,他接受这个姓有可能是为了取悦母亲和继父。他与弟弟约翰也分开了——今年他不会和弟弟一起去上学了——他和妹妹芭芭拉也走得更近了。他是怎么做到既对生父忠诚,而与此同时又接受了继父的姓呢?如果他去掉继父的姓,又将面临什么样的风险?

芭芭拉,这个在新家庭里有威望的成员,正在力图满足每个人的需要,作为两个小妹妹的代理母亲,她已经被卷入到这个有继父的家庭。她经历了曾经是两个大哥哥的小妹妹,到现在是两个小妹妹的大姐姐。这使她与约翰分离,却可以用一种更积极的方式去协助母亲。如果她可以帮母亲照顾好小妹妹们,父亲就会很感动也很开心,那么母亲就不会再遭到精神失常的指控。

唐娜,父亲的大女儿,强迫性地担心有灾难降临在家里。在以前的家里,在她

---

① 当婚姻破裂的时候,女性比男性遭受了更多经济上和情感上的调整适应,这一事实与最新的对于离婚后男性和女性状况变化的差异的人口统计数据是一致的(Goldner, 1985)。

母亲离开之前,她就是个有问题的孩子,现在也仍然是他父亲最担心的一个。她的小妹妹黛布拉,貌似是受所有新变化干扰最小的一个。

正是约翰的问题挑战了这个完美婚姻的神话。米兰组合假设,他感受到在这个新婚姻里的不平衡,并且担心母亲可能会特别艰难。她再一次处于一个依赖且无力的位置。她已经把自己的孩子交给了另一方,尽管他是友善的,但她仍旧是脆弱的。在原来的家庭里,当父亲施暴的时候,约翰和哈里会团结起来帮助母亲。现在哈里要离开了,约翰无力扭转并改变母亲和继父之间的制衡。现在,他被置于一个神话面前,它蕴含着一个被强化了的前提:我们必须相信过去的父母是糟糕的,否则我们就会威胁到现在的这个婚姻。

在这个访谈的最后环节,切钦提出一些未来式问题,他问"谁会最先离开家?"以及"如果妈妈不在家,谁会取代妈妈的位置?"突然,唐娜主动回应说:"如果这位新妈妈死了,芭芭拉会取代她的位置!"家庭对此感到很震惊,提醒她不要这样想。切钦抓住了这个切入点问:"如果爸爸死了呢,谁会取代他的位置?"芭芭拉回应说:"哈里会取代。"孩子们这个意外的回应——如果有什么灾难发生,他们已经为成为代理父母做好了准备——揭示出这个新家庭的脆弱。孩子们成为代理父母的想法则是对家庭神话的另一个挑战。这个观点连同约翰的问题,将把这个神话推至一个可协商的位置。约翰可以联合他的兄弟姐妹,他不再感到孤立。

小组讨论与干预

小组有许多复杂微妙的事情需要在讨论中完成。他们必须协助诊所对家庭就治疗进行评估;他们必须亲自参与会见家庭;由于这是一个顾问咨询和首次访谈的合并,他们必须亲自回应家庭。小组选择的干预给人留下特别深刻的印象,因为它向家庭提供了一个自我疗愈的机会,并且阻止了进一步把约翰作为被认定的病人的诱导。这个干预也是一项仪式,如果家庭同意并执行,就可以免除未来对治疗的需要。有意思的是塞尔维尼医生向家庭实施了干预之后,约翰搂着她并拥抱她。随访(follow-up)显示家庭没有再回到这个诊所。

案例:顾问咨询与对话

佩　　恩:你们见到这个家庭的情境是什么样的?

切　　钦:这是我们原来的小组访谈的家庭,是在一个会议上通过闭路电视播放的。妈妈在访谈前两周给这个诊所打了电话,说她 17 岁的儿子,约翰,刚在城外一家医院住院 2 周后出院。他是在开学的第一天被收治入院的,因为急诊室的医生说是急性精神分裂症发作。主治他的精神科医生拒绝和家庭沟通,妈妈还说他们不知道该如何要求和对待儿子的行为。她得知他可能经历了某种崩溃,并因此在接受药物治疗,但就是这些了。正因为这样,才有了所有这些对问题本质的疑惑。

佩　　恩：那位医生不愿意和家庭沟通的原因是什么?

切　　钦：不清楚。纳入登记显示有可能服用了毒品——可能是大麻,或是致幻剂。父母不知道毒品的事,可能是这个男孩不让医生告诉他们。有迹象表明,这位医生认为家庭为了使这个男孩成功给他施加了过多的压力,他有可能假定是家庭正在使情况恶化。

佩　　恩：这个男孩回家后的表现如何?

切　　钦：他表现出抑郁和焦虑。他从学校回家,然后就睡了一整个下午。诸如此类。

佩　　恩：家里都有哪些人?

博斯科洛：四十多岁的妈妈和爸爸,还有五个孩子。父母都是第二次结婚。孩子们是哈里,18岁,离开学校工作了;芭芭拉,16岁,还在念高中;约翰,17岁,就是病人;唐娜,12岁;还有黛布拉,10岁。我们刚进去的时候误以为所有的孩子都是这位妈妈亲生的。实际上,只有三个年长的孩子——哈里、芭芭拉和约翰是她所生。

佩　　恩：关于父母你们知道些什么?

切　　钦：只知道他们都和前任伴侣离婚了,跟对方结婚五年了。在纳入登记的表格上有一项记录描述显示妈妈的前夫可能是酗酒者,并且喜怒无常。

佩　　恩：有哪位治疗师接触过这个案例?

切　　钦：只有那位带他们来做顾问咨询的治疗师。她就这个诊断以及治疗计划向我们求助。她说妈妈对诊断,尤其是对药物治疗有些疑问。这个男孩在医院接受过药物治疗,但他后来再也没用药了。

霍　夫　曼：你们是什么时候发现有些孩子不是这位妈妈生的?

切　　钦：在会谈进行了一会儿之后。我们把预假设建立在一个错误之上。

霍　夫　曼：你所说的预假设是什么意思,能描述一下吗?

切　　钦：是在关系的情境中对被呈现问题的意义所作的猜想。另外,由于我们是在访谈一个说英语的家庭,有用的做法就是分享我们对这个案例背景的理解,以便决定要去关注哪个方面。

霍　夫　曼：你们觉得哪个方面是重要的?

切　　钦：对我们而言,生父凸显出来了。我们强调了他的重要性,因为我们以为所有孩子都是他的。可能会有一个或几个孩子认同他,或是忠诚于他。

在会谈前(presession)部分,我们对要问的问题有些想法:哪个孩子看起来更像生父,或谁最不像他。很不幸,在我们发现错误之后,所有这些想法都必须改变。

家庭访谈

[家庭由一位女心理学家转介而来,是她约了这次顾问咨询。家庭向已经就座的塞尔维尼医生和切钦医生作了自我介绍。]

切　钦:我们很想听你们说说现在家里的问题是什么。谁想说一说?

爸　爸:我猜约翰是主要的问题。但是,你懂的,这是个可以解决的问题。

切　钦:一个可以解决的问题?

爸　爸:我想是的,我希望是。他精神相当亢奋,刚在一家医院精神病房结束治疗。他在那儿待了两周。他被获准出院。之后他又回到医院上了一周的课,也许是一周多。

切　钦:他在医院上课吗?

爸　爸:是的。他们有一位老师在那里。

切　钦:这是什么时候的事?

妈　妈:嗯,开学的第一天就是他结束精神病房治疗的那天。

切　钦:在哪里?

妈　妈:在那个……

切　钦:所以那天是开学的第一天?

妈　妈:是星期二,九月的第一个星期二。我们带他去了我们所属的医院,开始是看急诊,医生给我们开了安定并且让我们尽量给他吃药,然后让我们回家去,说如果有任何问题就打电话给他。可是约翰根本不肯吃药。然后,半夜里我们不得不打电话请医生过来,医生就带他去了另一个医院。所以,约翰在那之后住院两周,然后出院一周,接着又住院一周直到开学。

切　钦:你说他精神亢奋的时候,是什么意思?能描述一下吗?

爸　爸:嗯,他无法安静地坐下来,一直不停地动,也无法保持连贯的思维,从一件事直接跳到另一件。我猜你把这叫作幻觉。他还听到一些声音,如果医生说了什么让他不喜欢的,他就会说,他就知道有其他人跟医生胡说了什么。

切　钦:但这些都发生在他见医生之前,对吗?

妈　妈:对。

切　钦：谁第一个发现了这些行为？

妈　妈：嗯，我们——嗯，我，我很惊讶，然后——嗯，孩子们。哈里，你发现就在约翰要去……

塞尔维尼：不是在学校吗？

爸　爸：不是，是在开学前几天。

妈　妈：在开学前一天，前一天的夜里，他一直跟哈里聊到凌晨 4 点，跟他聊他要怎么拯救世界。［女儿们笑了。］

约　翰：没有，我什么也没说。

妈　妈：好吧，之后的那个早上，约翰准备去上学，他一支接一支地抽烟。我说："天哪，你抽太多了。"他说："嗯，我有些紧张，这是我第一天回去。"我又说："你看，已经 12 年了，你应该都习惯了。"然后他说："是的，可是哈里不会回来了。"

切　钦：哈里不再回学校了吗？

妈　妈：不会了，他已经上完了 12 年级，去工作了。

切　钦：所以这是他的最后一年？

妈　妈：对。他俩相差 11 个月。然后约翰开始哭，我在想，也许他真的是神经过敏。后来他准备好就去了学校。嗯，那天下午，大概 5 点半，他打来电话问是否可以去他朋友家吃晚饭。我们通常 5 点半吃晚饭，规定如果要在外面吃饭，就要提前通知我，以免饭菜做多了。所以他通知晚了，但我说："你可以去。"他大概是 7 点半回来的，他和一个朋友在街上说笑。我们能看见他们回来。我丈夫和我在厨房的桌上玩游戏，约翰问："哈里的牛仔衣在哪里？"我说："嗯，你是要自己穿呢还是要去送给哈里？"然后他抓起那件衣服就开始哭。我们俩把他带上楼，因为我们觉得显然是有问题了。然后他开始说："我出事了。我不知道出了什么事。可能是好事，也可能不是。"他还说："我信任你们。我不信任你们。"然后从那时起，他就一直这样。

切　钦：以前发生过吗？

妈　妈：没有。

切　钦：约翰，你同意他们说的这个行为吗？同意他们说的所有事吗？

约　翰：不。

切　钦：在你说"我没说"之前，你好像就已经不同意他们的说法了。

爸　爸：哦，那是关于他缠着哈里聊的事。

约　翰：我从来没说过。

切　　钦：所以他说那些话的事不是真的？谁第一个注意到这些行为？〔对唐娜说〕你注意到了吗？

唐　　娜：是的。

切　　钦：那时还有其他人发现吗？

唐　　娜：嗯，好像，我留意到有一天晚上下课后，我男朋友从学校送我回家，约翰要他送他去城里。所以〔我男朋友〕带他去了，然后，我不知道，他说约翰一直在说"我懂而你不懂"之类的。所以在他告诉我以后，我开始注意到他举止异常。

切　　钦：〔对芭芭拉说〕你发现了吗？

芭 芭 拉：是的。

切　　钦：有人说是在开学前两三天——对吗？你们觉得这和上学有关系吗？

芭 芭 拉：开学前他跟我谈话。他坐在后门廊的冰柜上，告诉我他想跟我说些事。我说："好啊，说吧，告诉我吧。"他又说："嗯，我说不出来。"然后他开始哭。他本想告诉我什么的，但我不知道他要说什么。他就开始哭了。

切　　钦：他哭了？

芭 芭 拉：他想告诉我什么，但他只是说他说不出来。那对他太难了。

切　　钦：〔对约翰说〕每个人都说这是一个问题。你同意吗？

约　　翰：我不知道这是不是真的算个问题。

切　　钦：你怎么看？我问："问题是什么？"他们说："哦，约翰出了问题"。他们说你出了问题。你有不同看法吗？

约　　翰：好像没有。

切　　钦：你怎么看？作为问题的当事人，或是别的什么？

约　　翰：嗯，我不知道。

切　　钦：有趣。家庭已经把这男孩儿的行为定义为精神失常了。比方说，妈妈说他神经过敏。他爸爸说他精神亢奋。妹妹说他哭了而且说不出话。他爸爸还说他有幻觉。所以他们是在谈论症状。每次我问他："你同意他们说的吗？"他就说："嗯，我不知道，可能吧。"

霍 夫 曼：他告诉妈妈他很伤心是因为哈里不再回学校了。然后他开始哭。

切　　钦：他哭了并且抽了很多烟。然后他去上学了，下午打电话回家问："我可以和朋友在一起吗？"妈妈说"如果你不回家应该早点告诉我，饭菜就不会做多了。"很明显，他试图说出一些没人理解的事。他们把这些行为全部归结为症状。一个说他在说些疯狂的事，另一个说他举止异常，还有一个说他亢奋。

霍 夫 曼：开始他说"我没有做这些事"，后来他说"也许做了"。

切　　钦：有趣的是，当我一直问他"你同意还是不同意"的时候，他完全是一片空白。他已经进入了"他疯了"和"他说不出话"的系统。他跟我也说不出话，他放弃了。

佩　　恩：在访谈的这个节点上，你获得了什么信息——根据你对信息的定义——关于这个家庭？

切　　钦：哈里不再回学校了，看起来是一个关键的信息。或许他不上学的决定使这个家庭不安。我们知道爸爸是一位体力劳动者。非常有趣的是，爸爸说约翰在医院的时候还在参加学校某种课程。或许约翰感到不得不去实现一些家庭理想，例如，至少有一个男孩要接受良好的教育。所以他的反应就是他想拯救世界。而在现实层面，他却选择了不去上学。

家庭访谈

妈　　妈：嗯，我们曾被问过在此之前是否发现过什么，回顾一下，唯一一件我们发现的他和过去不一样的事，就是他那时的脾气很坏。当你要求他去做什么事时，他就会溜掉。你知道，他是非常敏感的。而这个夏天，当我们要求他做什么的时候，他会说"好"，然后就上前去做，或者他会说"你介意等一下吗？我还有其他事要做"。他变得很顺从。

爸　　爸：但是等他回来后，他会去完成。

切　　钦：这是在夏天的时候吗？

妈　　妈：是的。

爸　　爸：你怎么去和一个医生说"我儿子出问题了，他开始做你要求他做的事了？"

妈　　妈：我们只是以为他长大了。

爸　　爸：这是新鲜事——对吧？夏天开始的，不是以前。

切　　钦：在上学期结束后？

爸　　爸：对。但是，自从他离开医院回到学校开始，他就停用了所有的药，我们开始给他吃复合维生素，然后他的状态就有些下滑了。他停了药。然后他就像是完全变了一样，开始成天睡觉。放学回来就一直睡到晚饭时间，叫他起来吃晚饭，然后到7点半，他就又上床睡了。

切　　钦：在他开始变得顺从以前，谁最顺从？

霍　夫　曼：你在这时想要尝试做些什么？

切　　　钦：我们经常会用家庭的词汇或语句。比如，这里我问"其他有谁是顺从的？"爸爸说约翰精神亢奋。我会问："你说的精神亢奋是指什么？"我们从不接受任何此类泛泛而谈的描述。我们会问："谁发现了这件事？谁为此感到最难过？"他们说他是个问题。"对你来说，他是个什么样的问题？"我们试图以这种方式，把他这些疾病的议题转化为关系性的议题。

佩　　　恩：你好像试图要明确围绕那个主题而存在的结盟（coalition）。

切　　　钦：我们对询问讯息（message）的问题更感兴趣，超过询问结盟的问题。什么样的讯息算是生病？是谁指出了这些讯息？他们对此作何反应？为什么他们要用"精神亢奋"这个词？他们指的是什么意思？他们是如何定义"顺从"的？所有这些陈述看起来都像刀子一样。

霍　夫　曼：他们对他的所有解释都是"有病"。

切　　　钦：是的。"顺从"是有病，"精神亢奋"也是有病。这个男孩正在被所有给他贴标签的人攻击。在你所处的这个位置，即便你是一个好孩子，那也是一个标签。因此你不再是一个人，而只是一个标签。

佩　　　恩：他最终接受了这些标签。

切　　　钦：他迷失了。他不知所措。他总是在哭。即使表现是顺从的，也是个标签。

博斯科洛：这就是为什么治疗师会问还有什么人是顺从的。

霍　夫　曼：为的是把这个标签接过来，然后把它扩散开来。

博斯科洛：是的。因此你询问了所有的孩子，用这种方式把他们放在同一水平上。

佩　　　恩：同时你也把病人从异于他人的位置上移除了。

切　　　钦：我注意到当他们谈到约翰变得顺从的时候，他们都笑了。他不应该顺从，对吧？

霍　夫　曼：这像是个玩笑。你表现得这么好，就一定是病了。

切　　　钦：你会有种印象，这个家庭有些奇怪。父母说你想要表现得好，那就必须要反抗他们。他们给出了指示，就是要他们自发地叛逆。

博斯科洛：他们还做了些别的事。当父母谈到约翰表现得顺从的时候，他们笑了，但别的孩子表现得顺从时，他们没有笑。这个差别，最终可能被越放越大。

霍　夫　曼：结果就是约翰变得越来越顺从。他想变得越来越能干，直到最后他开始说想要拯救世界。

博斯科洛：一旦家庭接受所贴的标签，所有的行为就都跟标签相关联了。比如，约翰是贴着有病的标签被看待的。他可以是顺从的，也可以不顺从；他可以是任何你期望的样子。病就成了他行为的情境标记。尽管其他的孩子在等级上和他处在同一水平，却有其他的情境标记：他们是健康的，而对他们所有行为的评价也与之相应。最后，这个差别会被放大，所以，从这个意义上讲，我认为治疗师做了一件非常重要的事。他切入到约翰与其他兄妹们之间被放大的差别当中，通过挑出了一个行为——顺从——从而把其他几个孩子也划归于同一阵营："你们说约翰变得顺从了，那其他人怎么样？他们是更顺从还是更不顺从呢？"

切　　钦：标签的力量总是让我印象深刻，如"你是顺从的"、"你是听话的"、"你是不听话的"。这就像是在一部戏里被分配了角色，而且永远都不能脱离这个角色。如果你说"我和我儿子待在一起，我们一起找乐子"，这是关系性的，但如果你说"我女儿是聪明的"，你就用言词扼杀了关系。要松动这个类型的系统，就必须帮助家庭成员进入一个摆脱标签的过程——不仅要摆脱消极的标签，而且也要摆脱积极的。

佩　　恩：的确如此，在一个孩子早期的学习情景中，他被贴上的标签——诸如"这孩子聪明"或"这孩子笨"——随着时间的推移，将会被放大。这一标签会成为理解这个孩子所有行为的一种基调。

切　　钦：例如，如果一个被贴了"愚蠢"标签的孩子做了聪明的事，你会说他是猜对了，是偶然的。所以他没有办法表现得聪明。如果他被认为是聪明的而他做了蠢事，你会说他是因为太害羞或是别的原因，努力不去显得聪明。这孩子无法摆脱限定。

博斯科洛：但是有另一个观点：当一个差别开始被放大的时候，就像在这个案例里，专家们就倾向于更大程度上去强化它——用精神科的标签，用药物和其他能使这个差别永久化的讯息。这就是为什么治疗性的干预经常会激怒他们，而解决问题则不会。有个理论谈判造就一个精神分裂症病人需要三代人。那么，你需要在这三代人中间拓展这个理论，精神科医生则提供了标签。

佩　　恩：此外，还有机构也在支持精神科医生。

切　　钦：但你不能指责精神科医生。系统正寻找它可以帮助的人来实现它理应实现的功能，而精神科医生是它的一部分。

霍　夫　曼：你是暗示精神科医生是一种系统性的指责者。

切　　钦：是的，在某种程度上。但这是件严肃的事，这是一门派发标签的生意。人们每天卖出四五个标签，从而维持生计。你不能说他们坏。有成千上万的人想从他们那里购买标签。

博斯科洛：并不仅仅只有精神科医生在给人们贴标签，在这个访谈里，你会看到家庭也在大肆地贴标签。

佩　　恩：当人们感到困惑时就会去寻求标签。在这个男孩生病初期，家庭对他有很大的不确定性。这是因为他神经过敏，还是因为他精神亢奋？是因为吸毒，还是抽烟？转介这个家庭的治疗师说，是妈妈需要一个诊断，她想知道这个男孩是否患了精神分裂症。如果是，他们应该给他服药，还是不服药？这个系统对标签有着巨大的需求，因为它为他们难以理解并感到害怕的事情提供了一个方向、一种意义。

切　　钦：但你必须找到一种不会将人囚禁或是锁定的意义。此处，在两兄弟之间有一种强大的联结。其中一个办法就是围绕着两兄弟的分离给这个家庭设立一个仪式。

博斯科洛：与你的仪式所不同的另一种仪式，就是精神科医生的介入，并贴上一个标签。

切　　钦：标签的问题并不在于标签本身，而在于他们是无期限的、永久的。而拥有临时性的标签可能会很有意思。

霍　夫　曼：这就是给这两兄弟设立的仪式，用来标记他们本该完成的分离。这类仪式的作用就是将时间唤回，使这两兄弟最终走上各自的道路。否则，"健康的"那位会被"不健康的"那位的问题所侵扰而滞留。

家庭访谈

妈　　妈：*嗯，我们从来没有任何问题。*

切　　钦：*你说过约翰是个很敏感的男孩……*

爸　　爸：*嗯，我说"去剪下草吧"，但他要是想跟伙伴们出去，那他就会跟他们去。*

妈　　妈：*他会做的。*

爸　　爸：*他是会做，但他会很抵触去做。*

塞尔维尼：*但你说过这个暑假里他更顺从了。哈里怎么样，他顺从吗？*

妈　　妈：*哈里一直很乖。*

爸　　爸：*他一直相当乖。*

妈　　妈：*我想他们不会正常的，如果……*

爸　　爸：*他们是正常的孩子。*

塞尔维尼：他比约翰更顺从吗？

爸　　爸：是的，一般来说。

塞尔维尼：一般来说，他更顺从？

妈　　妈：还有，一般来说，我们总是坐下来进行家庭讨论，我们有时经常坐在那里几个小时不知所云。约翰真的从来不能接受任何形式的批评，有建设性的或是别的，所以他会选择离开。

切　　钦：女孩们怎么样？她们顺从吗？

妈　　妈：她们有自己的时间，跟我一样。[笑声]

切　　钦：谁比较不顺从？

爸　　爸：我不会说不顺从，但我会说忘性最大的是唐娜。当她在楼上做什么事时，就会忘了她本该要做的事，直到事到跟前时才会想起。

塞尔维尼：[念女孩们的名字]芭芭拉、唐娜还有黛布拉。

妈　　妈：芭芭拉是最大的，然后是唐娜，再是黛布拉。[塞尔维尼被叫出去了。]

切　　钦：他们顺从爸爸的方式跟他们顺从妈妈的方式一样吗？

爸　　爸：我觉得更①。

切　　钦：谁？你是说女孩们。

爸　　爸：我不知道。

切　　钦：更，是更顺从吗？是更顺从你吗？

爸　　爸：嗯，是的。如果我要她们做什么，她们通常会去做。[家人们笑了，并跟切钦开玩笑。塞尔维尼回来了。]

霍　夫　曼：你们为什么把塞尔维尼叫出来？

博斯科洛：我们想和她讨论一下关于她给家庭一个解释式问题（explanatory question），让他们对约翰的行为进行假设的这个想法。关于家里谁最难过，尤其是当他被贴了这么严重的标签时，这方面家庭没有呈现太多信息。他们总是说些无关紧要的，或者说些专家们、医生们的意见。正如你所见，这个家庭把他们从医生那里得到的反馈又给了我们。如果你寻求一个假设，就在他们与那位有病的成员之间引入了联结的可能性。他们就有可能会自我揭露。这可能使家庭成员感到非常焦虑。

---

① 指更顺从他。——译者注

家庭访谈

塞尔维尼：我想问一下，在开学前两天约翰开始有这些行为的时候，你们对这些行为作何解释？当你们想要找出……

爸　　爸：不，孩子们知道的，他们不会告诉我们。我们直到他要去上学那天才知道，孩子们才告诉我们几天之前那些事就发生了，但他们没告诉我们。

芭　芭　拉：我们没觉得有什么事，直到[男朋友]告诉我们约翰紧张得失控了。

塞尔维尼：你对约翰的这个行为有什么解释？

爸　　爸：我们不知道。我们直接把他送到医生那里。我们跟他一说话就知道，很显然，他的问题我们应付不了，所以我们送他去看急诊，让医生给他做检查。

塞尔维尼：但是，通常在家里，家人对这类行为或奇怪的行为会努力去寻求一些解释，为什么——

爸　　爸：我们一开始怀疑可能是因为毒品。

妈　　妈：那是我们一开始时，你知道的……

爸　　爸：我的意思是，我们不知道，那是一开始会想到的。所以医生给他做了检查，说没有用过毒品的迹象。

————————

佩　　恩：这个反馈，即塞尔维尼医生最后使他爸爸说出他对毒品的怀疑，与你的第一个假设密切相关，也就是在你发现孩子们分别来自两个家庭之前所作的那个假设。换句话说，这肯定证实了你的那个想法，就是这个男孩的症状和他的生父，那个有攻击性的、酗酒的男人之间可能有某种关系。这是你在那时的考虑吗？你的假设被证实了吗？

切　　钦：是的。

博斯科洛：他不得不追随他生父的传统。

佩　　恩：是为生父保留一个位置，或是解决家庭与生父的分歧，或是其他类似的做法。

切　　钦：是的。

家庭访谈

妈　　妈：但是后来他说暑假他去度假的时候，服用了一种酸剂，致幻剂。所以，我们以为他可能复吸了。但这让我们感到很困惑，因为那位精神科医生——我们没法跟他对话。我努力想搞清楚是否能分辨致幻剂导致的幻觉和精神分裂症发作的区别。医生说："噢，绝对是，他是精神分裂症发作。"后来他又说，他认为不是精神分裂症，我说："有什么测试能鉴定出是或不是吗？"然后他说："不能，没有。"所以我丈夫和我就来到这个诊所，因为我们在报纸上看到了一则广告，然后我们问这里的一位医生是否可以确诊是哪种情况。然后他说可以。所以我们就回到精神科医生那里，我说"我们能带他去诊所做评估吗？"他说"嗯，可以，但你们不会比现在了解到更多。"然后我说："我想搞清楚是哪种情况。"他说"噢，他绝对是精神分裂症。"他还说："你们和他在一起，你们看到了所有的症状。"

切　　钦：你们搞清楚了吗？他在暑假里是否服用了致幻剂？

妈　　妈：他说他没有。

切　　钦：家里还有谁服用毒品吗？［孩子们笑了］致幻剂？跟他一起服用？

哈　　里：是的。

切　　钦：［对约翰说］你有过什么奇怪的反应吗？

约　　翰：没有，没有任何副作用。

切　　钦：依你的理解，服用致幻剂和发生在你身上的事有什么关系吗？

约　　翰：没有。

切　　钦：没有关系吗？那你会怎么解释发生在你身上的事？

约　　翰：我不知道。

切　　钦：你跟你妹妹说过"我有事要说，但我说不出"，所以，你肯定有什么事在脑海里。

约　　翰：我知道，但是……

切　　钦：你是忘了还是说不出？

约　　翰：我不知道。

切　　钦：即使现在你也不知道。你有麻烦的时候，你会跟家里的谁说？

约　　翰：每个人。

切　　钦：会特别跟谁说吗？

约　　翰：［开始哭］没有，就是跟任何人——芭芭拉，哈里，唐娜。

———————————

霍夫曼：你们认为这个哭泣与什么有关？

切　　钦：我认为是当我问"你跟家里的谁说话"的时候。他感到自己完全是孤独的,因为没有人理解他想说什么,所以当我问他会和谁说,他说"每个人"。然后,他看着跟他有些亲密的妹妹,可是她也不能理解他,然后他就开始哭了。我问:"你现在能解释吗?"他说不能。他努力了一个月都没能解释,现在又怎么能呢? 所以他哭了,而其他人都在笑。

博斯科洛:我发现这类家庭中引人入胜的一个特点就是,家里每位成员好像都必须处理消极的解释。你们看上帝和伊甸园的故事。我们本来在天堂里,和上帝一起,直到上帝因我们带着的恶,原罪,而将我们驱逐出去。因此,所有家庭成员必须接受这些恶。但是在有些家庭里,这个恶会集中在某一位家庭成员身上。当一位成员在系统中接受了这个负面的位置时,其他所有成员就是健康的,他们开始联合起来,他们都成了天使。当你来到这个境地时,就像得了慢性病,要想再回去就变得异常艰难了。

切　　钦:那就是替罪羊的位置。

霍夫曼:通常,当替罪羊出现的时候,你就会发现原野里的分水岭。父母处于一个位置,在这里,如果孩子开始要离开家,父母就不得不面对他们自己的问题,把愤怒指向对方,或者是离婚。那是个危险,家庭可能会分裂,所以为了抵抗这种危险,每位成员都会联合起来,攻击那位答应把所有原罪都扛到自己肩上的成员。

博斯科洛:这个潜在的分裂同时也与家庭周围的所有系统、专家们的反应相关联。专家们是在以牺牲个别成员的利益来维持家庭团结一致的状态。

切　　钦:但是现在我们明白,当我们对替罪羊进行积极赋义时,跟这个病人说"你就是拯救每个人的耶稣"时,就有可能制造了一个更糟的境况。原本贴的标签没有起到好的作用,但至少它能帮助家庭稳定下来。如果你直接去把替罪羊变为圣徒的位置,就有可能使事情变成一片混乱。所以你需要找到第三种解决办法。系统式治疗尝试找到一种既非替罪羊又非圣徒的解决办法。你需要了解个人的历史,以便找到一条更改故事的出路,使得家庭成员在没有巨大危险的情况下,可以联合,可以彼此分离,也可以吵架。

霍夫曼:是的。过去的说法就是孩子在保护父母,防止他们分裂。这会使父母成为替罪羊。

切　　钦:我们曾在一个案例中说过,父母都是好的,但他们就像俄国和美国。他们以为彼此不能和平共处,所以他们不得不开战并消灭彼此。我们说,那是一个神话,他们并不是非打不可。

博斯科洛：我们已经不再使用牺牲干预了。

霍 夫 曼：尽管你们现在批判这个观点，但你们是否也曾感到，它常常有着出奇的效果？

博斯科洛：我们用过几年。我赞同它是有用的，但是仅仅是在不太严重的案例中生效。在慢性病人的案例中，牺牲干预并不成功。

切　　钦：所以这证实了我们所说的：命名替罪羊是件严重的事。可能根本就不存在轻微的命名替罪羊的情况。如果牺牲干预生效，可能不是因为命名了替罪羊。

霍 夫 曼：此外，在家庭找到应付局面的其他办法之前，如果你攻击了他们保护家庭的机制，他们是不会改变的，或者会变得更糟。

切　　钦：是的。从替罪羊到圣徒的说法，仅仅只是改变了标点法（punctuation），根本就无济于事。

家庭访谈

切　　钦：［对哭泣的约翰说］当你跟他们说话时，谁回应得比较好？

约　　翰：没有谁，真的。他们对我的回应都一样。

切　　钦：他们没有一个人能多听你说一点，对你有点帮助吗？

约　　翰：没有。

塞尔维尼：你觉得在家里孤独吗？很孤独吗？

约　　翰：不。

切　　钦：哈里呢？在家里你和谁最亲密？

哈　　里：可能是芭芭拉。

切　　钦：一直是这样吗？

芭 芭 拉：过去是我和约翰。然后是哈里和约翰。再后来是我和哈里。

切　　钦：你和约翰之间是什么时候变的？上个月吗？三个月前？两年前？究竟是什么时候呢？

芭 芭 拉：我不知道，真的。

约　　翰：是在一段时间里逐渐变化的。

妈　　妈：嗯，是在你去公立学校的时候，那时你俩更亲密？［没有回应。约翰在擤鼻子］

塞尔维尼：如果这些行为不是发生在约翰身上，比如说是另一个孩子，在你们看来，会是谁？谁会像约翰那样发作？我先问爸爸，然后是妈妈。

爸　　爸：我还是会说约翰，他是最敏感的。其他都很平均。

塞尔维尼：如果我们排除了约翰，谁最倾向于像约翰那样发作？

爸　　爸：我想可能会是唐娜。她是最情绪化的。

塞尔维尼：她随着约翰哭了。他们一起哭过。[对唐娜说]你和约翰亲密吗？

唐　　娜：我们不亲密，但我们是好兄妹。

芭　芭　拉：她跟他比跟哈里更亲密。

切　　钦：因为很清楚，你和哈里更亲密，唐娜和约翰比和哈里更亲密。黛布拉呢？

芭　芭　拉：她[指唐娜]和黛布拉总是形影不离，难分难舍，直到一个月前。

切　　钦：你们分开了吗？

芭　芭　拉：她们不会分开。

爸　　爸：这两个女孩曾经非常非常亲密。

切　　钦：噢，你们曾经非常亲密。但现在没那么亲密了？

唐　　娜：不了，我转向他俩了[约翰和芭芭拉]。

妈　　妈：嗯，你看，这就是区别了，因为非常明显——你知道，她们[唐娜和黛布拉]曾一起在公立学校，现在是她的[唐娜的]高中第一年。

切　　钦：所以学校方面有很多变化。

妈　　妈：还有她[黛布拉]从我们村里的一个只到六年级的学校，转到了一个高级公立学校。

切　　钦：另外，他俩[约翰和哈里]曾在同一个高中？哈里不再回学校了。[对芭芭拉说]你在学校的状况呢？

芭　芭　拉：高中。同一所高中。

塞尔维尼：所以你们一起上学。

妈　　妈：他们三个一起[唐娜，约翰和芭芭拉]。

切　　钦：哦，他们三个。[对唐娜说]你接替了哈里的位置。

切　　钦：看起来这个家庭分成了三对。爸爸妈妈呈现出他们很亲密；哈里和芭芭拉很亲密；然后是两个最小的女孩粘在一起。事实上，他们是站在这对夫妇的各一方。

佩　　恩：谁跟约翰亲密呢？

切　　钦：没有谁。他过去和芭芭拉亲密，然后和哈里亲密，但现在哈里和芭芭拉更亲密。所以约翰成了孤零零的一个人。

霍　夫　曼：我注意到你们在这里问了很多循环问题：谁跟谁更亲密？如果约翰不

出问题谁会出问题？等等。此刻可能是询问这项技术的一个良好时机。你们是怎么开始发展这项技术的？

切　　钦：当我们最早开始教学生的时候，我们尝试去解释结尾干预。他们不太关心，而只想知道会谈中我们在做些什么。他们会问："你们为什么会问那个问题？为什么你在那个时候出去？"他们会挑战我们，所以我们必须作出解释。

佩　　恩：你的意思是说，他们试图把干预和发生在会谈中的事联系起来吗？

切　　钦：是的。所以我们必须表现得更完善。我们开始思考我们在做什么，以便在有人问我们的时候告诉他们。

博斯科洛：我记得 1977 年在苏黎世我们有过一次讨论，是关于那类被我们称为"当着家庭的面传流言（gossip in the presence of the family）"的问题。我们问自己：问一个人问题，与问一个人关于其他两人之间关系的问题，有什么区别？我们想知道为什么后面这类问题，即三元的问题，显得比二元问题更好。

霍　夫　曼：为什么你们认为更好？

博斯科洛：因为它是一个元问题（metaquestion）——你是询问关于交流的信息，而不是直接询问交流本身。你问"你认为他们相处得如何？你认为他们为什么争吵？"你是把争吵当作一种关系中的交流来谈论的。

霍　夫　曼：问"你认为他们俩为何会有那样的举动"与问"你为什么会有那样的举动"是有所区别的。

切　　钦：是的。我们也对*你定义*的问题（problem）感兴趣。你如何就你定义的问题进行交流，比问题本身更重要。

博斯科洛：核心思想，正如贝特森所言，信息（information）就是一种差异。你努力从家庭中收集的差异越多，从数据（data）中所呈现出的有意义的关系就越多。因此，你就围绕时间的差异、程度的差异以及观点的差异提问。

霍　夫　曼：所以，你最先开始问关系式问题（relational questions），然后开始问差异式问题（difference questions），如"多还是少"、"之前还是之后"等。

博斯科洛：是的，分类式问题（classification questions）。

切　　钦：贝特森相信这个世界就是一个关于交流的世界。所以这也是我们需要告诉学生的一个道理。如果你把任何事都看作是一种信息，你就从很多困扰中解脱出来了。一对夫妇是一种信息，疾病也是一种信息，乱伦、癌症、死亡……都是信息。

霍　夫　曼：换句话说，就内容而言，无所谓积极还是消极的。

切　　钦：正是这样。

霍　夫　曼：到现在为止，围绕着提问，访谈被非常清晰地组织起来。你们开始问他们认为问题是什么，然后你们获得了很多关于标签的数据。这个男孩所有的行为都被看作是他精神失常的证据。因此你选择了他的一个行为——顺从性——然后问还有谁是顺从的。之后你在家庭中问了一圈解释式问题。约翰回答不了这个问题，你发现他不能对任何让他感觉不好的人表明心迹。你问他在家里和谁最亲密。他开始哭，于是你证实了他处在一个被绝对孤立的位置（isolated position）。在很短的时间内，聚集了大量的信息。

切　　钦：是的，我们用这些提问做了很多工作。然后，现在我们走向一个更具有挑战性的方向，你太太对你有什么样的批评？""就是我很无趣。""无趣是天生的，还是你自己决定要无趣的？"然后他笑了，他说"问我太太"。然后太太说"噢，在我嫁给他之前，他可神气了"。"所以是婚姻把你变得无趣了，而不是天生的？""据你所说，你太太对你做了什么把你变无趣了？""不知道——可能什么也没做。""所以她没有故意做任何事。"之后，我问关于他太太的同样的问题。他说她非常恶毒，非常有攻击性。"恶毒，是天生的吗？"他说"不是，我和她结婚以后她才变成那样的"。"他对你做了什么让你变得恶毒了？"这开始变得像个游戏。他变得无趣，而她变得恶毒。这就是避免了长篇大论的循环干预（circular intervention）。

家庭访谈

塞尔维尼：[回到那个问题，关于哪个孩子可能会有像约翰一样的症状]妈妈的意见呢？同一个问题，因为在爸爸看来，还是约翰，也可能是唐娜，那你认为呢？

妈　　妈：嗯，我必须同意他，因为这个想法还没进入我的头脑，不过唐娜是最容易有情绪波动的。她的泪腺很发达。如果她在看电视时，播了什么伤心的节目，她总会……

塞尔维尼：还有约翰也容易情绪起伏，当他还是个孩子的时候，总是非常敏感……

妈　　妈：对，对。

霍　夫　曼：这是一个假设式问题（hypothetical question）的好例子。我想知道你们

是否愿意讨论它,因为这类提问似乎有着如此强大的力量,以发起对家庭系统式的理解。

博斯科洛:这个提问有两个目的。一是去探测家庭是否持有关于某位成员要倒霉或要生病的自我实现的预言(self-fulfilling prophecy)。例如,延伸家庭(extended family)的成员有时会挑选(当然是潜意识地)孩子中的一位,看上去像某位亲戚,他们会希望这个孩子像那位亲戚一样行事,或具有同样的问题。二是把被指派的病人带离孤立的位置,因为你引入了一种可能性,就是其他成员也可能会出现同样的问题。

佩　　恩:这类提问也具有干预作用。它使家庭成员思考这个问题可能不仅专属于约翰。可以看到这个提问如何难倒了妈妈,她说"这个想法还没进入我的头脑"。

家庭访谈

切　　钦:[对唐娜说]为什么他哭的时候你也想哭?他说他有想说而说不出的话,这是他的困难。有时你也有同感吗?

唐　　娜:是的,就像我有困难,想告诉某人,但我却不能,我通常是上楼去哭。

切　　钦:这个家有这么多成员,你肯定能找到可以跟你说话的人。

唐　　娜:是的,但我说不出来,就算我想,我找到了谁,我还是无法告诉他们——我只是……他们会走开,然后我就……流泪。

切　　钦:[对妈妈说]这也发生在你身上吗?如果你有困难,你会跟家里的谁说?

妈　　妈:嗯,我想基本上是跟我丈夫——

唐　　娜:有时是芭芭拉。

妈　　妈:哦,如果我遇到关于衣着方面的困难时。

切　　钦:你认为她有时会去找芭芭拉吗?

唐　　娜:每个人都去找芭芭拉。她知道该怎么着装。

切　　钦:你觉得她去找芭芭拉多过去找她丈夫吗?

妈　　妈:没有。

切　　钦:你爸爸呢,他会去找谁?

哈　　里:他自己。

切　　钦:大部分时候,是找你们妈妈。那有没有哪个孩子可以来照顾他呢?

黛布拉:我不知道,我无法安慰他。

切　　钦:你不会照顾吗?

黛布拉:我总是不能安慰他,让他感觉好些。

切　　钦：为什么不呢？是他不需要，还是他无法被安慰？

唐　　娜：她就是不知道该怎么做。

切　　钦：如果爸爸需要支持，而她又不知道该怎么做，那你呢？

唐　　娜：我也不能。

切　　钦：芭芭拉会去做。

妈　　妈：我认为如果我有困难……嗯，这会儿我想不出例子，但如果有什么事困扰整个家庭，我想我们会先讨论困难，如果是跟孩子有关的问题，我们自然会去找芭芭拉，听她的意见，然后我们再回到其他家庭成员那里。

唐　　娜：〔对芭芭拉说〕天哪，你挑了这么沉重的担子，是不是啊？

切　　钦：〔对爸爸说〕你呢，你也去找芭芭拉吗？

爸　　爸：我找了。

塞尔维尼：因为芭芭拉对你们来说是这样一个权威，她有威望，给你们支持，她敏感……

切　　钦：大家都去找芭芭拉寻求支持。约翰曾经跟芭芭拉亲近。妈妈有时去找芭芭拉征求着装的意见。

塞尔维尼：Y 太太，你告诉我们约翰和唐娜是最敏感的，而且满是各种各样的情感困难。就这种特别的敏感性而言，他们是像你还是像他们的生父？〔妈妈笑了。〕

切　　钦：这个时刻很有趣。塞尔维尼和我在两条完全不同的路线上跟进。塞尔维尼根据我们引入的假设询问了关于生父的事。她可能是在看谁会是另一只约翰正在保护的或已被家庭认定的替罪羊。而我却认为最好弄清楚当下系里发生了什么。所以我问了这个问题："如果遇到了像约翰那样的困难，在家里他们会去找谁？"

霍　夫　曼：为什么你这时不问关于生父的事呢？

切　　钦：塞尔维尼是在拓展情境。她从家庭的现在回溯到家庭的过去。通常在刚开始会谈时，我们不会这样做。在我看来，最正确的路径，是先识别出游戏的规则——谁帮谁，围绕他们的议题的关系是如何被组织起来的——然后再把系统扩展到他们的亲戚，或者探寻前提，或者其他一般性的意义。

佩　　恩：这非常有用，不过，也正是因为询问生父，塞尔维尼发现了孩子们分别来自两位父亲,而不是同一位。

家庭访谈

妈　　妈:不过你知道,我丈夫和我之前都结过婚。

切　　钦:不,不,她是说生父。

妈　　妈:噢,生父。噢,他们绝对是像我。

爸　　爸:仅就情绪而言,而不是其他令人担忧的事。

切　　钦:所以你之前也结过婚?

爸　　爸:是的。

切　　钦:你第一次婚姻有孩子吗?

爸　　爸:有,这两个。他们俩[唐娜和黛布拉]是我的孩子;她有三个[哈里、约翰和芭芭拉];我俩就有五个。

切　　钦:头三个孩子是哈里、约翰和芭芭拉——他们是妈妈第一次婚姻的孩子。

塞尔维尼:你是继母……

妈　　妈:是他俩的,唐娜和黛布拉,我收养了他们。

爸　　爸:在学校里,这样很容易混淆,所以我让他们选,我和他们坐下来商量,他们都想跟我姓,所以这是他们想要的方式。哈里现在 18 岁了,所以他可以改名了。

切　　钦:你的三个孩子和他们的生父还有联系吗?

哈　　里:有一些,但不经常。

约　　翰:隔一段时间见一次。

切　　钦:你们去看他吗?你们还联系他,去见他吗?

芭 芭 拉:我们会去看他。

切　　钦:你们三人一起去?还是分别去?

哈　　里:如果我进城,我就顺便去。

切　　钦:离你们住的地方有多远?

哈　　里:26 英里。

切　　钦:所以是你们主动去看他。如果你们有谁想去见他,就直接去。

哈　　里:是的。

切　　钦:他结婚了吗?

芭 芭 拉:没有。

切　　钦:他自己住吗?

爸　　爸：没有,是事实婚姻①。

妈　　妈：她有两个孩子②。她之前也结过婚。

切　　钦：你们三人中,谁最经常去看他?〔博斯科洛敲门了,示意塞尔维尼和切钦应该出来。〕我需要解释一下,有两位同事在单面镜后面,隔一会儿,他们就会叫我们去讨论这里发生的事,并提些建议。谁最经常去看他?

唐　　娜：好像是,如果他们进城买东西,就会顺便去几分钟。

约　　翰：过一段时间我们就去看他。

塞尔维尼：〔对哈里说〕你上次见到你生父是什么时候?

哈　　里：这个夏天。七月。

塞尔维尼：愉快吗,这次见面?

哈　　里：她〔芭芭拉〕比我们提前两周去了度假屋。我和约翰也去了,但我们没和他住一栋度假屋,所以没怎么见到他。

塞尔维尼：他对你们好吗?

哈　　里：他给我们钱和东西。

芭 芭 拉：有点像是用钱买我们的爱。

塞尔维尼：〔对爸爸说〕你也是一样的状况吗?

爸　　爸：我不见他们的妈妈③。

唐　　娜：差不多,她给我们钱——有点像是强迫我们收东西。

切　　钦：你觉得如果不收下她就会受伤?

唐　　娜：是的。我认为这很假。

切　　钦：你是什么时候停止见她的?

唐　　娜：大概2年前。她有两年没见我们了。我妈妈④决定收养我们,然后她一得知这个消息就想见我们。

切　　钦：她是在你们被收养后决定见你们的吗?

唐　　娜：不,她一发现妈妈想收养我们的时候,她就又开始见我们了,然后,我妈妈没能收养我们。

爸　　爸：我们从一开始就维护这个权利,尽管他们是我妻子的孩子,而这两个是我的孩子,他们是我们共同的孩子,但如果他们想去见生父母,我们不会阻拦。我认为,对他们说"不,你们不能去看他们",是不公平的,而且

---

① 指前夫和他的女伴。——译者注
② 指前夫的女伴。——译者注
③ 指她们的生母。——译者注
④ 指继母。——译者注

> 会引发激烈的争吵。他俩也是他们的生父母，所以，如果他们想去见生
> 父母，我们会说"没问题"。

切　　钦：但你说过去两三年，她们没有见过她。因为她们决定不去见她？

爸　　爸：不，她们妈妈①的情况不是这样的。她不见孩子是因为……在我申请离
　　　　婚之前，我们已经分居了两年。她根本不见她们，直到我申请离婚，然
　　　　后她想见她们了。

切　　钦：在你申请离婚之后她开始有兴趣了。

爸　　爸：因为法庭把她们的监护权给了我。

妈　　妈：她告诉我丈夫，只要给她车子，他就可以得到监护权。

爸　　爸：不，她还签了一份书面宣誓给我，经过见证的。

塞尔维尼：你们去见生父的时候，是谁决定呢？

哈　　里：如果我们去他附近购物或见朋友，我们就顺便去看他。不用谁来决定。

芭 芭 拉：夏天的时候，他会让我们去他的度假屋。

塞尔维尼：他邀请你们。

［塞尔维尼和切钦出去了］

————————————

佩　　恩：很显然你们打算要合并出一个新的假设。

博斯科洛：肯定的，我们不得不全盘改变。在这次会谈之前我们所作的假设已经
　　　　没用了，因为这个家庭与我们之前所想的不同。

切　　钦：我们大致的感觉是在他们之前的婚姻中，那对父母是不合格的。爸爸
　　　　的前妻宁愿要车而不要孩子，妈妈的前夫很虚荣。这两人都曾有过糟
　　　　糕的婚姻，而现在他们必须经营一个好婚姻。所以他们必须和对方亲
　　　　密，而不是显示他们之间任何的不团结，使孩子们分裂。如果孩子和其
　　　　中一方过分亲密，这两位父母可能就不知道该怎么办了。

霍 夫 曼：你认为约翰的病是因为他被孤立吗？

切　　钦：不，单纯是这一点不会让一个人发疯。他可能是那个不得不制造一个
　　　　仪式让所有人聚在一起的人。

博斯科洛：我们会说那位妈妈曾有位那么糟糕的前夫，她把现在的丈夫看成是一
　　　　个拯救者，这会让她和自己的孩子们疏远。这位妈妈的孩子们可能会
　　　　比爸爸的孩子们感到更被忽略。这位妈妈显得非常依赖这个男人。

————————————

① 指她们的生母。——译者注

霍 夫 曼：你在这时出去了。你的小组想告诉你什么？

切　　　钦：他们注意到那两个男孩曾经很要好而现在分开了。所以他们建议我们
询问这一点，尤其是关于最大的女孩可能在这个过程中起到的作用。

家庭访谈

［切钦和塞尔维尼回到治疗室］

切　　　钦：我们的同事在考虑一个问题，约翰和哈里过去在高中时好像很亲
密——什么都一起做，暑假也一起过——现在，或许，你们没有过去那
么亲密了。

哈　　　里：是的，是这样。我们没有过去那么亲密了。

切　　　钦：所以曾经有段时间你们彼此很亲密？

哈　　　里：是的。

切　　　钦：在什么时候？

哈　　　里：我们曾经一直很亲密。

［姐妹们笑了］

切　　　钦：你们是仅有的两个男孩，你们肯定有很长时间在一起。你们俩谁的威
望更高？有竞争吗，就像两兄弟之间常有的那种？

哈　　　里：我想应该是我，因为我年龄最大。

切　　　钦：你们俩有过那种把姐妹排除在外的友谊吗？你们有个亲妹妹？你们试
过排除她吗？芭芭拉？

哈　　　里：我不知道，不确定。我不记得我们是否做过。

切　　　钦：芭芭拉是什么时候开始变得重要的？

哈　　　里：可能是她上高中的时候。

切　　　钦：［对约翰说］你记得她是什么时候变得这么重要吗？

约　　　翰：大概是我们在高中的时候。

切　　　钦：你们已经进了高中，她也进了，她很受欢迎？有时她自己会不会介入你
俩之间？

约　　　翰：我不知道。

［姐妹们笑了］

切　　　钦：［对唐娜和黛布拉说］你们怎么看？芭芭拉以某种方式［无声的］介入两
个兄弟之间？

黛 布 拉：［笑］是的。

塞尔维尼：她把兄弟俩分开了？

唐　　娜：我，不这么看。她只是经常和他们一起出去。她没有分开他俩或其他人。

―――――――――

霍夫曼：你这时想到什么？

切　　钦：我们问为什么这两兄弟分开了，而不是粘在一起变得更有分量。一个就要去工作了，而另一个还在学校。

博斯科洛：此外，我们看到一个新来的男人进入了家庭，他在这里坐在正中央。有三位成员坐在他左边，另外三位坐在他右边。妈妈非常依附这个男人。他是一家之主。当这位一家之主进入家庭后，芭芭拉开始变得非常有分量，然后男孩被取代了。

切　　钦：这个新来的男人成了男性领袖，所有的女性都围绕他转。年轻的男性则在外围，他们没有太多机会赢得威望。

霍夫曼：在哈里离开家之前没有谁崩溃过，所以，只要年轻的男性还团结在一起，表面上一切都好。

切　　钦：对约翰来说尤其困难，因为哈里不仅只是离开，而且赢得了芭芭拉，而在过去她曾经是和约翰很亲密的。芭芭拉是家里威望最高的女性——即使是爸爸妈妈也要听取她的意见。所以约翰同时失去了一个有分量的姐妹和一个有分量的兄弟。

霍夫曼：如果你想以这种方式来看，他其实失去了这个家里的每个人。他妈妈坐在这个新爸爸的膝前。他的妹妹像另一个妻子。哈里离开了。他也不能和两个小妹妹建立联结，因为她们属于爸爸。爸爸把自己的姓给了他们每个人，而拒绝让两个家姓存在，尽管之前他们曾各自属于两个家庭。当他说"我们的五个"的时候，真实的讯息是：你们现在都是我的。

佩　　恩：是的。在这个组合起来的系统里，有着对年轻男性来说非常困难的事，对他们俩都困难。哈里的离去也是一种迹象，表明他在那里过得也不太舒服。好像在父母和三个女孩之间有个默认的协议，就是三个女孩要被照顾，而这个爸爸将成为他们的爸爸。妈妈说"我很努力地在做黛布拉和唐娜的好妈妈"，但爸爸却没说"我很努力地去做约翰和哈里的好爸爸"。所以这两个男性显得很脆弱。家庭规则里没有什么是可以保护他们的，所以他们面临的风险是这些女孩未曾经历的。

博斯科洛：这两兄弟联结紧密的关系也有可能是因为他们的生父曾被视为非常糟

糕和消极。所以他们两兄弟必须站在一起保护妈妈,而现在他们不再被需要了。

家庭访谈

切　　钦:你们过去是三个,然后两个女孩加入了你们的家庭。作为家里曾经唯一的女孩,又添了两个女孩让你有什么感觉?

芭 芭 拉:我想要多点姐妹。我从没想过我会有她们。〔笑声〕

妈　　妈:我们感到能成为一家人很幸运。过去我的孩子不听我的话,不尊重我,因为我前夫对他们说"别听她的,她发疯了!"结果就是,我管教他们,他们不理我。我还记得我们刚开始一起有这五个孩子的时候。这两个男孩闹起来,我想让他们平息。我丈夫说"听你妈妈的!"他们没听,他就停下车,然后他们挨了打。我什么也没说,不过他说过,如果我说了什么,那就会是我俩关系的终结,因为如果他们要做我们的孩子,那他们就真的要成为我们的孩子——而不仅是他的孩子或我的孩子。所以我们一直以来都把他们当作我们共同的孩子来管教。

切　　钦:你第一任丈夫告诉他们不要听你的,这让你成了不够格的母亲。哪个孩子会从你不够格的状态中得到好处?

妈　　妈:嗯,那时他们还很小。

切　　钦:你现在的丈夫告诉他们必须听你的?

妈　　妈:噢,是的,他是我的后盾,绝对的。

爸　　爸:如果她不同意我做的事,当时她什么也不会说,但之后她会把我拉到一边,避开孩子们,就我俩讨论。如果是我错了,我就回去跟孩子道歉……如果她给我一个正当的理由证明我错了。

〔切钦和爸爸进行了简短的讨论。爸爸被问到家里的讨论通常是关于什么事情。爸爸举例说孩子们想要一间影音室的时候,他会坐下来用一种理智的方式和他们解释他们的所有的收入以及开支情况〕

切　　钦:第一个爸爸,那个真正的爸爸,对孩子们说妈妈发疯了,他们不用把她当回事。新爸爸则说"听你妈妈的"。这个男孩可能感到很困惑,他对她妈妈应该采取什么态度?他应该听谁的?或许两种态度他都试过了。

霍 夫 曼:还有,尽管妈妈的权威是被保护的,但她也没被允许以她一贯的方式自由地管教她的孩子们。

佩　　恩：我相信"我们的"孩子的意思就是他们必须遵从爸爸的方式。如果真是这样，男孩们肯定会觉得他们的妈妈没有为他们说话，而且没有任何人为他们说话。

霍夫曼：对。注意，妈妈说过"如果我抗议（打孩子），那么我们的关系就结束了"。

切　　钦：那只是她的前提。或许妈妈为了维持这段关系，规定了她的男孩们该如何对待这位丈夫。男孩们可能会觉得她把他们交给了那个会惩罚他们的男人，而不是去断绝和他的关系。

博斯科洛：如何教养孩子的事完全是由这位新丈夫决定的。为了不牺牲夫妻的关系，孩子们必须作出牺牲。如果这两个男孩是在一起的，他们就能忍受，但如果他们分开了，其中一个必然会觉得难以忍受。

佩　　恩：我认为约翰感知到了这些讯息的混乱。新爸爸的意思不是"听你妈妈的"，而是"你必须听我的，她也必须听"。准确地感知到这一点再次让她成为不够格的妈妈。或许在保护她的过程中，他疯了①。实际上，这正是过去用来反对她而使用的标签。

霍夫曼：男孩们感到必须捍卫他们的妈妈去反对这个男人，就像过去他们对那个对妈妈使坏的爸爸曾经做过的那样。但是如果他们反抗，妈妈却允许这位新伴侣惩罚他们。

博斯科洛：妈妈把这个爸爸置于一个非常重要的位置。她可能害怕这个婚姻会失败，所以她给了他很多权力。有可能约翰想要矫正这种情形，但现在哈里离开了，这对他来说就太危险了。

霍夫曼：他可能是妈妈的秘密代言人，她在某种程度上也是反叛的，只是不能表现出来罢了。

切　　钦：要和一个如此严肃、理智、愿意帮助每个成员的人进行斗争是很困难的。约翰需要反抗这个男人以维护自己，但他不知道该怎么做。另一个爸爸就容易了：他坏，那你就可以打他。

家庭访谈

塞尔维尼：*请为我解释一下，为什么芭芭拉在家里会这么有威望。她有什么特质让她这么重要？例如，为什么她有这么多威望，而你或唐娜却少一些？*

---

① 指约翰。——译者注

唐　　娜：芭芭拉是家里最负责任的一个，这就是为什么我去找她要参考意见。

塞尔维尼：给我一个她负责任的例子。

哈　　里：她在学校里成绩总是很好。

塞尔维尼：这一点在你家里很重要吗——在学校表现好？

哈　　里：是的，很重要。

切　　钦：谁在关注你们在学校的表现？

妈　　妈：芭芭拉很努力，她有非常好的工作习惯。如果她有一份 3 个月后要交
的作业，她会立刻开始做，不会拖到最后一晚。哈里在学校也曾经表现
得很好，但他没有尽力而为。

爸　　爸：他想当一名会计，他计划先工作一年，然后再回去上大学。

切　　钦：你们会看到当他们谈到学校时，所有的冲突就不见了。父母团结一致，
真实的差异不复存在。我担心我们错过了一些切入点，就像当妈妈说
"我前夫说我疯了"。这是一个很戏剧化的表述，我们却没有利用它。
另一个切入点就是当她说"我丈夫说那会终结这段关系"。这也是一个
很有趣的表述。我们错过了几个非常关键的时机。现在他们所谈论的
只是一些家庭琐事。

佩　　恩：可以假设你没有错过那些时机吗？那你会问些什么样的问题呢？

切　　钦：会问这样的问题："你丈夫说你'疯了'。你同意他的说法吗？你的孩子
们同意吗？如果一个男人告诉你说你疯了很多年了，这个看法是很难
消除的。你觉得你现在的丈夫也认为你疯了吗？"

佩　　恩：她可能会有种在两个家庭中都疯了的感觉。毕竟，我们在这里和一个
被诊断为精神分裂症的男孩坐在一起，这个标签可能是转移到他身
上的。

切　　钦：听上去好像丈夫的前妻也疯了。所以我会问孩子们，他们的妈妈是否
害怕这种情况。然后你带出整件事。我们就会谈论这个系统里关于
"发疯"的想法。

霍 夫 曼：这可能造成了约翰"系统式的发疯"。

切　　钦：对。但是治疗室里有两个治疗师，你无法用这些切入点。我不知道如
果我突然去跟这条线索，塞尔维尼是否会同意。那是一个巨大的转变。
实际上，塞尔维尼跟随了另一个想法：芭芭拉在家里享有很高的威望。
我们有一个观察，那就是每个家庭在最初的 5—10 分钟里会给你所有

的切入点。初次访谈三个月之后,你再看最初 15 分钟的访谈,切入点都摆在哪里。重要的是学会去看到它们,并且学会如何立刻利用它们。要用你的提问开启并拓展这些切入点。

家庭访谈

爸　爸:他们在学校出错很多的时候会让我生气。我发现这很蠢。他们只管做却不思考。

切　钦:谁最让你生气?

爸　爸:约翰,绝对是他。因为我知道他本来可以表现得更好,但没有尽力而为。

妈　妈:去年第三学期,他没去参加英语考试,只是进城去了,结果当然是不及格。

切　钦:这让你生气了?

妈　妈:他在游戏他的人生,不是我们的,因为等他到了一定的年龄,我们就不再为他负责了。

爸　爸:嗯,只对他负道义上的责任,而不是法律责任。

妈　妈:不,我的意思是他不可能一生都依赖我们,所以,他会是那个最终吃苦的人。

切　钦:[对约翰说]你同意他们的说法吗?你觉得你妈妈说得对吗?我知道很多孩子不同意这样的说法。

约　翰:我同意。

切　钦:我尝试去攻击这种说法,所以这个男孩不会很轻易地接受。约翰说他父母对他的学业感兴趣,但是后来他妈妈说那不是她的问题,是约翰的。他们说那是他自己的责任,但是他们又一直在唠叨他。所以我引入了这个想法,就是他可能不赞同他们。

佩　恩:你引入了一些质疑以表明他不必接受他父母那些含混不清的讯息。

切　钦:约翰也有类似的质疑。如果你说"我怀疑",你就极大地安慰了他。本质上你是在说"我不理解你收到的这些讯息,如'你必须尽力而为:但这既然是你自己的人生,那就做你想做的。可是当你回到家,你又不做任何事'"等。很多诸如此类的双重讯息。

家庭访谈

切　　钦：［对哈里说］你打算去哪里上大学？

哈　　里：去离我家最近的大学，这样交通费就不会那么高。

切　　钦：离家有多远呢？

哈　　里：大约25英里。我可以一直住在家里。

切　　钦：你为什么想住在家里呢？

哈　　里：费用。

切　　钦：如果你有钱，你会去其他地方吗？［对约翰说］你也会吗？上一个离家
　　　　　近的大学？

约　　翰：我想上大学，但我没有钱。

切　　钦：是钱的问题。你计划跟哈里一样做吗？为上大学打工？

约　　翰：是的，可能吧。

切　　钦：［对芭芭拉说］你有什么计划？

芭 芭 拉：我不知道我要做什么，所以我不知道我该怎么做。

塞尔维尼：还有没有芭芭拉在家里或在学校里负责任的例子？你们有谁和芭芭拉
　　　　　竞争吗？

爸　　爸：你们尝试过战胜她吗？尝试并且取得同样的位置？

唐　　娜：没，真没有。我觉得我做不到。

妈　　妈：每个人在他们自己的位置上都很开心。

────────────

佩　　恩：你的方向不清晰。塞尔维尼在讨论芭芭拉在家里的位置，而你在讨论
　　　　　学校的主题。我不明白你在做什么。

博斯科洛：这跟访谈进行地点的情境有很大关系。这个情境就是我们在一个讲英
　　　　　语的国家，吉安弗兰克①和我懂英语，而我们小组的女性，塞尔维尼和普
　　　　　拉塔懂得没那么多。她们因为语言的障碍，感到有些丧失功能了。这
　　　　　可能就是问题。切钦承担了大部分的谈话，因为他懂英语，而且和家庭
　　　　　交流得非常好。我，作为督导，叫了塞尔维尼两三次，以便分享一些
　　　　　观点。

霍　夫　曼：为什么你只叫塞尔维尼？

────────────

① 即切钦。——译者注

博斯科洛：我想是因为我感觉到如果我叫切钦，那么塞尔维尼可能就会感到被忽略了。每个小组都像一个家庭。它是一个有历史的团体，发展出自己的规则，以及一种自我组织的特殊感觉。例如，如果我叫了吉安弗兰克，她可能会感到被取代了。你要记得塞尔维尼才是这个小组正式的领导，而且她也是那个在会谈中的人。所以我想这就是为什么这个小组某种程度上感到丧失功能的原因。有趣的是，在进行那个访谈的时候，我们并没有觉察到这一点。

佩　　恩：你是说觉察到你们丧失了功能吗？

博斯科洛：的确如此。我叫了塞尔维尼三次。我没有觉察到，不在意识层面。我们现在谈论的这些事情，在当时并没有出现在我脑海里。但是某种程度上，我像系统的一员或家庭的一员那样作出反应。

佩　　恩：你在拯救塞尔维尼。

博斯科洛：的确如此。我想要拯救塞尔维尼。那个时刻，我觉得要是去跟切钦联盟实在是太危险了。我会觉得我们是在全然地忽略这位女士。

霍　夫　曼：（对切钦）你感到功能丧失了吗？

切　　钦：现在我们谈到了，我才意识到同样的感觉。我无法进行我的提问，不得不跟随塞尔维尼的引领。她出去，她和小组讨论，她作决定。不过现在我们得出一个有趣的观点：当小组出现那样的功能丧失时，我们可以说存在组织性的问题。每个小组都有组织性的问题，家庭会立刻无意识地利用它，目的是制造一个丧失功能的小组。这就是内稳态，它使环境保持一致。这就是为什么拥有一个小组是非常有用的，一个可以对互动进行观察的元小组。这并不代表你们杂乱无章，或是你们有问题，而是这个家庭正在把他们的问题带到你们中间。这个家庭，作为一个系统，根据小组引入会谈的信息来对自身进行校准。这是一个关于校准的问题，而不是家庭单方面的意图（intentionality）。

佩　　恩：这些事件的发生，以及小组的两难境地和家庭的两难境地的相互映射，的确是相当神奇。例如，整个上午我们都在谈论家庭中这两位男性缺乏确定感，而与此同时，我们就看到小组里的两位男性感到他们必须压制自己的有效性才可以跟小组的规则保持一致的步调。

博斯科洛：例如，在米兰，我们的情境会完全不同，因为我们对语言的熟悉程度是相同的。让我给你举个例子，看我们在自己的情境下是如何意识到并同时进行纠正的。塞尔维尼是厌食症的专家，我们为一个有厌食症病人的家庭做协同治疗。在会谈中，这个家庭的妈妈经常看着塞尔维尼，认真地听她讲每句话,她们联结得非常好。我自己,作为男性治疗师,则完全被排除在外。同样有趣的是,那个家里的爸爸,像我一样,完全被忽略了。当我试图说话的时候,这两位女士会同时看着我,好像在说:这人是谁?他为什么打断我们?我发现自己变得相当疏离和退缩,我看到那位爸爸也是一样。女性成员在不停地说,那位爸爸和我则看着对方,或者天花板,都感到有点尴尬。突然,我想到如果我有一副扑克牌,我会问那位爸爸:你想玩吗?我会弄张小牌桌过来,因为我们显得不重要。然后我看着塞尔维尼,严厉地说,"你能出去吗!我不同意你说的!"塞尔维尼,她立刻理解了我,变得非常顺从。这位妈妈非常震惊地看到我命令塞尔维尼跟随着我。随后我打开门大声说"出去"!最后,这位男士开始活过来了。在单面镜后,我们和小组一起都笑了,塞尔维尼说:"我理解你为什么这么做。这样做非常好。"我们做了一个假设,决定当我们重新回到会谈时由我来做干预。然后我们回去了,家庭看着我们好像在说,发生什么事了?塞尔维尼作出一副很顺从的态度,我说:"我要求塞尔维尼医生出去,因为我不赞同她的做法,现在我来解释为什么我不赞同。"然后,我实施了干预。从那一刻起,会谈完全不同了。我变得有分量了,而且那位丈夫也变得有分量了。但那是在能够意识到的情况下,而且是在米兰,我们自己的情境中。而在那个不一样的情境中,我们没能觉察到这一点。

霍 夫 曼:另一件值得评论的事,就是你也发展了循环提问的技术。或许你"错过时机"提示的是如何处理两个人在会谈中围绕一个假设来运用循环提问。如果同一时间探索两个假设,就会混淆。

切   钦:是的。循环提问与假设的精炼度相关联,或者与放弃一个假设而选取另一个相关联。在我们进入一个会谈之前会先有讨论,并选择一个简单的假设,但在我们进入治疗室之后,我们会不断变化。根据家庭提供的切入点,我们会作出新的假设。但是,如果家庭提供了十个切入点,就必须选择其一,两个人不可能在工作进行的过程中对选择哪一个切入点达成一致。有时提问可能会相当间接,你的搭档会发现很难理解你的意图。

博斯科洛:在协同治疗中,以下工作方式是可行的。如果其中一位治疗师负责提问,另一位就必须倾听并去领会他的协同治疗师正在验证的假设是什么。当他觉得理解了搭档的假设时,就可以选择进入或者不进入。或者其中一位治疗师可以主导这次会谈,直到他/她用尽了所有想法,然后另一位治疗师再进入。

切　钦：我们和学生进行模拟家庭练习的时候,我们会说"如果你用尽了想法,就停下来说'我没有想法了'",然后我们就讨论在这个家庭中没有想法的时候发生了什么。我们尝试去看家庭都做了什么,以至于使治疗师的头脑空空如也。在这之后,我们问这位治疗师是否觉得可以继续,或是否另一个学生可以接替。当他用尽想法并停下来时,另一个治疗师再继续。所以,你会有五六个线索可以跟进,每个治疗师学员都去尝试自己的假设。不过这是培训的设置。事实上,如果会谈中你正围绕一个假设工作,而突然间,另一位治疗师带着另一个假设介入时,你或是家庭或许就会抓狂。

博斯科洛：采用协同治疗来工作是可行的,但需要时间历练。你们必须了解彼此的风格,以及你们做关联的方式,等等。这么做不值得。最好是一位治疗师在单面镜后,而另一位在治疗室里。当你头脑一片空白的时候,离开家庭,走出治疗室去和你的同事讨论,那会更有帮助。

霍　夫　曼：你从什么时候开始在治疗室里只留一位治疗师和家庭在一起?

切　钦：大概是在我们俩共同开始独立工作的时候。

佩　恩：你们是想把它作为一个实验吗? 你们的小组是怎么适应这个想法的? 有谁反对吗?

切　钦：这是自然而然发生的,因为路易吉[①]和我开始主攻培训团体,而两位女性[②]开始做研究。当我们开始培训团体时,我们其中一位会在治疗室,而另一位则在单面镜后。我们实验过,发现如果两人都在治疗室,很浪费时间。我们也摒弃了异性治疗师搭档(heterosexual couple)作为"矫正"经验的做法[③]。那是来自精神分析的陈旧的信条,是基于角色示范、向治疗师认同等观点。

佩　恩：你能再具体谈谈这一点吗?

切　钦：这个做法就是给家庭一个如何共处的示范。如果你目睹过别人争吵或共处,你就可以学会争吵或共处。但是,由于每个组织都是被自己特定的规则所限定的,所以这种示范并不见得会生效。他们也有可能一面看着你极其健康,一面继续保持着自己的神经症。因此,我们相信,构成治疗的,不是引入你这个"人",而是引入你的信息和观念。

霍　夫　曼：跟"运用自己"说再见。

---

① 即博斯科洛。——译者注
② 指塞尔维尼和普拉塔。——译者注
③ 即一男一女治疗师搭档。——译者注

切　钦：你可以通过说"我不知道这是怎么了"来运用自己。这是在运用你的困惑。你可以说"我不知道我在干什么"。你不可以说"我会示范给你看，我是怎么掌控局势的，而且这会帮到你"。我们发现每次我们做个人的示范——"这就是我会对我太太做的事"——对方立刻会表现出完全厌倦的表情。他们不想听你的事，他们不在乎。他们自己的系统，才是他们的兴趣所在。

博斯科洛：更早期时，当我们做协同治疗的时候，我们的想法是，学习与认同相关。如果女性在家庭中太强势而男性太弱势，我们会说协同治疗师应该反其道而行之，以便向这对伴侣提供更成功的经验。

切　钦：这个问题在于，这是否表示存在一个关于家庭应该是什么样的模板。这个模板规定了男性应该更积极，比女性更多地参与。

佩　恩：或者他们应该是均衡的。

切　钦：或者他们应该是均衡的。可是为什么呢？最好是去对家庭说"噢，我看到这个家里女性很有能量，而男性非常安静。你是在什么时候决定要如此安静的？或如此有能量的？"他们作出这个决定，以便他们的行事方式可以跟社会上通常的期待所不同，你则尝试找出这个原因。你说"这种安排可能对你们是有效的"，你千万别说"看看这个男人。他不采取主动，他完全被他妻子给毁了"，因为这表明他们不应该这么做。

佩　恩：你也会问"你怎么看待你丈夫的行为呢？"

切　钦：对。如果她说"他太过顺从了，而且不主动"，那么我们就讨论她认为的问题。

家庭访谈

切　钦：*如果芭芭拉决定去上大学，或者离开家，那么谁会取代她的位置？*

妈　妈：*我丈夫和我结婚时，芭芭拉成了两个小妹妹的大姐姐，之前，她曾经是两个大哥哥的小妹妹。*

切　钦：*所以现在看来没人愿意改变位置，但是假设她离开家呢？会怎么样？*

爸　爸：*那么他们会更转向他们的妈妈。*

霍夫曼：这是一个有趣的假设式问题：假设芭芭拉离开家。你会看到突然间什么事都变了。

切　钦：是的。现在我确认了这个假设，就是当新家庭形成时，芭芭拉获得了重要性,因为她成了大姐姐,而男孩们失去了威望。

霍 夫 曼:存在的一个暗示就是芭芭拉比妈妈还重要。他们说了,如果她离开,孩子们就会去找妈妈。很显然,他们现在还没去找。

博斯科洛:塞尔维尼尝试了两三次,想要确认关于芭芭拉重要性的假设。她看到芭芭拉处在平衡点上。芭芭拉是哈里和约翰的妹妹,但妈妈和爸爸结婚时,芭芭拉的反应是"噢,我想要妹妹"。所以她开始和妹妹们非常亲密,她们成了非常紧密的一伙。而男孩们被排除在外。事实就是芭芭拉转变了她的位置,把哥哥们排除在外了。而且,妈妈的位置也没有芭芭拉重要。我们感到芭芭拉占据的是全家最重要的位置。

切 钦:另一个观点就是妈妈给了芭芭拉一个任务,就是去做两个女孩的小妈妈,因为她不想再有任何错误出现在丈夫眼里。

佩 恩:她女儿在保护她,以免她犯错,就像约翰保护她,为她洗脱精神失常的罪名。他们是忠诚的孩子。

切 钦:是的,她害怕做妈妈,因为这个男人可能对她很挑剔。他已经告诉她了:我要掌管一切,你闭嘴。妈妈在这里彻底混乱了。如果妈妈是称职的,女孩们现在就会去找她——而不必等到芭芭拉离开家。

博斯科洛:我们还得知前一位妈妈因为一辆车而放弃这两个女孩。她很忽视她俩。但是爸爸那边却传来了强有力的声音:这两个是我的女孩,请务必照顾好他们。她们曾有过一个糟糕的妈妈,她为了一辆车就可以出卖他们。

切 钦:这里你可以用假设式或未来式问题,例如,问爸爸"因为你女儿曾有过那么糟糕的妈妈,你觉得她们要跟这位新妈妈磨合多长时间,才能找到一个她们想要的妈妈?因为男孩们曾有过一个这么糟糕的爸爸,他们需要多长时间才能最终找到一个好爸爸?谁需要更长的时间——是需要好妈妈的女儿,还是需要好爸爸的儿子?获得做爸爸的安全感又需要多长时间?为了让他感觉到做爸爸的安全感,你们需要保持多长时间的孩子状态?为了确保让你们的父母感到他们是优秀的父母,你们需要在家里呆多长时间?"

佩 恩:我对这个做法特别感兴趣,即用未来式问题作为干预。等到会谈结束的时候,这些未来式问题通常会给他们带来如此丰富的新信息,以至于不必再给家庭布置任务、开处方,或积极赋义。家庭会自由烹制那些已经被搅拌进入他们系统里的新配方。他们会将自身组织起来,与这些配方产生某种联系,甚至不需要治疗师向他们提出任何正式的要求。

博斯科洛：我赞同。这是一些干预性的问题，他们可能会感到被深深地扰动。回馈可能会很情绪化。如果真是这样，那么有一种干预可以让他们平静下来——例如，规定一种特殊的仪式，要求女儿以特定方式与妈妈相处，或儿子以特定方式与爸爸相处。以这种方式让他们感到有所控制。

佩　恩：你是在说这个仪式将检测新信息被吸收的程度。

切　钦：是的。这些问题是很具有扰动性的，对于家庭如何围绕新信息进行自行组织，你给他们一些提示，通过告诉他们：你们在星期一要这样做，而在星期二要那样做。

博斯科洛：未来这个方法的发展可以是运用循环提问作为基础的干预，然后给他们设立一些小任务来巩固家庭。这就像一张处方：每隔四小时，你就吃一片药。你去见医生，你就会得到药，否则你就会认为他不是一个好医生。

家庭会谈

切　钦：*你们是不是认为孩子们打算离开家？*

妈　妈：*我不知道。*

爸　爸：*我怀疑。*

哈　里：*我打算离开家，不过我打算先上大学，所以我要找到事情做，这样我就可以挣到钱。*

爸　爸：*我希望看到他们在离家前接受教育。*

妈　妈：*比如预科。*

切　钦：*谁最有可能最先离开家？*

妈　妈：*可能是哈里。*

切　钦：*[对妈妈说]你不在家时，谁管家？*

妈　妈：*他们现在相当独立。*

切　钦：*芭芭拉会替代妈妈的位置吗？*

妈　妈：*我不这么认为。*

爸　爸：*其实，我会说他们都可以离家，因为有先例——一场婚礼——那时所有孩子都去了，只剩黛布拉和我在家，她照顾我。她做好每顿饭，晚饭时叫醒我。除了黛布拉和我，没有别人。她做得很好。*

切　钦：*她只是需要一个机会这样做？*

妈　妈：*当他们不得不做的时候，他们全都知道该如何做。*

唐　　娜：如果妈妈死了或是别的，我想芭芭拉会接替她的位置。

黛　布　拉：别那样想！

———————————————

霍　夫　曼：你听到了吗？"如果妈妈死了，芭芭拉将会接替妈妈的位置。"你验证了关于芭芭拉的假设。

博斯科洛：是的。爸爸给他的太太和芭芭拉释放了讯息——"照顾我的家"，以至于即便太太死了，芭芭拉也会接替她的位置。我认为，他非常需要得到这些女性的爱。

家庭访谈

切　　钦：如果是你们的爸爸死了，谁会接替他的位置？

芭　芭　拉：可能是哈里。我想哈里和我有义务，因为我们是最年长的——他是最年长的男孩，而我是最年长的女孩。

切　　钦：[对孩子们说]所以你们有一对父母，但如果他们走了，你们还有另一对父母，哈里和芭芭拉觉得他们有义务，因为他们是最年长的。

唐　　娜：可能这就是他们如此亲密的原因。

塞尔维尼：[对妈妈说]你和第一任丈夫在一起时，你在自己的孩子那里遇到很多困难：他们不顺从、不尊重人等。但是和你现任丈夫在一起时，你在自己孩子那里得到了他们的帮助：孩子们变得顺从了，在学校里表现优秀，等等。他们甚至比你丈夫的孩子做得更好。你能做个区分吗？从做得最好的到做得最差的？

切　　钦：其实没有人是真正的"最好"，而是谁做得最好？

塞尔维尼：正确！不是绝对意义上的"最好"。

黛　布　拉：噢，天哪！这会让我们中的某人受伤的。

妈　　妈：在我看来，他们都有各自的好品性，也都有糟糕的时候和各自的缺点。

———————————————

切　　钦：当我们让家庭按"更好"和"更差"为彼此排序的时候，我们得到的反应是负面的。更好的方式是在两人组或三人组之间进行比较。例如，你可以说"当新家庭建立以后，孩子们在相互帮助"。你可以问"两个年幼的女孩能帮助年长的孩子进步吗"或"三个年长的孩子对年幼的女孩有帮助吗"等问题。你给他们分了组。你问"哪个组在这个团体中是最好的,是年长的那组还是年幼的那组"。你问"谁进步最多"而不是用"最好"这样的词汇。

博斯科洛：这个问题问得不是时候。我们那时正在讨论父母离开以及孩子接替他们的可能性。这可能是这一次会谈中最重要的时刻,而那一刻约翰被孤立了。

切　钦：是的。约翰既不属于父母一边也不属于孩子一边。哈里和芭芭拉就像父母,而年幼的女孩们更靠近爸爸妈妈,但约翰被孤立了。我们本可以问约翰,"如果可以选择,你会选择加入父母一边还是孩子一边?"

霍夫曼：有趣,因为两个可能成为代理父母的孩子都是妈妈亲生的。也就是说她的孩子们比较强,而她自己却是婚姻中较弱的一方。

切　钦：另一个观点就是,在第一次婚姻中,她很无助,这一点致使哈里和芭芭拉更加具有责任感。当他们来到新家庭后,爸爸对妈妈说:"这些孩子必须是听话的、顺从的。你的方法完全是错误的。"于是对于自己应该站在什么样的位置,他们也混乱了。

家庭访谈

妈　妈：我对他们是因人而异,有时我在想,嗯,这不是很好吗,或者这个。但有些时候我觉得他们都有点无赖。我觉得很难去给他们分类。

切　钦：年长的孩子们促进了你们的婚姻,那么你的女儿呢? 她们也促进了这个新的婚姻吗?

爸　爸：唐娜很有时间感,她真的是杞人忧天。我想主要是我的错。她有些强迫,因为那时我要在早上5点半叫醒她们并送她们去保姆那里。

切　钦：你曾经单独照顾过你的女儿吗?

爸　爸：对,有三年多。

切　钦：所以你对她们来说,既是妈妈又是爸爸?

爸　爸：是的。我会催促他们,我总是在看时间,以便赶到保姆那里。然后唐娜开始有点时间强迫。事后好几年,每当我们外出的时候,她还总会问:"爸爸,几点了。"

唐　娜：任何时候我只要看到钟表,我就坐那儿盯着看,每隔5分钟就问一次"几点了"。

爸　爸：我和伊丽莎白(Elizabeth)[①]结婚后,我们融为一体,唐娜就不再担忧了,

---

① 妈妈的名字。——译者注

我想她曾经困惑了一阵子。她也花了些时间来适应……

佩　恩：爸爸和唐娜之间的关系，是用时间强迫和唐娜扮演爸爸妻子的角色来描述的——因为她是年长的女儿。而现在芭芭拉使她降级了，她被认为是脆弱的，就像约翰一样。她成了这个家里的一个小女孩。试想一下，家庭中每个角色在所有的结构和组合上，都在被重新排位。想要去理解这个新系统的本质，就必须看到这些新旧位置之间的差异。

家庭访谈

妈　妈：还记得我们出去兜风的时候，唐娜会说："我们开的是路上唯一的一辆车，如果车坏了怎么办？不会有人来帮我们。"然后她会问"爸爸，你加够油了吗？"担忧一个接一个。

切　钦：她现在不这样了吗？

唐　娜：我一直害怕人们一离开，家里就会有什么可怕的事情发生，而到时候我却不知道他们在哪里。马桶会淹水或是别的什么事。我总觉得有什么事要发生，而且我们真的会倒霉。

爸　爸：好吧，不过现在你的情况不像过去那么糟糕了。

切　钦：早些时候你说，如果妈妈和爸爸不在了，你们另有两位父母。假如这对父母，哈里和芭芭拉也消失了呢？

爸　爸：那么他们就会去找姨妈，伊丽莎白的姐姐。

妈　妈：如果我们俩发生什么不测，他们是正式合法的监护人。米莉(Millie)姨妈和鲍勃(Bob)姨父。但我认为就他们这个年龄，我确定他们不会去，因为他们不赞同我姐姐和她丈夫教养孩子的方式。

佩　恩：唐娜在回应她爸爸的强制令：照顾我。她是通过她的症状来回应的，因此她没有挑战他的角色。

切　钦：是的。或许爸爸是对的。他把她看作是下一个可能会精神失常的人。最年幼的一位，黛布拉，则正在照顾爸爸。

佩　恩：所以现在我们看到两段初婚造就了有问题的孩子，但只要约翰表现得精神失常，爸爸的第一段婚姻就会显得好一些。

博斯科洛：这个家里有很多分类，健康的和精神失常的，好的和差的。这对父母认为他们是优秀的,而之前各自的伴侣是差的。在孩子中也一样,有些是健康的,有些是精神失常的。

佩　　恩:如果说比较孩子,看谁更疯狂;比较两段婚姻,看哪段更不堪;那么我们必然会想到父母也在比较,他们比较的是谁是最好的父母。

博斯科洛:我的假设就是,必然要区分出好的和差的,但是在这个家庭中,好和差过于泾渭分明。

家庭访谈

爸　　爸:如果约翰自己努力,他真的可以做得很好。但他总是想着足球或是跟伙伴们出去玩。这个,我想是正常的。

切　　钦:另一位怎么样呢——黛布拉?

爸　　爸:我认为如果黛布拉在那儿,有她必须做的,她就会去做。我觉得他们会一起来分担。

哈　　里:我不觉得有谁会干活儿。

妈　　妈:我不确定约翰会。爸爸让他把旋转式耕耘机从花园拿回来,用了两周时间在不断提醒他,所以我觉得他会记得吃饭,但像这样的事在那时对他而言,并不太重要,所以,我不太确定。

黛布拉:我觉得约翰只剩下吃饭和睡觉了。

塞尔维尼:[对约翰说]你如何看待给你下的诊断?

约　　翰:我怎么看?诊断?那是医生给我下的。有点愚蠢,真的。我不同意这个诊断,真的。

塞尔维尼:对于精神分裂症的诊断,你在情绪上是如何反应的?

约　　翰:嗯,我认为我没有精神问题。我只是有问题。

塞尔维尼:你爸爸对这个诊断有什么反应?

约　　翰:我不知道。我不记得了。

塞尔维尼:他难过吗?

约　　翰:是的。

塞尔维尼:比你还难受吗?

约　　翰:我不知道。我难受吗?

芭芭拉:他被吓得太厉害,都不会难过了,太亢奋难过不起来了。他在自己的小世界里,他还能在乎什么?

塞尔维尼:谁更为这件事担忧——你们的妈妈还是爸爸?

芭芭拉:妈妈更心烦。我不知道,他俩都……绝大部分是妈妈在做各种努力,但这是因为爸爸要上班。不过他俩都曾努力争取让医生为约翰做点什么。

爸　　爸：不,我想她指的是我们把他送去医院的那个晚上。

芭 芭 拉：我觉得妈妈更心烦。我们从来没有看到你因为这样的事心烦,所以我真的不能说……

爸　　爸：不,我很少流露。

芭 芭 拉：这就是了。所以我们应该怎样才知道你有多心烦呢?

霍 夫 曼：我不明白塞尔维尼问他关于诊断的问题是为了达到什么目的。

切　　钦：我们想谈谈治疗情境(therapeutic context)——这是主要的想法。"当医生给你诊断的时候,你怎么看? 你同意与否? 你妈妈同意了,爸爸同意了。我们知道他俩同意了,然后为了进一步确认这个诊断,他们来到这里进行这次顾问咨询。"

家庭访谈

切　　钦：[指爸爸]他会有哭的时候吗?

芭 芭 拉：不,我们从没见过他哭。

切　　钦：妈妈会有哭的时候吗?

芭 芭 拉：有。你也可以说爸爸难过,因为他总是和妈妈亲近,他们俩就像是用同一种方式思考:如果一个人难过,另一人也会难过。

切　　钦：你认为他们是真的以同一种方式思考,还是他们经过商量达成共识要这样思考的?

芭 芭 拉：他们通常不在我们面前谈话。

切　　钦：他们会私下讨论,嗯? 他们一般不在你们面前显露分歧——对吗?

芭 芭 拉：嗯,有时也会。

妈　　妈：我前夫很宠芭芭拉。

塞尔维尼：约翰还是小男孩的时候,他是怎么对待约翰的?

妈　　妈：我记得有一次我表姐撕烂了我前夫的衬衣,因为……我觉得他是个酒鬼。他会把啤酒瓶盖放在约翰的手心里,然后一直捏他的手,直到他哭叫起来才停。我表姐说:"不许你再这么做。"他说:"嗯,他是我的孩子,我想这么做就这么做!"她说:"我在就不行。"之后他又重复,当然他的衬衣就被撕了。我还记得凌晨两点我跳完舞回家,他打我,我说:"你

暂停讨论

塞尔维尼：在会谈的开始阶段，我们通常很亲密，相谈甚欢。以我们做过的一些家庭访谈为例，我们会很健谈。但是我对这个家庭有个印象，大家不太亲密，因为这个家庭中有一条规则：我们必须是一个团结的家庭。每个人都非常小心地维护着一个表面上的良好关系，而我根本不确定这个关系有没有他们所说的那么好、那么正常和那么亲密。那两个貌似有个坏妈妈的女孩，遇到这个女人，表面上和她有着良好的关系，但我的观点是——我没有能听懂所有的事——她们和这个女人的关系非常表面化。更重要的是和爸爸的关系，因为他是非常诱人的。当这个女人哭泣的时候，想到那个可怕的前夫，而爸爸就在那一刻真的成了上帝。一个拯救者来到这个家庭，正在拯救每个人。

博斯科洛：我的看法稍有不同。我看到这个家庭中的一个病态神话，这个神话就是：这对父母各自都曾有过一个糟糕的伴侣。他说他的前妻是疯狂的，而她说她的前夫是疯狂的。所以当他们遇见对方后，就开始制造这个神话。在妈妈看来：如果你对我的孩子好，你就使我拥有了一个好丈夫；而在爸爸看来：如果你对我的孩子好，你就使我拥有了一个好妻子。孩子处于一个位置，在这个位置上，他们所有的行为都要符合这个神话，因为只要他们反抗，就会打破这个神话。所以这对父母的双方，都以一种互惠的方式不断谈论对方：你必须是最好的。这对夫妻显现出他们好像和对方很亲密，好像都找到了理想的伴侣。然而，为了让这对夫妻是理想的，孩子们就必须表现出符合这个神话的行为，因此这是一个非常病态的局面。

塞尔维尼：非常病态。

切　　钦：这还不仅只是神话，而且也是一种投射，一种期待。例如，爸爸说"我有过一个坏妻子"。所以他要迫使现任的妻子成为孩子们的好妈妈。但这就使孩子们处在一个艰难的情况中，因为她们本不必非要表现出她是个好妈妈。而妈妈呢，曾有过一个坏前夫，对孩子们也很坏。因此，妈妈对现任的丈夫说："你必须是一个完美爸爸。"那怎么能成为一个完美爸爸呢？那就需要孩子们是完美的。因此，孩子们必须尽一切努力使这对夫妻的期待得以实现——并不断确认。那么谁做得最成功呢？芭芭拉是成功的，哈里是成功的。所有人都是成功的，除了这个男孩——约翰。无论他做什么他都不可能成功，因为如果他服从,他要妥协的就太多;如果他不服从,他就太强势,有点神经质。他做什么都不对。

塞尔维尼:那么我们就此进行干预。他是这个家里唯一一个神志清醒的人,他表现得精神失常是因为他是这个家里唯一一个可以不必完美的自由人。

切　　钦:他是唯一一个可以破除这个神话的人。

博斯科洛:这是个可怕的神话。孩子们不得不完美。他们无法真正建立彼此的关系,也无法离开这样一个境地。他们必须完美,以便使父母相信他们拥有了理想的伴侣。

塞尔维尼:这是事实,你可以为约翰的行为积极赋义,因为他掉入了一个陷阱——一个关于完美父母的可怕的神话。

切　　钦:另外,爸爸和这个男孩谈了6小时,表现出他是一个好父亲。约翰开始发病的时候,爸爸不得不去:进行了6小时的谈话。

塞尔维尼:还有芭芭拉,2小时。

博斯科洛:他们还说了,在他崩溃前的6个月,他显得过于顺从。或许他表现出的顺从,不是他们想要的那种顺从。这表示父母期待所有的孩子只表现出一种行为方式——就是满足他们神话的行为方式,也就是她是最好的妈妈,而他是最好的爸爸。然后这个系统就——

塞尔维尼:——就开始有问题了:这个行为是一个能够维持最最好的妈妈的理想行为吗?这个行为是一个能够维持最最好的爸爸的理想行为吗?

博斯科洛:事实上,在类比行为(analogical behavior)方面,令我印象深刻的是,当我们谈他的问题时,兄弟姐妹们哭了,而父母却没有。

塞尔维尼:妈妈在结尾的时候哭了。

博斯科洛:但她是因为她前夫的残忍才哭的。当他们谈约翰的行为时,先是大姐姐,然后其他几个开始哭了。

切　　钦:有意思,妈妈说了:"那位医生说我必须离开。"

塞尔维尼:因为他就像是杀手[前夫]。

切　　钦:但他也曾非常令人神魂颠倒。所以他依然是很重要的。

塞尔维尼:非常有魅力,非常讨人喜欢,等等。

切　　钦:她的自杀倾向加重了。

博斯科洛:那个男人是个刺激,使得现在这位爸爸显得越来越好。

切　　钦:并成为一个拯救者。

博斯科洛:我当时有一种缺失上下文的感觉。例如,这对曾经有过疯狂伴侣的夫妻,已经给孩子们传递了讯息,他们必须确保当下已经拥有了最佳伴侣。而且,爸爸说了[逐字稿有删节]"我家拥有这个街区各种类型的男孩和女孩"。这对父母成了社工。

塞尔维尼：他们成了这个城市所有青少年的标准父母。

博斯科洛：我们需要开出神话处方(prescribe the myth)。

切　钦：这个神话就是他们必须完美。

塞尔维尼：我反对开出神话处方,因为它是个悖论。我的意见是,这个情况不适合开出悖论性的处方。

切　钦：首先,我们需要确定对于治疗来说,什么是最重要的。因为有一个评估的问题。医生下过诊断,然后另有人说"可能是致幻剂"。

塞尔维尼：在第一次访谈时,我们被问到关于诊断,预后,等等。

切　钦：如果我们现在开出治疗处方(prescribe therapy),那就必须要激励他们。

博斯科洛：我不打算开出治疗处方。

塞尔维尼：因为约翰就是治疗师。

博斯科洛：我准备开出一个仪式处方(prescribe a ritual),把这五个孩子联合起来。

塞尔维尼：给约翰念一段祷告语："约翰,我们是如此感激你使我们脱离了要成为完美父母的可怕的义务。"因为那两个孩子有过一个坏妈妈,另外三个孩子有过一个坏爸爸,而这个完美爸爸现在遭遇了灾难,因为他有一个患精神分裂症的孩子。

————————

霍夫曼：这里是另一个首先考虑治疗情境的例子。你们得出了一个关于家庭的具体假设,就要进行干预了,然后你们又突然撤了回来。

切　钦：我们需要牢记治疗情境,因为这个家庭只是来寻求顾问咨询的,他们还没有跟任何人开始治疗。

霍夫曼：这个转变够快的。

切　钦：我们需要聚焦于最主要的情境,就是他们与我们之间的关系。

暂停讨论

切　钦：让我们来回顾一下。我们可以说芭芭拉和哈里成功地满足了父母。某种意义上,这对父母的任务已被完成。但如果他们完成了这个任务,就没有理由待在一起了。所以我们看到约翰和唐娜在某种意义上继续为父母制造任务。因为非常清楚的一点就是唐娜的问题来自她的生母。由于这对父母在某种意义上需要完成社工式的任务,这两个"病"孩子则使他们继续处于活跃的状态。我想努力找到一个可行的处方。约翰和唐娜帮助父母继续做好父母。

博斯科洛：我认为无法把唐娜和约翰放在同一水平上。

切　　钦：他们已经被定义为有病的了。

博斯科洛：我不会指定任何人。我会说：这个家庭过去遭了很多罪，他们有一个艰巨的任务——我会解释这个神话——就是来自先前两个家庭的孩子，他们试图——［磁带没了。］

塞尔维尼：他们两个人，是各自都需要成为孩子们的完美父母的两个人。

普拉塔：但你们不觉得奇怪吗？他是孩子们最好的爸爸、而她是孩子们最好的妈妈的这种说法其实是一种强化……

塞尔维尼：对，这是另一个我们可以用于结论的观点。我不知道这是对家庭的结论，还是对未来治疗的结论。但我们的问题是什么？对约翰的认识论是什么？为什么约翰会经历这次危机？我把这个认识论描述为报复，是因为他对这位爸爸如此愤怒吗？这位爸爸爱芭芭拉，爱哈里，但他不爱约翰，因为约翰不够聪明，因为他不够令人满意，等等。约翰感到自己不如哈里和芭芭拉。然而哈里和芭芭拉并没有做什么事使父母摆脱完美父母这一可怕的任务。只有约翰在这么做，因为他打破了他们必须是完美父母的神话。

博斯科洛：我认为应该可以进行一个更高层面的干预，把孩子们归到一边，而父母在另一边。现在我来谈谈这个神话。妈妈有过一个难缠的前夫，而爸爸有过一个难缠的前妻，他们结合，而孩子配合，以便能帮助父母形成一个良好的关系。然而，这个方案在某个点上失效了，而失效的原因，我们知道就是约翰。约翰是一个信号。当然，这五个孩子中任何一个都可以成为这个信号。今天我们从这个家庭得出的讯息就是，有些地方出问题了。因此，在这个时间点上，我们可以设立一个仪式给孩子们，让他们一起讨论并决定，如何运作可以使丈夫感到他找到了最好的妻子，而使妻子感到她找到了最好的丈夫。我们可以用这样的方式来开出神话处方。

切　　钦：为什么不说这对父母出了问题，因为他们没时间和对方真的结婚，而约翰帮助他们意识到这一点，因为他在不断告诉他们：不要试图帮我，忘了帮助我的事。芭芭拉和哈里是没有帮到父母的孩子，因为他们太成功了。父母有过一个糟糕的神话，一个对他们而言糟糕的……

博斯科洛：因为如果他们继续，他们就永远不会成为丈夫和妻子，而仅仅只是父母。

塞尔维尼：吉安弗兰克，我不能理解的就是唐娜，因为我当时不能理解唐娜在做什么，她做的那些事情并不完美。

切　　钦：她很情绪化，而且注意力分散。你无法信任她，因为她会改变主意。爸爸说过，如果把唐娜和约翰放一起，他们是没法管好家的，因为他们太迷糊了，他们一点责任感都没有。爸爸反复说只有芭芭拉才有责任感。唐娜有强迫倾向，因为她一遍又一遍地问时间，她担忧路上只有他们一辆车——全都是这些事情。到现在他还在说不能信任她。他没有说得那么清楚，但他是不会信任约翰和唐娜的，他认为他们不值得信任。因此，他们还仍然是需要以某种方式被治疗的孩子。

塞尔维尼：他们能够以某种方式挫败我们——继续宣称他们是非常快乐的夫妻。

博斯科洛：你为什么没想到把孩子们放到一起呢？比如说，一个月一次，他们聚会几分钟，一起谈论，探讨怎么样继续这个神话，以便让妈妈觉得自己是个好妈妈，而爸爸觉得自己是个好爸爸，因为他们各自的生母和生父都不是好父母。这样，这对父母就不必再问结论是什么了。

塞尔维尼：再说详细一点。

博斯科洛：因为从访谈开始，就出现了其中一位成员被感知为"不好"的情况。约翰，为了使他不再是精神分裂症病人［因为在这个家庭中，精神分裂症的标签可以使他们一起去帮助这个精神病人］，必须摆脱那个有病的、与众不同的位置。他必须站到与其他孩子在一起帮助父母的行列中。

塞尔维尼：对。我同意。［每个人都在说话］

博斯科洛：但要以不同的风格。他们必须用这个聚会去延续这个神话，以他们各自不同的风格。哈里和芭芭拉，用来保证父母是完美父母。约翰和唐娜，或许加上黛布拉，则是用来使父母分心，不再有架可吵，等等。

普　拉　塔：为什么不让他们自己去想办法呢？你这是在告诉他们该怎么做。

博斯科洛：孩子们已经在帮父母维持这个神话了，所以现在我们开出一个月聚会一次的处方，直到有一天他们觉得不需要为止，直到他们从父母那里得到不再需要这个神话的讯息为止。

塞尔维尼：正确。不是聚在一起，而是维持这个神话。

博斯科洛：因为他们都曾有过很悲伤的经历。

普　拉　塔：所以你以一种非常共情的方式来说，只要它起作用了，孩子们就不用往这里打电话。如果没起作用，他们可以再打电话。

博斯科洛：对，因为从约翰的视角来看，有必要生病，精神失常使他获得力量。

切　　钦：哈里和芭芭拉是怎么做的？例如？

塞尔维尼：[像是对家庭说]我想讲个故事。我们见这个家庭……我们在寻求对这
　　　　　个家庭的首次顾问咨询评估，然后我们听到一个非常伤心的故事——
　　　　　你，Y先生，因为你曾有一位糟糕的前妻，不是一个妻子，而是你孩子的
　　　　　妈妈；Y太太，因为你曾有过一位孩子们的糟糕爸爸。现在你们结婚
　　　　　了，你们建构了一个非常重要的神话，一个非常必需的神话：就是你，Y
　　　　　太太，嫁给了一个对你的孩子而言完美的爸爸；而你呢，Y先生，娶了一
　　　　　个对你的孩子而言完美的妈妈。于是我们就看到，你们所有的孩子都
　　　　　在尽他们所能，以各自的方式，去维持这个神话。哈里和芭芭拉代表完
　　　　　美、满意。另外的孩子则带给你们一些忧虑、社会工作、数小时的治疗，
　　　　　等等。你们这些孩子应该聚在一起，例如，每隔十五天就开一次会，决
　　　　　定用什么方式来继续这项行动，以便维持这个神话，直到……[所有人
　　　　　同时说话]

博斯科洛：当你这么说的时候，我会转向孩子们，对他们五个人说："你们应该一周
　　　　　开一次会，每次半小时。"

普　拉　塔："非常明确。"

博斯科洛："就在你们几个人的范围里说……"

切　　钦："父母不在……"

博斯科洛：对，去谈论如何帮助妈妈做完美妈妈……

切　　钦：治疗怎么办？我们忘了治疗的事了。

普　拉　塔：不。如果你们成功维持了这个神话，治疗就不需要了……

切　　钦：这不合理。

塞尔维尼：这是个问题。切断与这个机构的关系吗？不，这不是一个好主意。

博斯科洛：我会以谈论他们的到来开始这个干预，然后说，可能是约翰将他们带到
　　　　　这里，也可以是其他任何一个。"在之前某个时刻，我们曾问过一个问
　　　　　题，唐娜或哈里或者其他任何一个孩子是否有什么问题。我们之所以
　　　　　问这个问题，是基于你们的其中一个孩子有问题这个事实。"这样你们
　　　　　就把所有孩子放到了同一水平。"约翰对我们而言，是一个信号，表明
　　　　　到某一特定时刻——"然后你开始评价这个神话。

切　　钦：但是这个神话不是非常稳定。"如果你们看到它不成功，你们必须再
　　　　　回来。"

普　拉　塔："所以，一个星期一次，每次半小时，星期一——"

塞尔维尼："——你们可以亲自给相关人员打电话。"他们需要与这里认识他们的

相关人员取得联系。

普　拉　塔："如果你们成功了,你们家就不需要一个约翰了。如果你们没有成功,再给我们打电话。"

塞尔维尼：对。[组员们起身离开]

干预

[家庭现在进来了。博斯科洛和普拉塔出去了,塞尔维尼和切钦留在治疗室]

塞尔维尼：[对家庭说]关于我们的小组对于你们家庭现状的考虑,以及我们的观察,我要给你们一个总结。我们在会谈中观察到的是非常悲伤的、悲剧性的事情。妈妈和爸爸都曾在之前的婚姻里有过灾难性的经历,你,Y太太,与你孩子的生父曾有过一段非常糟糕的、伤心的经历。而你,Y先生,你的孩子有过一个很负面的妈妈。所以你们带着一个非常强烈的决心结婚了,那就是你,Y太太,应该给你的孩子们一个非常好的爸爸,而你,Y先生,带着非常强烈的决心要给你的孩子们一个非常好的妈妈。你们成功了。我深信,而且整个治疗小组也深信,这一决心对你们的孩子来说,非常重要。但是,你们此前都曾有过非常负面的、非常悲剧性的、非常戏剧化的经历,基于这一事实,这一决心对你们来说,可能更重要。所以我认为,你们这些孩子们,你们这五个孩子,你们都在非常努力地维护这个信条、这个神话。这是一个非常重要的神话,一个为父母而写的神话。你们用于维护这个信条的方式,各有各的风格。比如说,哈里和芭芭拉是用他们完美的行为在维护。他们很成功,在学校表现很好。于是,妈妈可以认为："对哈里和芭芭拉而言,我给了孩子们一个好爸爸。"爸爸也可以这样想。但是唐娜和约翰也以不同的方式做了很多:让父母忧虑,给他们为孩子做些什么的机会,以便使他们成为完美的父母,成为非常出色的父母。黛布拉现在还小,但可能未来你也可以选择表现得完美,或是制造问题。你们可以自由选择你们想要的方式,但是,很重要的一点就是你们正在为父母的这个需要而努力。所以,我们认为眼下治疗不是必须的。我们的意见是,不需要治疗是因为孩子们都正在做各种必须的事,为了你们的神话——为你们的生活赋予意义,一个对你们的生活非常重大且有价值的意义。我们只要求一件小事。兄弟姐妹们一起开会,一周一次或两周一次,你们自己选时间,聚在一起,就你们五个孩子,讨论如何继续你们正在做的这项工作。最好是持续到你们成功为止。但如果未来在你们觉得不太成功的情况下,就要向这里打电话寻求帮助。如果你们觉得在维护父母的这个需要方面,做得不成功,那也是完全可以理解的。我能很好地理解,因为我理解你们之前悲剧性的生活。好吧,我说完了,这就是我们的结论。

[*家庭在低语。有人说"好吧"。*]

切　　钦：五个孩子在一起开会,父母不参与,这一点清楚了吗?父母应该袖手旁观,因为这是属于你们五个人的任务:评估成功与否。所以,眼下父母应该袖手旁观。或许你们甚至不必告诉他们发生了什么。如果你们想,你们也可以,但我们建议你们不要。你们应该自己保留。约翰,你需要负责定时召开这个会议。

约　　翰：是的,好吧。

塞尔维尼：对。

切　　钦：好吧,我们现在就结束。

[*最后道别。约翰搂着塞尔维尼并拥抱了她。*]

————————————

佩　　恩：我体会到的就是,虽然这么多的事情在你们四个人面前发生,而且可能在访谈中又错过了一些机会,但这并不影响你们创建一个良好干预的能力。

切　　钦：我认为这是对小组价值的肯定,当我们四人在一起相互借鉴并且理解彼此的时候,我们变得非常富有成效。

霍夫曼：很有趣。跟一个小组一起工作的过程意味着,当治疗师们开始进入功能丧失状态、并无法通过提问过程得出结论的时候,小组将会提供另一种得出结论的方式。这样当你暂时进入功能丧失状态的时候,就召集小组探讨干预,这将把你带离这一状态。

切　　钦：有时家庭成功地迷惑了你。你获取了非常多的信息,却无法使之相互联结。你就需要这样的练习或仪式,即小组讨论的仪式,再次找回连贯性。你就是这样治愈自己的。你进入小组会议,不带有任何想法,但你并不担心,因为你知道只要一开始探讨,就会有想法冒出来。这是一种信任。我们从不说:"现在我们怎么办啊?"我们说:"让我们开始探讨。"于是想法就会冒出来。这是一种信心,通过小组仪式就会得出结论的信心。

博斯科洛：这同样也是一个创建干预的例子。例如,当一个粗略的假设被所有小组成员接受时,就会反复咀嚼,直至其产生意义。

霍　夫　曼：你们好像是开始于最普遍的分类：一个在神话水平上的描述。然后你们去到群体和单元水平，并针对夫妻设立一个仪式，或给出一个地带，让一个群体服务于另一个群体——孩子帮助父母，正如你们在这里所做的。

切　　钦：我们探寻干预的时候，是在试图找到一个对家庭适用的逻辑。干预的内容可能会很荒诞，但形式上它必须符合某个逻辑。我们推测这个干预的逻辑会直接与家庭的左脑①相连（如果你喜欢，可以这样想），而荒诞的部分则会与家庭的右脑②相连。

博斯科洛：另一种解释就是，当你找到一个前提——就像"人们必须完美"的那个疯狂想法——就可以在此之上建构一个逻辑，使这个家庭所做的一切皆与这个前提相关。此处我们根据"表现完美"这个前提建构了一个逻辑，把它并入完美父母和完美孩子的神话中去。那么根据这个前提，父母需要孩子，符合逻辑；孩子不会离开家，符合逻辑；有个孩子会精神失常，符合逻辑；治疗应该是无效的，符合逻辑。你也许会说，当然啦，这个前提本来就与常理相矛盾：孩子应该表现好，治疗应该是有效的，等等。但我们所指的逻辑，仅仅用于解释基于上面那个前提的行为。

切　　钦：此时我们会看到人们所说的"悖论"的确有种效果，就是与常理相矛盾。所谓的"悖论干预"的逻辑是清楚的、有序的、精确的——就像遗传基因在有条不紊地组织细胞结构一样。

博斯科洛：如果你找到了前提，就会非常容易地建立起描述性的见解，它可以把你得到的关于问题的信息组织起来。此外，前提通常是一个关联性的陈述，就像"我必须对自己有控制力"。这个想法控制了一系列的行为。

佩　　恩：前提的改变就像多米诺效应一样：所有的旧行为都坍塌了，就像旧政权被推翻一样。

霍　夫　曼：贝特森谈到过一个有适应性的系统中灵活性的好处，他说，你必须找到那些顽固的、自动化的、位于意识水平之下的前提。那么当它们改变时，就像是拉动了一个总开关。

切　　钦：对。当你成功地处理了位于深层的前提时，家庭治疗中最大的改变就会来临。

博斯科洛：这正是贝特森所说的酗酒者的位置。必须改变这个根本的前提。这个

---

① 指理性。——译者注
② 指感性。——译者注

前提就是"我对自己有控制力"。你必须帮助他承认"我对任何事都没有控制力"。如果他能接受这个想法,那么他所有的行为的意义才会改变,他才会成为一个不一样的人。对这个家庭比较好的干预可能是去改变这个前提,而不是去接受它,正如我们之前所做的。我们当时应该说:"我们理解为什么父母创造了这个必须完美的神话。他们需要这个神话是因为他们过去吃了很多苦。但现在我们看到这个神话不再被需要了。他们可能要花上很多时间,也许两三年,才能走出这个神话,忘记他们过去的伴侣。在孩子们等待这个时刻到来的时候,应该聚到一起,看他们能帮助父母做些什么。"

霍 夫 曼:你们对这个家庭做随访了吗?

切　　钦:据我所知他们没有再到诊所来,所以我们假设家庭没做治疗就处理了那个危机。

霍 夫 曼:如果当时他们再回来,你们会觉得工作做得不够好吗?

切　　钦:不会。我们建立了一个双赢的局面,如果家庭不再来,这当然是最好的结果。但如果他们真的回来了,就表明仍然处于干预之中。如果你是带着他将会抵抗你并且朝着相反方向发展的希望,对一个行为或事件进行改释,那么我认为这更像一个策略派治疗师的做法。

佩　　恩:你知道这不是一个真正意义上的顾问咨询。这个家庭来的时候还没有治疗师,所以它的性质更像是一个纳入性访谈。

博斯科洛:是的。在这个例子中,我们转变成了"转介人"——我在提我们的这篇文章所包含的字眼(Selvini Palazzoli, Boscolo, Cecchin & Prata, 1980)①——在这个意义上,如果家庭回来约见另一位治疗师,他们也已经不同于我们所见的那个家庭了。他们会成为家庭——加——我们。无论是有意的还是无意的,转介人通常会介绍一个解决办法或一些新信息,而治疗师则必须把转介人的存在纳入考虑范围。

霍 夫 曼:很有意思。你在理论表述里包含了治疗情境中所有的外界干扰物。

切　　钦:是的,但有一点除外,那就是我们不把它们看作是干扰物,仅仅只是社会场域的一部分。另一个深层的情境化的力量是基于一个现实,即,我们访谈这个家庭是作为这次培训会议的一部分,用于展现我们是如何工作和思考的。这个干预对于在闭路电视里观看这次访谈的观众来说,对他们的家庭也同样具有重要意义。如果我们不是在一群专业人

---

① 指 *The Problem of the Referring Person*,即《转介人的问题》一文。——译者注

员面前做演示,我们也有可能会做出完全不同的干预。

霍　夫　曼：由于你们的临床理论挑战了许多已被接受的心理治疗思想,所以你们一直在通过提供一种不一样的治疗方法,在专业情境的层面上进行干预。

切　　钦：的确是这样。我们越来越觉得在一个私密的设置保护下,由一个私密的家庭治疗师约见家庭未免太局限了。我们试图将其纳入现实世界中,纳入公共领域,并将我们的理念应用到医院、家庭、康复机构、社区以及所有我们过去认为不可能有效的区域。现在我们认为,这是一个前沿领域,家庭治疗本身只是一个优良的、开创性的起点。私人机构、小组形式以及其他我们这个流派的标志都对培训或对研究有帮助,但如果我们想把系统式的思想推广到社区,使其广泛流传,那么我们就需要不断革新。

带着秘密的家庭

第二部分

引言

在下面这个案例中可以清晰地看到,米兰组合(Milan Associates)的治疗与培训取向最基本的要点在于——循环(circularity)、中立(neutrality)、假设(hypothesizing),正如他们的文章中关于这些主题所陈述的那样(Selvini Palazzoli, Boscolo, Cecchin, & Prata, 1980)。尽管文中自始至终都在讨论这些概念,并且它们在呈现的所有顾问咨询中都是必不可少的,我们还是在这里仔细地展现这一讨论的路径,将其作为本引言的第一个焦点。

我们还将仔细研究本案例阐释这一方法论(methodology)的方式,也就是说,米兰组合的特定技术是如何与本案例的动力与过程相匹配的。我们还将讨论小组的过程,以及为 B 家庭设立的特定仪式是如何通过重置家庭关系来影响其问题的。本案例的一个特别之处在于咨询顾问们(consultants)收到指令要尊重家庭里的一个"秘密"。他们持续地处理秘密带来的影响,却毫不提及秘密的内容,这一方法为应对家庭工作中这一常见的困境提供了一种新的模式。

建构一个假设

任何治疗的第一个行动,也是米兰小组方法论的中心原则,就是建构假设,它是一个随着治疗访谈的展开会产生许多可能的排列的过程。假设的建构是一个持续的过程,与家庭的运动共同演化。使用控制论反馈环路(cybernetic feedback loops)的概念能够最好地描述提出假设的做法,因为当家庭对提问的反应修正或改变了一个假设,基于此新反馈的详情,另一个假设又将形成。这一建构假设的持续过程要求治疗师持续地进行概念化的重建,无论其作为访谈者还是小组成员都是如此。

关于假设的建构,米兰组合描述了一种离心式的设计,即由问题(problem)组织起来的设计,以此来指导他们对重要系统(significant system)的各个方面进行探索。他们通过询问一个对*现在的*问题的描述来开启访谈,家庭通常会以呈现一个症状持有者(symptom bearer)的方式来回应,即谁"有"这个问题。小组会继续问:"谁最先发现这个问题的?"这一提问将完成两件事:它立刻对问题赋予了一个人际的定义,暗示一个问题必须有"发现者"(noticer)才能存在,并且把这个问题定义为任何一个人之外的一个事件。这一事件,或者*现在的*问题,被看成至少两个(并且无疑有更多)人之间的一种交流。此时,小组的提问将问题的承载者与发现者联系到了更广的家庭系统。接下来要做的是将家庭系统联系到延伸家庭和转介情境（referring context），这一过程具有离心式的动作，反映了循环的理念——将那些在一段时间内共享某一模式的人们联系在一起便是其例证。

在每一次离心式的扩展时，米兰小组都会针对随着时间导致问题产生的模式作出一个新的假设或者新的解释。例如，他们可能从一个父亲和一个有问题者开始，然后转向父亲、有问题者和母亲，然后是父亲、有问题者、母亲和父亲的兄弟，最后他们将整个家庭系统与转介人联系到一起。所有延伸关系与背景的汇集，产生了一个包罗万象的系统式的假设（systemic hypothesis）。现在，在这一系统式假设的建构中，靠"问题"得以组织起来的整个系统便得到了解释。

当霍夫曼和我自己观察博斯科洛和切钦时，我们特别注意他们对假设建构的修正——也就是他们何时改变它，基于什么信息，诸如此类。每次咨询中，几个假设都被用不同种类的循环问题（circular questions）进行了检验。我们观察到两件事：第一，治疗小组关于系统及其两难困境的假设会随着每一次会谈而改变；第二，他们关于建构假设的假设也随着时间改变了。当我们询问他们对假设建构的模式时，博斯科洛和切钦说："它并非是保持固定不变的，这也是为什么人们说我们没有一个理论。我们没有一个理论是因为一个理论意味着：你对一个家庭应该是怎样的有一个固定的假设。我们不知道它应该怎样。"

他们对假设建构的做法最重要的一个贡献来自他们的培训程序。例如，他们运用在单面镜后安排两个小组的方式来训练治疗师，这两个小组要一起产生不同并互补的假设。在这一设计中，T组由督导和治疗小组组成，他们的任务是建构假设和干预并提议给治疗师用于家庭工作。O组不与治疗师或与家庭进行交流，而是建构关于家庭*并且*关于治疗情境或T组的假设。这些内容一直保留到访谈结束时，这时候团体之间交换他们的假设和对干预的想法。每个团体都成为了一个"系统式头脑"（systemic mind）——也就是说，他们关于问题情境形成了一个让他们满意的总体解释，这一解释对他们来说是风格特异的（idiosyncratic），与所有其他的解释都不同。在会谈结束时的这一思考的交换是对案例的重要审查，它让两个团体都激发出新的想法与可能性。于是，小组作出假设的行动是一个持续进行的结构化取向（structuring orientation）。它始终是治疗师和家庭刚刚采取过的行动之后的下一步。

循环提问

循环提问技术是米兰小组首创的一种访谈方法，它不仅在他们的访谈设计中保持着中心地位，并且还随着时间产生了它自己的变体。

循环基于这样的理念：经过时间的流逝，人们通过特定的模式彼此联结，我们认为正是这些模式构成了家庭。① 家庭成员通过言语或非言语形式的信息（information）交流来显示他们的联结。这种语言描述了讯息（message）的交换，在问题系统中，这些讯息对家庭来说常常是混乱难懂或者不被接受的。循环问题明确并澄清了这些混乱难懂的想法和存有疑问的行为，而且以新问题的形式将信息引回给家庭。通过这种方式，治疗系统和家庭系统通过语言共同创造了多重意义，使得考虑更多而非更少的替代选择成为可能。

循环提问还可以被描述为一种苏格拉底式的询问方法，并受到格雷戈里·贝特森对信息作为"差异的消息（news of a difference）"的定义的支持。米兰小组已经将此改进为表示"关系差异的消息（news of a relationship difference）"。通过以苏格拉底式提问的形式来运用循环问题，他们能够从家庭引出关于关系差异的陈述，并与此同时将关于关系差异的陈述引回家庭系统。如果一个咨询顾问问"谁最赞同奶奶的观点，认为这是个问题？"那个人（同意者）和奶奶的关系正在*通过这个提问*而得以明确。运用这种提问方法，信息（information）得以与数据（data）分离开——数据是事实的汇集，并不描述关系（例如，我是忧郁的，他是疯狂的，那是夏天的时候，等等）。

循环提问同样尊重治疗师对家庭的中立。随机地询问"家里现在的问题是什么"，能够让治疗师避免与家庭成员形成联盟（alliance），使得治疗性中立得以保持完好无损。赞同式问题（agreement question）和分类式问题（classification question）常常跟在"现在式"问题（"now" question）之后：谁最赞同妈妈的观点认为儿子太过独立了？谁最不赞同？这种类型的提问成为澄清系统中的结盟模式的另一种尝试。重要的是，问题仅仅是向家庭询问结构性的队列、比较和分类，而决不以问题自身进行陈述。

这里要特别评论一下米兰小组在提问中对"切入点"（openings）的使用。切入点是一个线索词、一个主题或家庭提出的并且对他们具有意义的一个想法。访谈者把这一想法看成系统中的一个缺口（indentation），并用循环问题来填补它。举个例子，如果一个家庭提出"独立性"的概念，访谈者将跟随这一想法，作出分类，寻找赞同意见和解释说明，直到这一缺口或切入点被该家庭中各式各样独立性的关系信息（relationship information）填满。就是通过这样的有取有予、治疗师提问、家庭回答，家庭自己对他们"独立性"的概念便得以扩大或改变。

一个有趣的观察是，尽管治疗师不把切入点强加给家庭，家庭成员们提供的

---

① 这些模式可能是生物的、心理的、社会的、长期的、暂时的，诸如此类。

想法却会随着提问引入关系差异的消息而改变。提问成为贯穿访谈过程的微缩的干预。[①] 这是博斯科洛和切钦对于他们越来越倾向于在会谈末尾给予最少的干预所作出的解释。

任何方法都必须经过检验以确定其效度(validity)。米兰组合在他们的培训程序中运用 T 组和 O 组来使用循环提问的方式,显示出该理论在不同情境中成功复制自身的能力。因为米兰小组在其理论范围内既能培训也能治疗,这一方法论的有效性便通过其应用的可能性得到了验证。

中立

中立在米兰小组的理论与方法论中无处不在,它与循环提问和假设就如同一路同行的旅伴。描述它的最好方式就是通过它的结果。如果问接受治疗的家庭里的任何一人:"治疗师站在哪个人的立场上?"每个人都会认同他/她没有站在任何人的立场上。

中立的概念提出了一个重要的疑问:治疗师要怎么做到在一个系统中进行干预,同时还能保持中立? 那不是自相矛盾吗? 显然,他们不能保持完完全全的中立。[②] 不过,让我们考虑把中立作为下面的这种治疗立场(therapeutic position):治疗师接纳家庭的解决办法,将其作为此时对此家庭来说唯一可能的、合理的并且适合的解决办法。到目前为止,这还不是一个矛盾。根据米兰小组的观点,治疗师们永远无法超前地知道一个家庭应该是怎样的,治疗师们必须起到一个刺激物、一种扰动的作用,激发家庭产生自己的解决办法的能力。某种意义上,中立的位置向家庭呈现了一个双重的讯息:它声称,到现在为止他们已经找到的解决办法都是完美的,但从现在这一刻起他们进入了另一种互动(即治疗),这种互动将允许治疗师和家庭一起创造其他的可能性,其中可能会产生新的解决办法。

当治疗师们保持中立的位置,他们就从家庭的或好或坏的标签中解脱了出来。看起来每个系统都有一种正义感分布在每个成员身上。出于此原因,他/她是坏的、好的、生病的、健康的,诸如此类。每个治疗师在和家庭工作时都面对着这些标签。如果这些标签能够被转化为一种过程,我们就可以说这个治疗师是中立的。

---

① 在本书第四部分的引言中对切入点有更详尽的讨论。
② 一个重要的提示是,一种对系统式家庭治疗的女权主义的批评声称,治疗师中立的立场仍然使女性的一方处于较低的地位,因为她们在更大社会秩序中的地位在男权社会中被赋予了更少的价值,无论表现在她们的婚姻、工作或是其他人际关系中都是如此。中立此处用来描述拒绝接受家庭对其成员贴标签的做法,这一做法更经常地趋向于表面所谓的"精神病学问题"而非一个社会公正问题(social justice problems)。在上述两种情况下,公正都是要去处理的议题。但是在贴标签的情境中,治疗师站在被贴标签者的一边经常导致其情况变得更糟,因为其他人变得更加激烈地反对那个人。

治疗师们必须视这些标签为家庭的属性,对这些属性要感到好奇、富有兴趣,但不要将其作为应该相信的事实。从这个意义上说,中立充当着道德观念(morality)的对立面。

为了从相信这些标签的普遍倾向中解脱出来,米兰小组发明了下面这个练习。在他们工作的早期他们就决定拒绝使用动词"是"。例如,他们不能说"妈妈是过度保护的"。作为替代,他们要说"妈妈以一种看上去过度保护的方式行动"。或者,他们不说"爸爸对儿子是亲近的",而说"爸爸看上去在展现与他儿子亲近的情感"。这种练习改变了他们的思考方式,强迫他们以一种关系的方式思考。于是,在思想体系上(ideologically),中立可以被诠释为治疗师以一种系统性的方式看见事物全貌的能力。

B 案例

为了看到米兰小组的方法论如何能应用于与 B 家庭的访谈,我们要更近距离地看看开始访谈的前半部分中几个至关重要的事件。本顾问咨询跨时一年半,它由 3 次单独的访谈组成,每次访谈都提供了各自独特的考量。

1980 年进行的第一次访谈是应 S 医生的要求进行的,S 医生在此前已与 B 家庭会见过 3 次。该家庭呈现了他们一个 14 岁的女儿黛安娜(Diane)的问题,当时她在学校存在行为问题,并且和她父亲也有过争吵。这个家庭觉得黛安娜与父亲之间的争吵并不寻常,因为直到 6 个月前黛安娜和父亲还享受着亲密的关系。B 先生与 B 太太都 40 岁出头,两人还有另外两个女儿:21 岁的莉萨(Lisa)和 16 岁的多丽(Dori)。尽管该家庭将黛安娜呈报为有问题,S 医生却对大女儿莉萨更为担心,后者曾有过严重的自杀企图(suicide attempts)——她曾吞食过量的镇静剂并用剃刀刀片割腕。莉萨是母亲第一段婚姻的孩子。在 S 医生的第三次单独和父母进行的会谈中,母亲透露丈夫有几次企图与莉萨发生性接触,尽管尚不清楚他们是否曾经发生过性行为。母亲对 S 医生说莉萨控诉她父亲(事实上是继父)自她 9 岁开始就对她出现了性方面的兴趣。作为例子,B 太太提到她丈夫会在莉萨卧室墙上弄出洞眼并通过它们观看莉萨。这位母亲报告她一直试图避免让她的另外两个女儿知道父亲的这件事。尽管这对父母对大部分事情意见不一(包括这一乱伦报告/指控),但他们却一致认为 S 医生不应对黛安娜和多丽谈及此事。这一对父母对两个小女儿"保守秘密"的禁令阻碍了治疗的前进。S 医生还担心莉萨可能再次企图自杀,于是她为该家庭推荐了一次顾问咨询。这对父母同意参与顾问咨询,但有一个条件:无论是咨询博斯科洛医生,还是他的小组成员切钦医生和 S 医生,都必须同样接受他们的要求,不去谈及这位父亲的乱伦行为。

众所周知,家庭里的秘密常常对家庭有致病作用,并且当其被引入治疗后,它们能够使治疗过程陷入功能丧失状态。秘密是一种强有力的控制方式,不仅控制关系,也控制治疗。如果一个或多个家庭成员成功地给治疗师绑上一个秘密,治疗师不仅会失去自主权,还会失去其中立位置。在本案例中,这对父母的要求同样把三位治疗师都置于同一层面,从而使咨询顾问们的任务变得无效,这个任务就是对家庭和治疗情境都采取一个观察者的位置。

米兰组合决定处理这一秘密的"效果",而不触及其内容。换句话说,他们假定访谈中的某个时候,此家庭会提供一个围绕着"不说话(no talking)",或者一个"秘密",或者一些类似的隐喻的切入点。他们将接受这个机会,并且通过使用循环问题将它转化为过程。他们不会在任何时候请求提供或者揭示这个秘密的内容。取而代之的是,这个秘密会被作为整个家庭的一个界线标记(boundary marker)进行讨论。由于循环问题牵涉到整个系统,对秘密作为一个界线标记的讨论将纳入每个人。这一方式打破了让咨询顾问们停留于与 S 医生同一层面的束缚,并让他们能够获取进行治疗性活动的自由。

访谈开始部分的组织围绕着*沟通*这个理念——这是该家庭呈现的第一个切入点。循环问题立即速写出了家庭中当下的结盟,并且治疗师和这个家庭一起开始了发展出一幅问题的新"地图"的工作。因为关于秘密的禁令,他们在会谈前(presession)阶段便已预期该家庭将会呈现不说话这一前提(premise)。果然,该家庭马上"谈论起会谈"(talked about talking),并且作为对问题的回应,引述了谁对谁更容易说话,还有谁对谁说话更有困难。

然而,前期访谈时,这个家庭便正确地感知到他们正在谈论不说话的问题,他们便开始阻止提问。咨询顾问们对他们的沉默进行了回应,并且提示:也许家庭中的某些成员比其他人更愿意与咨询顾问们合作。他们呈现了一种可能性,即父母看上去是最合作的,这一点可以理解,而孩子们可能不明白他们为什么要在那里,因此合作性可能更低。这一"提示"的结果是咨询顾问们能够在女儿们之间作出区分。母亲主动提起黛安娜和她父亲的关系与六个月之前相比发生了改变。这是一个关键的反应,它允许咨询顾问扩大其地图,将过去包含进来,并对"问题"发生前后家庭的结盟进行对比。这个家庭给予了他一个机会,来创造一座联结今日行为与过去行为、对该行为现在的解释与对过去行为的解释的桥梁。循环问题不仅为家庭引入了新的联结,并且也被呈现为疑问、可能性,以便使该家庭处于一个作出选择的位置,他们会说:事实上,"这个是最适合我们的解释"。

在通向这个家庭过去的切入点之后,博斯科洛继续问谁和谁更亲近。父亲回答说过去莉萨和母亲更亲近。一个新的主题出现了,即两个家庭的主题。莉萨和母亲属于第一个家庭。黛安娜、多丽、父亲,还有母亲属于第二个家庭。咨询顾问们马上开始对这两个家庭如何与问题相联系提出假设。然后,他们将两个假设连接起来——关于不说话的假设与关于两个家庭的假设。事实上,可以去问这个家庭是否"不去说起"存在两个家庭的事实。

在访谈中的这一早期时刻,这个家庭接近于揭示另一个可能更加重要的"秘密"。至关重要的想法出现了。这位母亲觉得其第一段婚姻是失败的,而现在她愿意忍受许多困难来让现在这个婚姻成功。这个想法在访谈晚些时候被戏剧性地陈述出来,当时母亲评论:"我并不认为它(那段婚姻)不成功我就是一个失败者。"

咨询顾问们对此情景的回应是他们的方法论中所独有的。他们感觉到一个围绕家庭之中的"存在(being)"的两难困境,于是转向了"存在式的"提问。博斯科洛问那位母亲:"你认为如果没有生莉萨的话情况会不会更好?"这个问题明确地表达出这一两难困境,因为莉萨对此一直都有感知。有一个提示是她的自杀企图可能与这一未说出口的感知有着紧密的关联。这一提问得到了一个独特的非言语行为的支持:当博斯科洛和莉萨说话的时候,母亲的嘴唇会与莉萨的回答同步进行。这一刻便已清楚,告诉或者不告诉,被生出来或者没被生出来,是母亲和莉萨混乱关系的一部分。这是对莉萨和母亲之间的情感纽带的一种描述,这一情感纽带是矛盾的,在同一时间既被确认,又被否定。

伴随着这一疑问,围绕莉萨离开家或留下来的模糊信息变得活跃起来,而莉萨哭泣着,想要离开这次会谈。然而,她对自己与母亲关系的困惑依然存在,并且可以用这个问题来处理:她更多地是在通过留下还是离开来帮助母亲的婚姻? 这强烈地暗示着家庭中一个重要的前提:母亲必须拥有一个成功的再婚! 母亲引述自己的话,她想让家里的事情保持"平等"(even),并且作为这一理念的代表,她指示莉萨听从她的继父:"他说'跳',你就跳;他说'放下'(lay down),你就放下。"[1]显然莉萨一直以来都在清晰地阅读这没有明说的潜台词。留下来意味着她必须(在性方面)"听从"她的继父,然而另一方面,如果她离开,那她是在辅助母亲的婚姻还是在让它变得更糟? 这就是为什么被表述为"如果我*没有*被生下来的话,事情本可以更好"的存在性两难困境看上去为莉萨提供了一种解决办法。乱伦行为与关于说与不说的假设的联系,还有这一想法与两个家庭的组织的联系,最终得以揭示。这就是那个秘密所代表的东西,现在它被带入了公开的协商之中。

干预

建构干预的过程必定要同时反映特定的技术与一种理论的立场。最近一段时

---

[1] 此处和之后本章中提到的"放下"也有可能为英语的不规范用法,表示"躺下"的意思。——译者注

间以来,米兰小组关于在人的系统中进行干预所采取的立场受到了二级控制论(second-order cybernetics)与温贝托·马图拉纳(Humberto Maturana)对生命系统中的结构自主性(structural autonomy in living systems)的理论表述的影响。二级控制论的兴起消除了从外部以一种可预测的方式影响一个系统的"客观"观察者的概念。另外,我们不得不越来越注意到并且尊重系统中代表家庭自主创造性活动的事件——这就是米兰小组提到的家庭的自我治愈能力的含义。这一想法来自马图拉纳,他声称对任何向生命系统提供的扰动(perturbation)的反应都由该系统的固有结构所决定。因此,治疗师不再能够搜寻会产生特定结果的特定干预,更确切地说,他/她必须试图实现与系统的结构性耦合(structural coupling)——即治疗师与家庭的互动处于持续校准的位置,并且该校准乃是服务于系统的自我组织能力。

米兰小组在建构干预时对小组的使用有一些独到的特征。他们希望该小组是非竞争性的,并且不去努力达成一致或共识。在致力于寻找干预的过程中,每一位小组成员用一种线性的方式说话,既不同意也不反对前一个人关于此家庭的想法。一两轮线性观察之后,一位小组成员可以将两个想法联结起来,然后另一位小组成员可以增加第三个想法,依次类推。这样,便创建了关于系统的新的连接,这个系统也不再是线性的,而是循环的。很快一两个假设便浮现出来,而小组能够选出哪一个假设最符合他们的"系统式头脑"。通过这一过程,小组能够跨越层级,到达更高层面的逻辑类型(logical type)。换言之,等到他们的观察结束时,与他们一开始时相比,更多系统式的表述方式便清晰可见。现在,这个小组不仅建构关于问题的解释性假设,也建构关于改变的假设,于是就转为干预。在 B 家庭中,米兰组合推断莉萨和母亲之间过去曾经有过强烈的情感纽带,而为了保护第二个家庭,这一情感纽带被否定掉了。如果母亲和莉萨表现出她们之间强烈的情感纽带,则这不但会使她们成为家中最强大的一对(couple),还会挑战第二个家庭的主导地位。为了继续保护第二个家庭,同时重新组织莉萨和其母亲之间的情感纽带,他们建构了一个仪式:母亲和莉萨每周要用她们选择的任意方式一起呆一天,而且她们不要和任何人说她们一起做了什么。这一天要作为她们之间的一个"秘密"。

这一仪式对这个家庭有两个重要的作用:第一,它让莉萨有机会发现她母亲是否清楚地接纳她;第二,在一周中剩下的六天里,它*清楚地*让母亲和莉萨的妹妹们呆在一起。这一惯例打破了母亲和莉萨之间情感纽带的模糊性,它既约束又强调了她们之间"牢固"的关系,并且没有挑战第二个家庭的主导地位。她们这一天的"秘密"挑战了父亲和莉萨之间乱伦行为的"秘密"。通过将莉萨和母亲之间的关系恢复至公开和牢固的状态,他们希望乱伦行为能得以停止,因为母亲将能够清楚地与莉萨联合在一起,同时又不会危及她的第二个家庭。

米兰小组又见了这个家庭两次。应该说第一次咨询过于成功,因为这个家庭接下来拒绝带他们的议题去找他们的诊所治疗师,但是 6 个月后,米兰小组为其提供随访咨询(follow-up consultation)时他们却同意见面。这次会谈中只有父母在场。博斯科洛和切钦小心地表示这次访谈不是一次治疗会谈,而是一次研究随访(research follow-up)。他们用一种故意单调的方式提问循环问题,有条不紊地追踪家庭中的所有当下行动以及关系中的变化。最重要的一条信息是莉萨已经搬出去了。

一年后他们再次见了这个家庭。家庭中大部分人参与了访谈,包括已经结婚并有了一个宝宝的莉萨。然而,这位父亲非常愤怒。他坚持要关上单向镜的百叶窗,拒绝让其他咨询顾问们观看会谈。这个家庭讲述了近期的消息:尽管莉萨已经搬出去了,黛安娜也还是自己住进了医院,因为她想和姐姐一起住,而父母之前都已反对过她。米兰小组之前的行动遵循的假设是如果大女儿的情况得到了解决,这个家庭就会安定下来。人们可能会争论,说咨询顾问们本应该追踪二女儿黛安娜的困境,她在去医院之前在家里一直过得不开心。对于这个结果有两种可能的解释:一种解释是咨询模式本身可能未能让这个家庭安全地固定在一个持续的治疗上;另一种解释是治疗师们的咨询假设过于聚焦在第一个家庭相对第二个家庭的想法,而没有把所有女孩看成是父亲骚扰的潜在受害者。

对 B 家庭的报告以一个讨论作为结束,讨论的内容是顾问咨询的本质、其固有的问题、如何能够最佳地使用它们以及我们领域中顾问咨询的最终位置(ultimate place)。

案例:顾问咨询与对话

霍　夫　曼:本次顾问咨询是什么情形?

切　　　钦:1980 年我们做了一个工作坊,并被 B 家庭的治疗师 S 医生请求见一下这个家庭。S 医生当时已经见过这个家庭三次,前两次见的是全家,第三次只见了父母。这个家庭由一对父母加上三个女儿组成,三个女儿分别为:莉萨,21 岁;多丽,16 岁;黛安娜,14 岁。莉萨来自妈妈的前一段婚姻。当时呈现的问题是,近 6 个月以来,黛安娜在学校和家里都一直存在行为问题。父母抱怨她变得对爸爸非常敌视,总是和爸爸争吵,而在此之前她和爸爸非常亲近。此外,在和父母的那次会谈里,这位妈妈指责这位爸爸和莉萨存在乱伦关系。他会在卧室墙上钻洞来观看她脱衣服,尽管尚不清楚他是否曾和她发生过性行为,但至少他曾经有过几次这样的企图。在过去的一年中,莉萨曾有过一次自杀企图,并有过一两次离家出走。治疗师感觉这位妈妈并不是很关心莉萨,只是给出这一信息作为一种指责丈夫的方式。在这次会谈结束时,S医生感觉她需要一次顾问咨询。

佩　　恩：她给出的原因是什么?

切　　钦：当时情况非常复杂。这个家庭只是抱怨他们和黛安娜存在的问题,而治疗师眼中莉萨比其他任何人都更需要帮助。在前两次会谈中,治疗师看到她情绪非常低落、非常抑郁。但是这对父母不想让治疗师在孩子面前谈及乱伦行为。治疗师进行了一次顾问咨询,因为她无法从这一禁令中摆脱出来。

佩　　恩：那么对你们来说,问题就是治疗师被这个家庭禁声了这一事实。

切　　钦：是的。她说:"你能帮助我吗?"但是这个禁令同样也是针对我们的。

博斯科洛：顾问咨询的另一原因是获得一个我们能访谈的家庭。当S医生询问这对父母是否愿意获得一次米兰小组提供的顾问咨询时,这对父母说他们同意,条件是咨询顾问们要同意不去谈乱伦行为。所以这是一个很好的机会展示我们如何处理秘密带来的问题。

霍　夫　曼：这些就是当时你们关于这个家庭所知的全部了吗?

博斯科洛：是的。通常我们不问治疗师太多问题。我们只想知道为什么治疗师寻求顾问咨询。

霍　夫　曼：你们当时如何看待治疗师的难题?

博斯科洛：就像我们所说的,治疗师处于某种双重束缚之中。这个家庭呈现了一个难题:小女儿黛安娜好斗并且在学校表现不佳。但是让治疗师印象最深的是另一个女孩莉萨已经存在自杀倾向并曾被性骚扰,而这对父母谈论这一乱伦问题的方式是说:"不要谈及它。"这些就是我们想要预先知道的全部了。不然,我们觉得,我们的头脑会被塞满太多数据(data),尤其是被治疗师对这些数据进行的解释所阻碍。例如,如果治疗师告诉咨询顾问们关于一个三年前去世的祖父的事情,咨询顾问们可能会开始建立联系,而这些联系并非这个家庭正在建立的联系。

佩　　恩：这样你会把治疗师给你的想法放入系统之中,而非生成你自己的想法。

博斯科洛：是的,这样就没有帮助家庭提出他们自己的联系。我们必须通过访谈的过程了解祖父的去世对这个家庭来说是否是一个重要的议题。它可能完全不重要,或者它也可能非常重要。但是你只能通过访谈中的信息(infromation)了解这些,所以如果你预先不知道这一事实可能还更好些。

切　　钦：例如，当我们见一个家庭见了好几次，并且不断作干预，而家庭却不动，我们就陷入了僵局。在这样的情形下，我们经常会和家庭预约 6 个月或 1 年后见。当我们见到他们时，我们试图把他们看作一个新家庭。我们不去看录像，我们不去读笔记，我们试图摆脱所有我们在治疗中曾经做出的建构。同样，当有人向我们呈现一个案例时，我通常只听呈现的问题，听治疗关系，之后就充耳不闻了。

博斯科洛：家庭过来的时候通常带着一幅僵化的地图，也就是一个对于正在发生什么的固定的解释。假设治疗师基于他对这个家庭的了解也有一幅僵化的地图。你有两个带着僵化地图的系统，这两个系统即将相撞："我的解释比你的解释更好。"治疗小组也会卡在同样的关于家庭的想法上，伴随而来的便是治疗的僵局。

切　　钦：例如，在这个家庭中治疗师对乱伦行为印象深刻，而印象深刻意味着她开始绘制一幅地图。她把乱伦行为看作家庭中最重要的问题，而这与父母心怀的地图则颇为不同。

佩　　恩：在描述你们的访谈过程时，你们经常区分获取信息与获取数据。你们能在这一点上详细说一下吗？

切　　钦：是的。我们对信息的观念是基于贝特森所说的，信息是关于差异的消息。信息是至少两个元素之间的关系，一物联系着另一物。如果你说"我是抑郁的"，它是纯数据，但如果你说"当妻子面带怒容看着我时，我是抑郁的"，它就成为了信息。描述医院里的病人的图表充满了数据，但却没有很多信息。

佩　　恩：你们如何把数据转为信息？

切　　钦：这是一个积极的过程，只能在访谈家庭时做到。你无法对转介人这么做，因为那样你会获得一幅预先定制的地图。

佩　　恩：所以你谈到的地图是你和家庭一起绘制的一幅新地图，既不是你的地图也不是他们的地图。

切　　钦：是的。并且访谈的过程可能经常改变家庭中个体建构他们地图的方式。

佩　　恩：我看到一个培训的难题。学员们一开始经常建立一个假设并且盲目地跟随它，而没有对来自家庭的反馈作出反应。会谈中的解释方式在不断地演变，这一假设却一直未能被此解释塑造成型。到最后，他们获得的家庭的画面将被那个最初的假设所支配。

博斯科洛：当你想到治疗师在作出一个假设时通常会忠于一个督导或老师给予其的假设，而这与一个家庭忠于其最初假设的方式如出一辙时，便会知道这个问题是颇为复杂的。

佩　　恩：当你们进行顾问咨询时，我会假设你们是在几个不同的层面上建立假设：作为咨询顾问的你们与治疗师的关系；治疗师与家庭的关系；最后是家庭动力。

博斯科洛：是的，所有这三个层面都是一个更大的环路（loop）的一部分，这个环路包含着我们所说的重要系统——构成一个问题及其社会生态的信息与关系的复合体。

切　　钦：为了掌握重要系统的维度，我们以一种离心的方式前进：首先，我们想知道问题是什么（更确切地说是家庭认为问题是什么）以及这一问题是如何与家中其他人相联系的；其次，我们问这个家庭是如何与更大的背景、亲戚和宗族相联系的；最后，我们去看家庭系统是怎样与治疗系统相联系的。你扩大其背景，直到你找到一个令你作为观察者感到满意的解释。你永远不能说一个系统的实际限制是什么，所以这个决策是专断的。而当你在所有的三个层面上作出这些假设时，你就把它们联系成一个单一的有意义的假设。这就是我们所说的系统式的假设。

博斯科洛：在培训中，我们使用一个督导团体，还使用一个观察团体。观察团体独立于督导团体，并且观察团体将建立假设。然后，当督导团体给出其干预，他们与观察团体会见并且交流彼此的思考。当他们会见时，两套假设与干预是不同的。然而每个小组还是提出一个令他们满意的系统式的假设与干预，即便它们彼此不同。

霍夫曼：你如何解释它？

博斯科洛：这一现象与假设的内容无关，而是涉及那个解释是否能够令系统式头脑满足。我们试图把小组变成一个系统式头脑。

霍夫曼：没有人能知道第二个观察者的假设是否更好或更糟，没有办法对这两者进行比较。从实验性的角度来说，这个家庭是否回来并且已经以一种有意义的方式改变，就是人们所能知道的全部了。

切　　钦：我们一开始就告诉我们的学生们，治疗结束时，就是当家庭不再将其自身定义为病理性的、治疗情境也不再将其自身定义为治疗性的时候。通过某种方式，家庭治愈了自己，摆脱了自己是有病的这一想法，治疗小组也治愈了自己，摆脱了自己是有用的这一想法。这时候你就会说"我们没什么可以说了，我们已经想不出什么了"，而他们会说"我们不再需要你了"。你们彼此分离,然后你们再次成为另一个家庭的治疗师,因为你们有对人有用的需要。

霍 夫 曼:有意思。人们正在开始用"被认定的治疗师(indentified therapist)"的用语来思考。

切　　钦:他们双方都要被治愈,因为如果一个家庭变得更好了,而治疗师却仍然是治疗师,这个治疗就变得永无止境了。即使他们仍然停止治疗,这个家庭仍将不时地拜访这个治疗师以使治疗师安心,对他说"看,我的状态不是很好",或者治疗师将会进行一次随访。治疗可以是一种令人成瘾的追求。

家庭访谈

[该家庭的治疗师S医生带着博斯科洛医生一起走进来并且将他介绍给这个家庭:B先生、B太太、莉萨、多丽,还有黛安娜]

博斯科洛:我是博斯科洛医生,我来自意大利米兰的"家庭治疗中心"。在单向镜后面的是切钦医生,他和我在米兰一起工作。我们应邀今天过来见你们,因此我将与你们进行一次对话。我想以一个提问作为开始:现在的问题是什么?

———————————

霍 夫 曼:我有个连环问题:第一,为什么你以"现在的问题是什么"作为开始?第二,为什么你要对任何人开放,而不是选择某个人?

切　　钦:我们问"现在的问题是什么",是因为我们知道,在一个特定的时刻,所谓健康的成员会指向被认定的病人(identified patient),之后我们将询问被认定的病人他是否同意自己是病人。然后我们询问家庭不同成员谁最认为这个人有问题,谁最不这样认为。我们想看到人们是如何围绕着他们想改变的行为进行排序的。

霍 夫 曼:它马上成为了一个差异式问题(difference question)。

切　　钦:是的。但是一旦他们澄清这个问题(problem),我们就问"你们是如何得出这一定义的? 你们是如何决定的? 为什么你们断定你们所定义的问题确实是个问题?"

霍 夫 曼:你们以随机的方式扔出这个"现在的问题(problem)是什么?"的问题(question)具有哪些重要的意义?

切　　钦:它允许我们中立,因为我们不能被看成站在任何人一边。例如,如果我们对父母中的一人说话,我们就已经建立了一个联盟:家长/治疗师对抗孩子。如果我们问孩子"问题是什么",就会像是正在接受别人所说的关于他的东西一样。我们把谁先说话的决定留给他们。

霍 夫 曼:所以如果妈妈站出来告诉你问题是什么,那已经告诉了你一些关于他们的事情。

切　　钦:正是如此。通常他们会站出来宣布一个有病成员和健康成员们之间非常清楚的区分。我们会发现谁是 I. P.[被认定的病人],谁是发言人,谁是协同治疗师,诸如此类。然后我们可以转向病人询问"谁断定了你有问题"、"你同意吗"、"谁作出了不让你吃饭的决定"、"你什么时候决定自杀的"等问题,我们把他们定义的问题转变为一个决定。

博斯科洛:但是我认为我们之所以把这个问题抛给任意一个人来回答,原因之一是在开始的时候不要太有指导性。如果你一开始就向特定的人引出问题,那你就无法了解这个家庭在没有治疗师的时候是如何互动的。所以第一个问题被设计用于探测家庭如何回应一个任意哪个人都可以回答的问题。

佩　　恩:在你们最初第一个问题中,你们就已经在沟通一些关于你们中立的事情了。

博斯科洛:是的。而且我们不会把我们的想法建立在我们曾经看过或预先被任何人告知过的东西上。人们容易这么说:"有人告诉我们约翰(John)已经病了一年了,他现在的情况怎样?"如果我们像这样来开始,我想我们会错失整个会谈。

佩　　恩:通过问家庭"他们如何作出关于问题的决定"以及"谁认同那个决定",从家庭对它自己怎么想的方面来说,你们在向家庭引入的前提是一个改变的开始。它暗示着他们也可以决定不再持有这个问题。当你问"你什么时候决定停止进食的"、"谁同意你",你暗示他们也可以决定再次不吃饭或者诸如此类。未来他们可以决定不再持有这个问题。本质上这是一个关于改变的前提。

霍 夫 曼:还有另一件事。为什么你从现在起问起?为什么你不从过去开始问起?为什么你不说"问题是从什么时候开始的"。

切　　钦:这是一个和我们之前说过的东西有关的问题。从一个空间的角度来看,你从病人开始,然后你扩大你的视野到近亲、延伸家庭还有治疗情境。而对于时间,你也是做同样的事情。你从现在开始,然后你说"问题是什么时候开始的"、"你认为未来会发生什么",你在空间和时间方面都会经过一个类似的过程。但是你的起点是此时此地（here and now）。

佩　　恩：你加入了"现在"一词，这一事实传递出这样的讯息——你们会对时间感兴趣。"现在"对我来说意味着的另一件事是，这正是你们和家庭来到一起的时间。

切　　钦：是的，这就像是在说"我们对你们之前做的事不关心。你们和我，我们将去看到现在正在发生什么"。正是从此刻开始，我们潜入过去并探索未来。

佩　　恩：你说过每个提问同时也是引入信息。这与为了获取信息而提问的想法非常不同。你的提问还会给予信息。

切　　钦：大部分我们所说的都采用提问的形式。当你提出一个问题，你引入一个差异。它是苏格拉底式的询问：发生了什么？你怎么看它？答案是次要的，因为你已经引入了一些新东西。

博斯科洛：用家谱图的治疗师们会用第一次会谈来细查三代人或四代人的历史。这类操作暗示治疗师认为问题与延伸家庭的过去有关。

切　　钦：我们对历史性的因果关系不感兴趣。

博斯科洛：我们在第一次会谈一开始就倾向于避免谈及延伸家庭。我们从中心开始再向外扩展。如果一开始我们就询问关于祖父和祖母的问题，这些问题会暗示历史性的因果关系，即问题和他们的祖父母之间存在一些关联。

家庭访谈

爸　　爸：*看上去每个人都想和其他每个人争吵。我们都想和每个人争吵。*

博斯科洛：*在你看来这就是问题？*

爸　　爸：*是的。*

博斯科洛：*在你看来还有任何其他问题吗？*

爸　　爸：*基本没有。*

霍　夫　曼：为什么你征询其他的问题？

博斯科洛：这位爸爸说"我们的问题是我们相互争吵"。但是治疗师曾告诉过我们"其他的问题"。有黛安娜的特定问题，然后还有莉萨的问题。所以这个问题是：还有任何其他问题吗？

霍 夫 曼：你当然知道他们不会提及乱伦。但是你在放入一个观念，即可能存在不止一个问题。

博斯科洛：从这位爸爸说的"我们在互相争吵"开始是最正确的做法。我们应该仅仅使用他们带给我们的东西。其实我当时还可以说"孩子们同意问题就是你们在相互争吵吗"，我们不想过多受到家庭治疗师一开始给予我们的建构的影响。

家庭访谈

博斯科洛：如果我问你妻子这个问题，她会同意你，还是会认为有其他的问题？

爸　　爸：那很难说。

博斯科洛：你同意你丈夫说的吗？

妈　　妈：不同意。我们家里有一大堆的问题。有些是沟通的缺乏、孩子们的问题、沟通的问题以及试图相互理解的问题。

博斯科洛：你们中谁和谁之间缺乏沟通？

妈　　妈：我和我丈夫之间没有沟通。看上去无法和对方说话或者试图理解对方，或者，你知道，真的……

博斯科洛：和女儿们的沟通怎样？

妈　　妈：哦，最近没有沟通。

博斯科洛：我问了那位爸爸一个问题，我们称之为"读心"式问题（"mind-reading" question）。我们知道在家庭中过多的读心可以是致病性的。但是在治疗中，这些读心式问题可以有所作用，因为它们进来了一种新的看法。那个妻子在倾听丈夫认为她是怎么想的。这里我想获得丈夫关于其妻子之假设的假设。但是它并不总是奏效。我们在爱丁堡访谈家庭时，每次我们问出一个读心式问题，答案就是"为什么你不去问我妻子？"他们暗示的是我那样非常粗鲁无礼。而在意大利，如果我们问家庭中的一员"你认为你的妻子或兄弟怎么想？"他们会非常乐意告诉你。

霍 夫 曼：在美国，这类问题最初被介绍时曾经产生了很大的震动。家庭治疗中的理念曾经是你应该永远让家庭中的人采取所谓的"我"立场（"I" position）——"你怎么想？""我认为这样"——而非问另一个人怎么想。所以对很多人来说这曾是非常激进的。

博斯科洛：我们不去试图教育人们怎么正确地沟通。如果你告诉一个来访者"你必须为你自己说话对你的想法负责",你就在教人们你认为什么是正确的。我们接纳系统如其所是。如果你做别的,没问题,但是你就必须明白你现在正成为一个社会控制的代理人(social control agent)。

切　钦:另一点是,就像我们的很多提问一样,这一提问对系统纳入了信息。我们可能问孩子们"你们认为你们的父母相处得怎样?"他们可能说"我认为他们相处得挺好",或者"他们相处得很糟糕"。但是我们不问一个妻子"你和丈夫相处得好吗"作为替代,因为这样做会激发出这样的理念,即他们的行为是这样的,以致他们的儿女用某种特定的方式看待他们。你们,作为伴侣,对其他人成为了信息。你们的行为为你们的孩子创造了想法和幻想。所以我问孩子们:"你们关于自己的父母有什么幻想?"

佩　恩:看上去这一过程打破了个体线性的知觉。家庭成员们变得脱离于他们对彼此习惯的感知,而开始自由浮动一段时间。他们与之前相比以一种不同的方式体验他们自己的系统。

切　钦:有些治疗师对这类提问感到沮丧。他们感到一种道德上的厌恶,就好像我们对家庭做了什么错事。

霍夫曼:就好像你偶尔会询问孩子"关于他们父母性生活状况的做法"?

切　钦:是的。我认为,对父母来说,听取其他家庭成员对他们的关系的想法是很有用的。他们是受保护的,因为我们通常不要求他们证实或者驳斥这些感知。

博斯科洛:我们问了若干不同类型的问题。一类是关于行为的问题,例如,"当你的女儿那样做的时候,你的妻子会做什么?"另一类是关于想法的问题,例如,"你妻子对这件事怎么想?"第一类问题与现象学有关,另一类与认知有关,它在问一个人有什么假设。这两个层面——行为与认知——是相互关联的。理查德·拉布金(Richard Rabkin)在他的《策略式心理治疗》(*Strategic Psychotherapy*)一书(Rabkin, 1977)中将治疗分为指令性治疗(prescriptive therapies)和领悟治疗(insight therapies)。那是一种我们不接受的二分法。我们相信行为与想法相互关联。这就是为什么我们有些问题的目的在于想法,而另一些问题旨在产生关于行为的信息。

切　钦:例如,有一次我和一个抑郁的女人说话,并问了她一个问题:"当你进入你的房间并呆在里面哭泣,过了多少时间你的丈夫或孩子才过来敲门?过了多少分钟?有时候过了好几天他们才过来,是吗?"之后又问了另一个问题:"当你在那里哭泣,而他们在欢乐地一起吃饭,你认为他们有想到你吗？你认为他们对你是怎么想的？"你从不去问他们这是不是真的。你感兴趣的是抑郁的影响。首先，它对人们做的事情有什么影响；其次，它对他们的想法、幻想有什么影响。

博斯科洛：幻想世界是整个系统的一部分。有时候你有抑郁性的想法。也许你认为它们只是心理内部的，但是它们是整个关系系统的一部分。

霍 夫 曼：所以你们所做的是向家庭治疗重新引入感知、想法和感受，而不是主要聚焦于行为。

切　　钦：但是我们把想法和感受包含进来，认为其对现在也具有影响，而不只是对过去有影响。如果你是偏执的，你有非常好的理由偏执。它不只是某些属于你的过去的东西。也许你过去曾有一些学习情境使得你容易偏执，但是你现在同样有这样的情境，在此情境中偏执仍然具有意义。

博斯科洛：在过去几年里我们越来越多地问我们所称的解释式问题（explanatory questions）。我们让家庭成员告诉我们，他们关于自己行为的假设是什么。很多年前，一开始的时候，我们曾倾向于问关于行为的描述式问题（descriptive questions）。我们曾经问："你怎么做？"现在我们问："你怎么想？"

切　　钦：关于对感受的使用，有趣的一点是，治疗师曾被教导在情感层面和病人建立联系，认为如果这一联系建立了，那个人就会改善。但是那个人并没有改善。他想要另外某些人和他相联系——他的妻子、他的孩子、他的姐妹。如果治疗师和他相联系，他感觉会更糟糕。他说："看，治疗师和我相联系，而我的家庭却并非如此。"或者，如果某人哭了，与其关注是什么让那个人哭以及他们现在的感受是什么之类的，你还不如问其他某个人："你认为这个人为什么哭？"你永远把它变成一个关系的事件。

家庭访谈

博斯科洛：和女儿们的沟通怎么样？

妈　　妈：哦，最近没有沟通。

博斯科洛：你和她们之间还是她们自己之间？

妈　　妈：哦，主要是我们和孩子们之间。

博斯科洛：她们之间的沟通怎么样？她们怎样沟通？

妈　　妈：哦，这两个，她们沟通得还好，但是黛安娜与莉萨争吵很多。

博斯科洛：那多丽呢？

妈　　妈：噢,她们有小姐妹之间的争吵,但并不严重。我认为那是正常的。

博斯科洛：不过你会说女孩们之间的沟通比你和丈夫之间的沟通更好吗?

妈　　妈：噢,绝对的。

博斯科洛：谁和女儿们沟通得更好,你还是你丈夫?

妈　　妈：我不认为……我没法沟通是因为她们不沟通,而他则不跟她们说话,所以我会说,如果有什么区别的话,我会尝试,我会尝试让她们理解。

霍　夫　曼：这里你在获取关于关系结构的信息。两个小女儿关系亲近,莉萨和黛安娜争吵,而妈妈和爸爸也相处不好。

博斯科洛：是的。我们总是以获取可以以"谁和谁在一起"为标题的信息开始。所有这些问题都有这个目标。但是我想强调的一件事是,在确定"谁和谁在一起"时,对我们来说非言语的或者类比行为(analogical behavior)比他们说的内容更重要。他们坐下的方式,他们移动的方式。例如,我们发现多丽和黛安娜外形上长得相像。她们紧挨着坐在一起,相视微笑就好像她们在交流秘密一样。而莉萨却看着地面,她看上去难过、抑郁,坐的位置远离其他孩子。

霍　夫　曼：你如何回应他们呈现自己的方式?

博斯科洛：从类比性(analogics)上来看,唯一相处得好的一对是多丽和黛安娜。莉萨看上去和她们是分开的,而妈妈和爸爸看上去也是彼此分开的。但是我从问题中没有得到很多信息。三个女孩都还披着外壳,她们不回答问题,唯一自由说话的那个人是妈妈。

霍　夫　曼：而且她说"我没法沟通"。但是你在这些关系模式当中寻找着什么呢?

博斯科洛：治疗小组拥有一幅地图,我们始终在绘制、改变、修订它。例如,我们可能问自己:"家庭里最重要的联姻(marriage)是什么?"

佩　　恩：你用"联姻"所指的意思是什么?

博斯科洛：即首要的关系(primary relationship),联系最紧密的那个,也许会被否认,也许是乱伦,看上去对其他每个人来说最为中心的那个。然而,我们必须提醒自己这只是一个想法。如果我们过于喜欢它了,我们就会开始犯错误。有可能出现一种小组的疯狂①。

切　　钦：是的。治疗师可能会过于爱上他的想法。四五年前我们曾确信家庭中

---

① 原文为法语"*folie à team*"。——译者注

发生的每件事都是祖母的错。她拥有这样隐秘的权力（power），因此，我们曾经一直寻找机会要干掉祖母。每个使用我们的方法的小组都经历过这样的时期。曾有一个时期我们在寻找最重要的联姻。另一个时期被花费在"确定谁在系统中最有权威上"。

佩　　恩：大部分像你们这样创立了一种新的或原创的方法（approach）的治疗师最终会找到一个他们喜欢的模式并且坚持下去。是什么让你们没有那样做？

博斯科洛：变得被我们自己的假设诱惑，并开始塑造我们认为与之有关的家庭，这样的危险让我们印象非常深刻。我们寻找的是治疗师和家庭一起创造的现实。从这个意义上来说，我认为小组是有用的。首先，它可以修正治疗师证实其自身信念的倾向。其次，小组可以观看家庭对调查的类比反应，而治疗师在治疗室里是难以看到这些的。家庭会给出线索，告诉治疗师是应该抛弃还是该坚持一个特定的假设。

霍　夫　曼：我想在其中一块内容上强调一下。你不仅说你的假设会随着一次次会谈转换和改变，你还说，随着时间的不断推移，你关于假设的假设（hypothesis *about* hypotheses）也一直在转换和改变之中。

切　　钦：这就是为什么人们说我们没有一个理论。我们没有一个理论是因为，理论是关于家庭应该是怎样的有一个固定的假设。我们不知道它应该是怎样的。

博斯科洛：我们现在考虑（entertaining）的还有另外一个非常普遍的假设。我们感到很多和家庭或病人的互动治疗都是社会生活所决定的。这就是我们所说的社会学假设（sociological hypothesis）。我们认为在我们的消费型社会中，心理治疗已经成为一个消费对象。所以治疗被提供给每个人，不是因为他们真的需要治疗，而是因为它是一种社会商品。我们现在主要担忧的是，怎样消除一个家庭觉得他们需要治疗这种想法的条件作用。

切　　钦：他们认为可能他们需要它，就像人们需要教育或者一套房子一样。

家庭访谈

博斯科洛：你丈夫和谁沟通最多？

妈　　妈：黛安娜。他过去是这样。

博斯科洛：他过去是这样？最近发生了一些改变？

妈　　妈：是的。

博斯科洛：确切地说是什么改变呢？

妈　　妈：他们相处得不好了，黛安娜看上去选择了一个不同的立场，她已经不喜欢他了。

佩　　恩：这是第一次提及过去。为什么你转向一个关于过去的问题而不是继续追踪现在的关系？

博斯科洛：治疗师在问问题的同时必须作出选择。他安静地记录着谈话的内容。他可能推迟探究过去与现在之间的特定差异，直到他得到关系的图画为止。或者他可能在那一刻去探究它。通常来说家庭对一个提问的反应会指导治疗师进入下一个提问。当那个妈妈说"他曾经如此"，这就给出了一个指向——为什么他们认为黛安娜是个问题的线索。

家庭访谈

博斯科洛：从什么时候开始？

妈　　妈：最近6个月到1年之内。

博斯科洛：你当时对此的解释是什么？你对此有什么解释吗？

妈　　妈：我只是，我有些茫然，我不知道，我不理解。在某种程度上我理解她的改变，她对他变得敌对是由于他负面的态度。但是我不是完全明白为什么，为什么有如此剧烈的、敌对的改变。

博斯科洛：让我来问多丽。你同意你妈妈刚才说的吗？也就是说，你爸爸直到6个月前和黛安娜的沟通还比同你与莉萨更好？从6个月前开始，你爸爸和黛安娜之间没有太多沟通。你对此有什么解释？

多　　丽：我不知道。

博斯科洛：莉萨，你有什么想法吗？［没有回答］你认为如果我问黛安娜这个问题，她会给我一个解释吗？

莉　　萨：［轻声地］不会。

博斯科洛：为什么不会？是因为她不想，还是因为她不能，或是她不知道？

莉　　萨：我不知道。

博斯科洛：黛安娜，你同意妈咪（Mommy）说的你是唯一一个和你爸爸有些沟通的人吗？然后6个月前，有些东西改变了？

黛 安 娜：是的。

博斯科洛：发生了什么？［没有回答］多丽，如果黛安娜现在回答，她会说什么？

多　　丽：*我不知道。*

博斯科洛：*你们的爸爸认为存在沟通的问题并且每个人都在和其他每个人争吵。你们的妈妈认为问题是她和她丈夫之间缺乏沟通。让我们从你开始，多丽：你看到家里现在有什么问题？〔没有回答〕黛安娜，你看到了什么问题？你同意你爸爸和妈妈的观点吗？*

黛　安　娜：*我想是吧。有太多争吵了。*

博斯科洛：*谁和谁之间有太多争吵？〔没有回答〕多丽？*

多　　丽：*在妈妈和爸爸、黛安娜和我之间有太多争吵。*

博斯科洛：*黛安娜和你。莉萨呢？〔没有回答〕*

霍　夫　曼：这看上去真是个僵局。你使用你惯常的问一个人"另一个人会怎么想"的技术，而女孩们仿佛知道她们不应该说任何东西。屋里是那么压抑。

博斯科洛：治疗师被困住了。通过这些问题他开始取得进展，但他却没有取得突破。如果他坚持这样，他会导致紧张局势的恶化，情况会变得更糟。所以他可以做两件事。一种可能性是改变话题，例如，谈谈过去，或者谈论其他议题。另一种方式是督导把治疗师叫出来。

佩　　恩：〔对切钦说〕你当时在单面镜后。你记得你当时在想什么吗？

切　　钦：很快我就会叫他，并且说看上去无论治疗师做什么都会制造阻抗（resistance）。

佩　　恩：你当时注意到这一点了吗？

切　　钦：是的。所以之后我就问：我们现在在做什么来制造阻抗？可能是转介情境的问题，或者可能是这种乱伦行为所致。每个人都害怕说话，这看上去就像一条规则。我们已经被告知这个家庭已经给我们定了禁令："家庭里存在着秘密。我们不能说。"现在他们看上去在用他们的行为诉说着同样的事情。所以我们必须处理这个秘密问题。一种干预会说："我看到你们无法说话。对你们来说可能什么都不说是非常重要的，所以将由我来说话。"你给出一个不说话的处方。

博斯科洛：另一种方法是由治疗师来谈论对于说话的不情愿。通过问有关前来治疗的问题——谁决定今天过来？谁最乐意过来？谁不想过来？等等——他可以聚焦于家庭和咨询顾问们之间的关系。有可能只有一个人想要来。其他人并不想，所以他们都沉默，他们没有在合作。

佩　　恩：看上去好像只有那个妈妈想呆在那里。

切　　钦：那个爸爸和女儿们看上去是生气的。也许他们对那个妈妈有气。她把他们带来了。"那我为什么要说话？是你想来这里，对吧？你来说。"

佩　　恩：你在一个治疗情境中刚开始，并且你被告知那个家庭不愿意谈及某些重要的事情，那是真正的困难。在试图不去说那个话题时，不去用另一种方式说它，不去制造我们这里看到的这种阻抗，几乎是不可能的。

博斯科洛：另一种可能性是，既然原来的治疗师曾在带进咨询顾问们之前单独见过这对夫妻，女儿们不知道这对夫妻是否透露过那一性行为。她们可能不确定她们将被期待着什么。

切　　钦：我们当时想也许那个妈妈即将指责那个爸爸伤害孩子。我们感到，女儿们可能相信她们将会对爸爸做不利于他的指证，就像存在儿童虐待的案例中那样。通常孩子在那种情境下会维护父母。这里也可能是女儿们在维护那个爸爸。那个信息当时很清楚："用不说话的方式来保护那个爸爸。"而每个人都在遵守它，包括咨询顾问们。

霍　夫　曼：让我们看看你们如何从这种情况中摆脱出来。

家庭访谈

博斯科洛：*过去一直是像这样，还是在变得更好或更糟？*

妈　　妈：*在变得更糟。*

博斯科洛：*更糟？*

妈　　妈：*是的。*

博斯科洛：*从什么时候开始？*

妈　　妈：*从去年开始，变糟了很多。*

博斯科洛：*你是指你和你丈夫一直都有的争吵吗？*

妈　　妈：*整个家庭的相处都变糟了。过去我可以和黛安娜说话，和她讲理，让她理解并达成相互的理解。但在过去一年里，我做不到了。哦，偶尔我能够很好地联系她，其他时候则不能。关于莉萨，在过去一年里我们曾经有过许多的问题，并且我无法和她说话。多丽则处于一个不同的处境，有时候你可以和她说话，有时候不能。并且，在我丈夫和我之间，问题变得糟糕了很多，因为我已经变化了。我不再愿意独自一个人付出。所以争吵变得多多了……［切钦敲门］*

［博斯科洛离开治疗室］

S　医　生：*［对家庭说］切钦医生和博斯科洛医生会经常性地进行商议，有时候花*

几分钟,有时候花更长的时间。我想我要加入他们。［离开］

霍 夫 曼：你们通常多久从单面镜后叫对方一次?

博斯科洛：最近我们叫对方的次数已经少了很多。一个解释是我们已经变得更加
　　　　　有信心了。有时候我们没叫对方就直接通过。我们在会谈之后再进行
　　　　　讨论。

霍 夫 曼：你们有时候直接经过一整个会谈而不用联系?

切　　钦：是的。我们已经变得对小细节不那么感兴趣了。如果我们看到治疗师
　　　　　错过了一些非常重要的切入点、一些非常明显的东西,我们就会把治疗
　　　　　师叫出来。但你可能会变得有强迫性(obsessive),打进电话提问"为什
　　　　　么你不问这个……如果是我在那里,我就会问……"等等。不过我们已
　　　　　经不再经常这么做了。

霍 夫 曼：你们对治疗室里的学员怎么做?

博斯科洛：我们经常看到学员对督导的想法过度看重了。我们可以使治疗师们陷
　　　　　入功能丧失状态的一种方式是过度频繁地介入(call in)。为了避免这
　　　　　样,我们留出一段 30 分钟的时间。我们对学员说:"这 30 分钟,你可以
　　　　　做任何你想做的事。我们只会在这段时间之后叫你。"

切　　钦：我们曾经偶尔叫出一个学员并说"你必须更有攻击性"或者"也许你应
　　　　　该更和蔼一点"。在我们的经验里,这类处方常常会失败。所以我们转
　　　　　而说:"你很有攻击性。让我们看看我们如何能够使用你的攻击性。"或
　　　　　者:"你很温柔,你不去警告这个家庭。让我们好好运用这一点。"

博斯科洛：培训必须和治疗师对家庭所做的事情同构(isomorphic),即相似。如果
　　　　　你批评学员,你就在对他们消极地赋义。如果你暗示他们本应该用另
　　　　　一种方式做某事,你就倾向于告诉学员他们应该按照你的方式思考。
　　　　　对每一个学员处理家庭的特定方式做积极的赋义会更有帮助。

佩　　恩：这样做有时候会不会有悖论式的效果? 害羞的学员是否倾向于变得粗
　　　　　鲁一点?

切　　钦：有时候有。但是那就是来自于其自身的改变。我们并未制造它,也没
　　　　　有想要它。

霍 夫 曼：大多数教员倾向于比较详细地指导他们的学生。他们告诉他们该说什
　　　　　么,给他们布置家庭的任务、传递的讯息等。

切　　钦：那样做是基于一种偏见,即督导或单面镜后的小组比治疗室里的治疗

师有更好的想法。如果你相信这一点,那屋子里的治疗师就总是要服从于小组。

博斯科洛:我们反倒相信让治疗师信服是小组的职责。如果你带着一个批评去找他们,或者如果你说"你犯了个错误,你应该使用另一种技术",你没法让任何人信服。你通常不会通过告诉一个病人他错了的方式来说服他改变。这是同一回事。

切　　钦:父母因为不喜欢孩子成长的方式而批评孩子。事实是如果孩子们受到批评,他们就长不大。

博斯科洛:保护学员不受干扰的那半个小时也是为了防止学员与督导缠结(enmeshed)。开始等待督导来告诉他做什么的学员通常无法和家庭建立联结。这是不幸的,因为治疗师处于两个系统之间:家庭和小组。他必须学习如何和这两个系统都建立联结。

霍　夫　曼:其他模式——特别是结构式学派(structural school)——会把它叫作融入(joining)。你们关于融入通常没有什么特别的东西要说,至少作为一个独立的过程来说。

博斯科洛:我们同样相信融入。那个30分钟的规则保护了治疗师和家庭之间的关系。如果我们没有这条规则,学员们将只能融入(join with)督导。

切　　钦:是的。我们强调中立,以便不成为系统的一部分。但这也可能成为一个问题,因为在家庭看来可能这个学生显得非常冷淡和漠不关心。可能对他/她来说,与系统缠结、被系统操纵、成为系统的一部分会更好,因为脱离这一操纵的过程,就是治疗。你必须从做一名治疗师走向一名非治疗师(nontherapist)。然后那个家庭就被治愈了。

霍　夫　曼:回到这次顾问咨询上,当你走出去和切钦说话,这个家庭的治疗师也和你一起走了。那不是和你的实践违背了吗?

博斯科洛:是的。通常我们不鼓励这样。在顾问咨询中,如果治疗师和咨询顾问一起走出去,家庭将会相信咨询顾问作出的每个决定都已和治疗师分享过。家庭可能会变得困惑。我们相信,咨询顾问作出的任何陈述都应该被感知为是完全独立于治疗师与咨询顾问之间的关系的。换句话说,咨询顾问应该保持处于一个贝特森所说的元层面(metalevel),即逻辑类型的更高一层,对于治疗师和家庭来说都是如此。

切　　钦:尽管如此,当我们离开治疗室时,我们还没有学会如何避免把治疗师留在房里和家庭在一起的尴尬。对治疗师来说,坐在那里什么也不做是非常困难的。这个治疗师决定和我们一起出来,通常我们并不允许这样。对家庭来说,知道治疗师没有和咨询顾问们共谋是重要的。

家庭访谈

［博斯科洛与S医生再次进来。］

博斯科洛：切钦医生叫我出去是为了让我跟你们说,他有种印象是爸爸和妈妈是来这里合作的,但他感觉女儿们并不理解她们为什么来这里,所以她们看上去不想合作。他让我问妈妈和爸爸有没有什么要解释。

妈　　妈：哦,她们不想呆在这里。

博斯科洛：她们不想呆在这里?

妈　　妈：不想,而且她们不想回答那些问题。我会说主要是她们不想呆在这里。

博斯科洛：她们不想呆在这里。谁最不想来这里?

妈　　妈：她们三个人全部。她们谁都不想来。［多丽笑］主要是莉萨。

博斯科洛：主要是莉萨。你对她们今天为什么不想来有什么想法吗?

妈　　妈：我不知道为什么她并不真的想来。我猜是因为她不觉得自己会有任何用处。我不知道。她没有真正解释为什么她……

博斯科洛：你丈夫今天想来吗?

妈　　妈：我不知道。

爸　　爸：我不介意过来,但今天商店里有很多工作要做。

博斯科洛：让我问问这个问题。你之前说一年以前事情变得更糟,尤其是你和丈夫之间缺乏沟通,争吵不断,等等。而6个月前,黛安娜同样也开始和她爸爸争吵。你认为这是你和丈夫之间争吵的一部分原因吗?如果黛安娜和爸爸相处得更好,你会和丈夫有更多沟通吗?

妈　　妈：不,不太会。问题不在于黛安娜和她爸爸之间的沟通。我认为,问题在于自她出生以来他一直偏袒和娇惯她并且宠坏了她。她做什么都不是错。而在我心里,这是极度不利的。他另外还有两个孩子,为什么要把一个孩子挑选出来偏袒?而莉萨是完全的相反的状况。她出生以来一直都被刁难……

博斯科洛：被谁?

妈　　妈：被她爸爸。黛安娜被娇惯,莉萨被刁难,多丽则被忽视——她在那里,有人对她说话,她有被规训,诸如此类的,但是她从没有被刁难或者娇惯。

博斯科洛：黛安娜喜欢被你丈夫偏爱吗?

妈　　妈：噢,是的! 她一直在利用这一点。

博斯科洛：直到6个月前？

妈　　妈：是的。

博斯科洛：然后有些东西改变了。对于发生了什么你有什么想法吗？

博斯科洛：我注意到了一些有趣的东西。当治疗师重新进入治疗室时他通常不会
　　　　　说"咨询顾问让我告诉你们……"或者"咨询顾问有这么个想法……"。
　　　　　在这个案例中，我说："切钦医生告诉我说，他注意到孩子们并不合作，
　　　　　只有父母在合作。"我认为我使用这一程式（format）是为了把切钦置于
　　　　　一个和家庭与治疗师相比更高的层面。"我的同事认为我们卡住了。
　　　　　所以他让我询问这些问题。"

佩　　恩：所以治疗师才是干预的对象（target）？

博斯科洛：是的，因为他陷入了僵局。

佩　　恩：它对家庭产生了即刻的效果。他们的参与变得细致而有关联多了。你
　　　　　认为它起到那样的作用是因为对家庭来说存在想要解救你的倾向吗？

博斯科洛：这是可能的。有趣的是家庭没有感到被治疗师指责。

佩　　恩：他只是坏消息的传递者。

博斯科洛：我的同事观察后感觉女孩们似乎不想呆在这里。这是真的吗？我不知
　　　　　道。我没有指责你们不想呆在这里。

佩　　恩：所以治疗师不必被看成是在贬损或责怪。

博斯科洛：如果治疗师当时没有那样做，可能就有危险了，因为他可能一开始就对
　　　　　系统的一部分进行了消极的赋义。必须由来自外部的人这么做。

切　　钦：与此相关联的是，我在想当我们使用分组的操作时，尤其是当家庭不动
　　　　　时，最负面的陈述通常来自督导，而非治疗师。"我的督导认为什么都
　　　　　不会改变而且没有希望。我是治疗师，我仍然抱有希望。以后，如果我
　　　　　看不到什么改变，也许我会同意我的督导——现在，我不同意。"这与关
　　　　　于融入的问题相关。就像我们说过的，治疗师处于两个系统——家庭
　　　　　和督导——的交界领域。家庭感到有一个人站在他们一边是重要的。

霍　夫　曼：你们的方法中有趣的是，总是存在关于治疗师的模糊性。运用更具指
　　　　　导性的技术时，治疗师通常是策略性地融入这个人或那个人。和你们
　　　　　在一起时，家庭永远不确定治疗师是否会站在他们那边。也许他们会
　　　　　失去这个治疗师，也许不会。有一种模糊性给予治疗师一定的自由，即
　　　　　便你们不分组也是如此。

切　　钦：确实如此。通常我们不会分组，但是人们明白它是可能发生的。

佩　　恩：我注意到的一件事是，当一个私人治疗师带来一个案例寻求顾问咨询时，家庭通常对小组感到愤怒。顾问咨询常常会危及家庭和治疗师之间的关系，因为家庭感知到治疗师更多是和单面镜后的人联盟的。

博斯科洛：如果一个治疗师寻求顾问咨询，那通常是因为他觉得治疗没有进展。家庭通常和治疗师的想法不一样。治疗中的家庭倾向于把治疗师当作一个重要的家庭成员那样对待。如果他们改善了，他们就会失去治疗师。所以想要改变的那个人是治疗师。当治疗师寻求顾问咨询，家庭经常为了取悦治疗师而同意，而非因为他们觉得他们需要顾问咨询。我们通常会问的第一个问题会是这样的："某某医生让我们见见你们，因为他认为治疗陷入了僵局。你们同意吗？"家庭成员们经常会看上去很惊讶："但是我们认为治疗进行得很顺利。"这一回答通常让治疗师印象非常深刻，因为他未曾料到会有如此的反应。

切　　钦：另外一点是咨询顾问在向家庭与治疗师的关系中引入一个新的参数。顾问咨询之后家庭的常见反应之一是认为这个咨询顾问不合格。这将治疗师置于一个束缚之中。如果治疗师接受这个不合格（disqualification），他自己就表现得前后不一了，因为是他寻求的顾问咨询。但是如果他和咨询顾问联盟，他同样也是错的。治疗师能做的唯一可能的事情就是站在一个元层面的位置，立于战场上空，让未来发生的事情作为他判断的基础。每当家庭试图试探治疗师对顾问咨询的看法时，治疗师可以回答："我不知道。他们是专家。也许他们是对的。"

博斯科洛：他可以说："时间会显示他们是正确的还是错误的。"否则，治疗师会开始感觉要发疯。

切　　钦：一个关于僵局的顾问咨询（impasse consultation）的有趣之处就是，家庭表现得非常舒服、非常满意。家庭看上去已经脱离了想要改变的挣扎。反而治疗师还处在那个境地。所以家庭开始感觉好转了。

博斯科洛：治疗师感觉更糟糕了，因为他是治疗性社群（therapeutic community）的一部分，这个社群让他想要改变人们。所以他开始感觉到一种不适（malaise）。我们的学生们问："症状是什么？"而症状总是一样的。当你在见一个被困住的家庭时你开始有换掉你的工作和你的妻子的幻想。还有放弃这个家庭去找一个新家庭的幻想。你开始有身体上的症状——你开始在会谈中犯困了。

切　　钦：并且你认为其他治疗师比你更好。

博斯科洛：所以治疗师将开始有这样的不适：也许你选错了职业——你本应该从商的。我们所有的学生都对此发笑，因为他们全都有过这些症状。

切　　钦：认识论上重要的一点是我们引入的这一力量比你自己更强大，贝特森在他的文章《"自我"的控制论：一个关于酗酒的理论》(The Cybernetics of 'Self': A Theory of Alcoholism)中谈到过它(Bateson，1972)。如果你说"时间会证明一切"，你就从外部引入一个因素，于是没人是真正要负责的。这个想法把痛苦从治疗师身上和家庭身上拿走了。"时间"，你说。"时间"，带着大写的首字母。

霍　夫　曼：所以，之后，家庭就有向咨询顾问们展示他们能够改变的愿望。

博斯科洛：僵局顾问咨询经常对治疗师比对家庭帮助更多，因为治疗师在这一情境中更像病人。这一做法把治疗师从那个无力的位置带出来，在那个位置上治疗师在努力改变家庭并创造一个永无止境的游戏。

切　　钦：陷入僵局的治疗师(impasse therapist)通常是进入了一个长期的治疗师的位置。他总是在那里，痛苦着，因为家庭不改变。如果你告诉他家庭不改变这一事实是最成功的一种治疗——因为对他们来说，出于很多原因，改变将是危险的——那可能是有帮助的。当治疗师回来，并说"什么都没有改变，但你们做得很好"，他关于改变的类比的讯息就完全不同了。让人们停留在原地的是那个试图去改变他们的治疗师，这时候治疗师便成为了问题的一部分。

家庭访谈

博斯科洛：对于发生了什么你有什么想法吗？

妈　　妈：没有，我不知道什么东西改变了黛安娜。那是个非常突然和非常剧烈的改变。它基本不是一个缓慢的过程，就像前一个月她还是最好的朋友，后一个月她就变成了敌人。

博斯科洛：我明白了。有好多年黛安娜都是更亲近爸爸的。

妈　　妈：噢，是的。

博斯科洛：另外两个女儿哪个跟你更亲近，莉萨还是多丽？

妈　　妈：哦，我得说是莉萨，因为多丽不是那种会和某个人亲近的人。她更多时候会自己呆着并且更加……你知道，她会走开并且躲藏起来，基本不会造成太多严重的麻烦，她就是走开并躲起来。

博斯科洛：[对爸爸说]你的印象是什么？对你来说，这么些年，谁和你妻子更亲近？

爸　　爸：莉萨更亲近。

博斯科洛：莉萨是第一近的，第二呢？

爸　　爸：哦，多丽和黛安娜一半对一半。

博斯科洛：［对妈妈说］现在，从治疗师给我的信息来看，你结过两次婚。

妈　　妈：是的。

博斯科洛：并且莉萨是在第一段婚姻里出生的。

妈　　妈：对的。

博斯科洛：我明白了。之后你们分开了。

妈　　妈：是的。

博斯科洛：你们分开的时候莉萨多大？

妈　　妈：实际上，我的丈夫在莉萨出生之前离开了我，并且，噢……

博斯科洛：你当时还没有结婚？

妈　　妈：噢，我们结婚了。但是他在她出生前离开了我——你知道——他时不时会来来回回呆上一天，但我们最终离婚的时候，莉萨大概 *2* 岁了。

博斯科洛：你最终为什么和你丈夫离婚？

妈　　妈：他当时有了个女朋友。

––––––––––––––––

佩　　恩：为什么你现在探查那个妈妈的历史？

博斯科洛：那是一个决定。在访谈中的特定时间点，治疗师通常决定把情境进行扩展。既然这些女儿来自两个不同的家庭，在某个时刻我决定探查过去以获取关于先前系统的信息，先前的系统对这两个家庭都有影响。

佩　　恩：是不是还因为你现在对家庭中的对子（couples）有了更清晰的想法？基本的一对看上去是莉萨与妈妈。这被妈妈证实了两次，被爸爸证实了一次。直到 6 个月前爸爸和黛安娜之间曾有过结盟，但现在两个小女儿变得更亲近了，而爸爸则成了局外人。仿佛你必须回到最初来看看第一个家庭是怎样走到一起的。

博斯科洛：我在对妈妈和莉萨说："你们俩不仅联系紧密，而且曾有一段时间，在这些其他人进来之前，你们是一个单独的家庭。"

佩　　恩：那时你遵循的假设是什么？

博斯科洛：我开始探索妈妈第一段婚姻的原因之一和一个想法有关，即，既然这是她的第二段婚姻了，她可能曾经对婚姻再次失败心怀恐惧。

佩　　恩：你认为她接受她丈夫的乱伦行为，是因为害怕如果她不那样做，第二段婚姻就会破裂吗?

博斯科洛：有可能。同样重要的是妈妈的家庭对她两段婚姻的态度。如果他们在责怪她,她就会感到无论她丈夫做什么她都必须要坚守第二段婚姻,以显示她不是一个失败者。

家庭访谈

博斯科洛：当你离婚后,你不久就遇到你的第二任丈夫了吗? 还是中间隔了好些年?

妈　　妈：从我丈夫离开到我遇到杰克(Jack)之前大概有两年半——大概两年。

博斯科洛：两年。而在那两年里你单独和莉萨在一起?

妈　　妈：是的。

博斯科洛：你从你的家庭获得过一些支持吗?

妈　　妈：没有。

博斯科洛：一点都没有?

妈　　妈：没有。

博斯科洛：你的家人住在 A——吗?

妈　　妈：是的。

博斯科洛：……那时候你也住在 A——?

妈　　妈：是的。

博斯科洛：你家人现在在 A——吗?

妈　　妈：是的。

博斯科洛：你有兄弟姐妹吗?

妈　　妈：有的。

博斯科洛：你有几个兄弟姐妹?

妈　　妈：我有两个兄弟和一个姐妹。

博斯科洛：都结婚了?

妈　　妈：是的。

博斯科洛：他们的婚姻状况怎样?

妈　　妈：哦,我的两个兄弟都离婚又再婚了。我的一个兄弟几周后就要再婚了。我的大哥已经再婚了。我那个姐妹是唯一还和丈夫在一起的人。

博斯科洛：你那个姐妹?

妈　　妈：她还和她丈夫在一起。

博斯科洛：你的父母仍然在世?

妈　　妈：是的。

博斯科洛：他们独自居住吗？

妈　　妈：是的。

博斯科洛：你和他们有联系吗？

妈　　妈：没有真正亲近的联系。我们的家庭生活非常——哦，他们不会过来探访，而如果你想探访他们，你就要过去探访，并且这不是一种真正亲近的关系。我妈妈和我要更亲近一些，但不是真正亲密的关系。

博斯科洛：你的女儿们和你妈妈亲近吗？她们中谁和你妈妈最亲近？

妈　　妈：基本没有谁，因为我妈妈也不是那种显露情感的人。她不偏爱其中任何人，她不宠爱她们中的任何人，她不给她们买任何东西，她不和任何人真正亲近。

博斯科洛：当你决定再婚时，你的家人怎么想？他们是否喜欢杰克？

妈　　妈：哦，他们当时并不支持我结婚，但是他们当时并不真正知道我在见杰克，因为我直到结婚了才告诉他们。他们总是反对我人生中做过的任何事。每件事都是错的。所以我就从未告诉他们。

博斯科洛：但是你的父母希望你不要再婚？

妈　　妈：是的。

博斯科洛：他们是否曾经明确地告诉过你，你不应该再婚？

妈　　妈：他们甚至不会借我任何一点钱来办理离婚手续。他们说没门。

博斯科洛：你离婚后他们给你提供过支持吗？

妈　　妈：没有。

博斯科洛：所以你结婚了，但是他们对你的第二段婚姻并不感到高兴。

妈　　妈：不高兴。他们没有真正身体力行地反对它，但他们也没有说他们感到高兴。

––––––––––––––

佩　　恩：当妈妈谈论她的原生家庭时，我意识到她也和她妈妈有一种令人困惑的关系，那时她既亲近但又不太亲近。而且她同样有一个对她做的每件事都不赞同的爸爸。

博斯科洛：你的意思是莉萨在重复同样的故事？

佩　　恩：哦，在那个妈妈的家庭里是有一些共鸣（resonance）。存在一些相似的三角关系，这可能导致她既认同莉萨而与此同时又努力不向她显露太多的偏爱。

家庭访谈

博斯科洛：我明白了。之后你再婚了并有了另外两个女儿。这段婚姻一开始怎么样？

妈　　妈：一开始这段婚姻挺好的，因为总是我在说："对不起！""让我们再试一次吧！""让我们做这个，让我们做那个，让我们解决这个问题，让我们好好谈谈。"总是我在努力消除被说出来的错事，并且努力理解他所有的问题。

博斯科洛：你第一段婚姻里的丈夫更能理解你吗？

妈　　妈：我不这么认为。我认为他是一个非常无情的人。我的意思是，他可能在心底有感觉，但就感情的显露而言，他一点也不显露感受，或伤痛，或懊悔。我的意思是，和一个毫不显露感情的人一起生活是很难的。

博斯科洛：我明白。你再婚的时候莉萨多大？

妈　　妈：2岁半。

博斯科洛：是那个时候杰克不喜欢——和莉萨关系不好吗？一开始的时候你觉得他接纳她吗？

妈　　妈：哦，我觉得他接纳她，但是他总是对她非常严厉。而我越反对他的严厉，他就越严厉，因为他越会觉得我在偏爱她。

博斯科洛：他认为你在偏爱她。[对爸爸说]但是在后两个女儿出生前，你和妻子与莉萨的生活如何呢？

爸　　爸：我们相处融洽。有许多次我下班回到家里，然后是"莉萨做错了这个，来管教她"，而基本从第一天开始就是如此。每次我要对莉萨说些什么的时候，贝蒂(Betty)就会跟我唱反调，说："离她远点！"而且她或多或少，在每次我要和她说话的时候，她都会斥责我，而那便把每件事都推远了。

博斯科洛：那时你觉得和莉萨有联系吗？你那时觉得她像是你的女儿吗？

爸　　爸：是的，我感觉她就像是我的女儿。

博斯科洛：那时候你希望你和莉萨的关系可以更好。

爸　　爸：是的。

博斯科洛：但是莉萨和妈妈更亲近——和她妈妈太亲近了。

爸　　爸：是的。

博斯科洛：之后，在你们结婚以后，第二个女儿出生时，莉萨多大？

妈　　妈：5岁半。

博斯科洛：多丽出生后情况是如何改变的？

妈　　妈：哦，这改变了他所处的境况。当孩子还是婴儿的时候他从来没和孩子
　　　　　有太多关系，因为他当时做两份工作，我的意思是就当时的情况而言，
　　　　　它没有改变太多，因为唯一的改变是我，我有了多得多的责任和多得多
　　　　　的问题要处理，并且获得的帮助更少了。

博斯科洛：你感觉被忽视了？

妈　　妈：我感到非常被忽视，就好像没有人给我支持。

博斯科洛：〔对爸爸说〕例如，当多丽出生时，你认为多丽的出生会让你们的关系更
　　　　　融洽吗？

爸　　爸：我当时以为会的，是的。

博斯科洛：当多丽和黛安娜出生后你和你妻子的关系是变得更融洽了还是更
　　　　　糟了？

爸　　爸：哦，黛安娜出生后，它变糟了一点。

博斯科洛：变糟了一点？

爸　　爸：因为黛安娜出生的那天是星期天，我带贝蒂去了医院，并且那天我必须
　　　　　工作。她对她在医院而我不在她身边挺恼怒的。

博斯科洛：那如果我理解得没错的话，当黛安娜刚出生时，你和黛安娜之间相互挺
　　　　　融洽的，就像你妻子之前说的那样。

爸　　爸：是的。

博斯科洛：你曾和黛安娜关系亲密。

爸　　爸：是的。

博斯科洛：那时妈妈和多丽与莉萨亲近，她们和你妻子亲近。〔对妈妈说〕那时候
　　　　　事情为什么没有好起来？

妈　　妈：因为，就像我之前说过的，我见不得一个爸爸对一个孩子偏爱而忽视另
　　　　　一个，对一个孩子刻薄而爱另一个，说无论她做什么都是完美的，而另
　　　　　一个无论做什么从来都是不对的。

博斯科洛：另一个说的是莉萨？

妈　　妈：是的。他总是刁难莉萨。

————————————

博斯科洛：那个妈妈在因为爸爸和黛安娜不亲近而抱怨。她还因为爸爸从不和莉
　　　　　萨亲近而抱怨。所以她希望爸爸和女儿们亲近。

霍　夫　曼：如果你的假设是对的，那么她害怕成为家人眼中的失败者，于是她不断

地试图让她的第二段婚姻正常运作。但是她处于一种束缚之中。从很早的时候起,她服从于这个丈夫并且让其管教莉萨。但是当他这么做时,她又跑去莉萨那边,而他感觉到被拒绝。然后这个妈妈感到害怕,因为她感觉"这个婚姻可能也会破裂"。

切　　钦:我们也能看到那个丈夫所处的束缚。那个妈妈不断地说:"你没有感情,你从不表达任何东西,你不亲近我的女儿们。"而当他靠近女儿们的时候,她又说:"你还是错的,因为你在厚此薄彼。"

博斯科洛:这对莉萨也构成了一种束缚。一方面,那个妈妈看上去是说:"我想要我丈夫爱莉萨,我的第一个女儿。"与此同时那个爸爸说:"我妻子从不允许我靠近莉萨。"而莉萨如果接受继父的靠近,她肯定会觉得困惑并且感觉自己大错特错,而她不接受时她同样也有错。

家庭访谈

博斯科洛:让我们说,如果莉萨从没有出生,当你结婚时,如果没有莉萨也没有任何女儿,你认为当时情况会更好些吗?

妈　　妈:会更好。

博斯科洛:你丈夫让你一次又一次心烦的事情是他偏爱女儿中的一个而不偏爱莉萨。如果莉萨本来不在那里,如果你本来和杰克结婚时没有任何孩子,而你们只有多丽与黛安娜,你认为情况会更好吗?

妈　　妈:我认为情况会好一点,好在我们不用因为我感觉他不那么喜欢她、总是找她麻烦并且感觉她总是有错而有摩擦,从这个意义上来说,情况会好得多。但是情况也不会变,因为他偏爱黛安娜的问题仍然存在,而我会有多丽,然后我将不得不——我很有可能会偏爱她。但是我的意思是我从来没有喜欢、从来没有偏爱任何一个孩子超过其他孩子。我总是努力平等地对待她们,我从来没有……

博斯科洛:但是最令你心烦的是你丈夫和莉萨相处不好的事实。

妈　　妈:是。

博斯科洛:现在我想要问莉萨一个问题。我们已经谈论了爸爸和妈妈之间的这些争吵。你看待它的方式——例如,当他们在争吵或争论时——黛安娜和多丽通常站在哪一边?[没有回答]你刚才没有在听。

莉　　萨:我刚才在——没听到你说的——他们在哪一边?

博斯科洛:是的。

莉　　萨:我不知道。在爸爸那边。

博斯科洛：你能更大声点说话吗？

莉　　萨：黛安娜在我爸那边，多丽在我妈那边。

博斯科洛：你呢？

莉　　萨：我在我妈那边。

博斯科洛：你生活中有没有——至少一次——你在一边而你的妹妹们都在另一边？这种情况从未发生过？

莉　　萨：没有。

博斯科洛：从来没有？

莉　　萨：就我所知道的没有。

博斯科洛：但是你最经常看到多丽在哪一边，你这边还是黛安娜那边？多丽和黛安娜更亲近还是和你更亲近？

莉　　萨：和我，我猜。我不知道，我从没想过这些。

博斯科洛：而你，黛安娜，多丽最常在哪一边，你这边还是莉萨那边？

黛 安 娜：我不认为她和谁比和另一个人更亲近。

博斯科洛：你不这么认为？

黛 安 娜：不这么认为。我认为某种程度上她只是——在那里。

博斯科洛：而莉萨，她是不是一直像这样？

黛 安 娜：我不知道。

博斯科洛：她看上去非常难过——低落、悲伤。她通常看起来都是这样的吗？

黛 安 娜：我不知道。〔黛安娜与多丽笑〕

博斯科洛：〔对妈妈说〕你明白黛安娜和多丽为什么笑吗？我不明白。你明白她们为什么笑吗？

妈　　妈：因为她们害怕谈论彼此，害怕说她们感觉如何。她们不想对任何陈述给出承诺。

博斯科洛：〔对莉萨说〕当我和她们说话时，你知道她们为什么笑吗？

莉　　萨：那是一种隐瞒真相的方式。

博斯科洛：请原谅，请你再说一遍？

莉　　萨：她们想隐瞒真相。

博斯科洛：她们用笑来隐瞒真相。

莉　　萨：是的。

博斯科洛：她们隐瞒的真相是什么？

莉　　萨：她们真正想说的东西，所以她们只是笑。

博斯科洛：你能告诉我她们不想说的东西吗？

莉　　萨：*行，但是我也不想说它。我不会说它。[黛安娜和多丽在笑]*

博斯科洛：*哦，那又是另一回事了。[对妈妈说。]如果我问你，你有想法吗？*

妈　　妈：*她们没有人想准确地说出她们的感受和她们想说的东西。她们想——*

切　　钦：这里有某些你只能在录像上看到的神秘的东西。在刚才的两三分钟里，那个妈妈的嘴唇在和莉萨说的句子完全同步运动。有个录像的技师对此感到非常兴奋，因为当他见到这一行为时，他不知道嘴唇的这一运动是跟在莉萨的声音之后，还是反过来。它们是如此同步。

霍夫曼：这个妈妈肯定在用某种方式给予女儿说话的允许，通过安静地说她的台词的方式。那会是发信号的一种方式。与此同时她在说："你不准说。"

博斯科洛：那个妈妈之前说过他们都应该说话。现在她给出了一个不要说出秘密的禁令。女孩们在谈论一些真实的东西，而她说"女孩们害怕谈论她们的感受"，这是一个讯息——告诉她们什么都不要说。

佩　　恩：但是莉萨刚刚已经都说出来了。她说："他们在笑是因为他们不想说出真相。"然后她说："我也不会说它。"你们之前是怎样获取她的合作的？

博斯科洛：妹妹们在整个会谈过程中一直在笑，我问："她们为什么笑？"那一刻我加入她一起对抗妹妹们。所以她给予了我这一信息，即"它"。她引导我走向了那个秘密。

霍夫曼：但是如果你当时说"我听起来好像她们不理解你的感觉有多难过"，我认为她不会再挺身而出。

博斯科洛：我认为这里还有一个掌握时机的问题。你可以感觉到张力不断积聚、积聚……直到一个特定的时刻有东西崩裂开来。

家庭访谈

莉　　萨：*我感到孤独。*

博斯科洛：*你感到孤独。你总是像这样感到孤独还是最近才如此？*

莉　　萨：*一直都是。*

博斯科洛：*一直都是。当你还是个小女孩时也是吗？*

莉　　萨：*是的。那时我觉得我夹在所有事情中间。*

博斯科洛：*夹在所有事情中间。*

莉　　萨：*如果我不在的话，事情本可以更好。*

博斯科洛：如果你没有被生出来的话。

莉　　萨：我不想坐在这里。〔开始哭〕

博斯科洛：不，我认为我们谈谈很重要。她们在笑，而你在哭。我想和你谈话，这
　　　　　样你的妹妹们也会听着。

莉　　萨：〔啜泣〕我不想坐在这里，我不想。我想出去。

——————————

霍　夫　曼：在内容层面上，你当时心里想着莉萨有过一次自杀企图的信息吗？

博斯科洛：我认为与那个问题更相关的事实是我感到莉萨处于一个非常糟糕的处
　　　　　境。她在会谈中的行为表明她情绪非常低落、非常抑郁，并且当时我还
　　　　　认为她处于一个很容易得精神病的位置。

霍　夫　曼：为什么你认为莉萨当时没有处于精神病的活跃状态（actively
　　　　　psychotic）？

博斯科洛：我们后来了解到外婆——妈妈的妈妈——可能向她传递了她关心她的
　　　　　信息。这可以解释为什么莉萨离家出走的时候会去和她住。还有，如
　　　　　果你看家庭模式层面，你会发现关系是清楚和明确的。那个爸爸和妈
　　　　　妈对于每个人站在谁那边是非常清楚的，女孩们也是。在精神病状态
　　　　　中，人们无法如此轻易地定义他们的关系。

佩　　恩：但是，当时你很明显是担忧的，它表现在你语气的严肃上和你对莉萨说
　　　　　话时充满同情的方式中。

博斯科洛：是的，并且我认为我被从治疗师那里获得的信息带偏了。我当时对莉
　　　　　萨感到担忧，而我认为我没有非常中立。如果你已经知道有过乱伦和
　　　　　严重的自杀企图，而家庭拒绝承认它是个问题时，保持中立是困难的。
　　　　　对他们来说，问题只是黛安娜在和爸爸争吵而已。治疗师处于一个艰
　　　　　难的位置。

佩　　恩：目前为止，被引入系统的最有效果的信息之一是你对莉萨困境的确认。
　　　　　她说"如果我不在的话事情本可以更好"，而你说"如果你没有被生出来
　　　　　的话"。她好像始终体验到她根本不应该存在。这是个非常有感染力
　　　　　的时刻。

切　　钦：通过说这些，我们触发了她对自己在那里毫无用处的感觉。你可以看
　　　　　到效果：她突然坐直了。

霍　夫　曼：我希望你们可以就你们当时在那里做的事情多说一点。

博斯科洛：我们永远无法知道，如果莉萨没有被生出来，这个家庭会发生什么。但

是看到这个系统有什么样的幻想、什么样的想法是重要的。这么做后，你常常会击中系统的一些神话、一些前提。他们可能真的在想莉萨不应该活着，这是可能的。她可能因为相信她的出生对妈妈来说意味着毁灭而试图自杀。但是我们不是在寻找对这个问题真正的回答。

霍 夫 曼：你们如何解释这种探寻的效果？

切　　钦：假设式问题和未来式问题是非常重要的，因为它们能打开家庭中的环路——如果你用控制论的术语来说。在家庭中，存在着管理什么是允许的、管理什么不允许的规则。例如，在这个家庭中，谈论很多事情都是被禁止的。如果你使用假设式问题，你就让不可告人的秘密见光了。这些问题——还有未来式问题——违反了继续回避这些的规则。

博斯科洛：家庭通常有被困在一个永无止境的游戏中的感觉。他们有觉得没有出路的想法。通过运用未来式问题，你引入了事情可以完全不同的想法。

霍 夫 曼：这是一种引入关于改变的想法的方式，而不用去说他们应该改变。

博斯科洛：这是一种说事情可以有所不同的方式。如果莉萨没有被生下来，事情就会有不同的走向。对系统来说，莉萨的出生成为了重要的信息。如果你把它当做信息，你可以谈论它而不用害怕让她太苦恼。然后你便激发出一些真实的东西。

切　　钦：我们本可以问莉萨的一个问题是："如果你没有被生下来，你认为家里会有什么不同？"

博斯科洛：未来式问题对非言语行为有着巨大的影响。你会看到对于未来式问题的回应要比对关于过去或现在的问题的回应强烈得多。我认为这和一些事实有关，即，随着时间的流逝，这个家庭已经发展出了决定论的观念体系（deterministic ideology）。但是当你询问未来时，你就没有办法是决定论的。假设式问题让整个家庭去努力建立联结和寻找解决办法。

切　　钦：例如，如果某个人想自杀，你问："你认为你的自杀倾向会持续多久？"这是个未来式问题。然后你问"如果你明天死去，你妈妈、爸爸、妹妹身上会发生什么"等。"如果你一年后死去，你认为治疗将会如何进行？假设你这一生都继续尝试自杀，其他人身上会发生什么？"你打开了所有的可能性。当某人有症状的时候，每个家庭都感觉被困在重复性的行为里。如果你说"你可以死也可以保持现在的状况；你可以晚一些死或者决定去改善；你也可以决定停止去死"，这些可能性可以改变重复性的行为。

博斯科洛：未来式问题在心理上也有巨大的影响。例如，如果一对伴侣来治疗，每个伴侣都说他们无法继续下去了，你问："你们对这一状况还能忍受多久——1年？2年？"然后他们会变得焦虑不安，因为围绕他们还能以这样的情况继续多长时间来定义他们的关系，对他们来说是困难的。

切　　钦：如果他们中的一人说2年，你问："2年后，你会怎么做？""我会离开他。"然后你问一个生存式问题（survivor question）[1]："你认为你丈夫能够活得下去吗？"或者你问那个丈夫："你认为你妻子能够活下去吗？谁将活得更好？"

切　　钦：然后有一个涉及未来的惩罚式问题（punishment question）："我们明白你对你的父母生气并且在惩罚他们。你的行为是一种惩罚，每个人都明白。你认为你的父母应该有多长时间受到这种惩罚——15年？20年？一辈子？即使在司法部门，他们也有个诉讼的时效。也许你也有个期限。他们最终被惩罚到什么时候你会满意？"假设一个人感到被羞辱或者对自己感到糟糕，那你可以说："哦，惩罚是必要的。你已经为你的惩罚付出了努力，惩罚对你的生存来说是必要的。但是你认为你需要像那样继续到什么时候？"

霍　夫　曼：这是些有趣的分类：生存式问题，惩罚式问题。你们还有其他的吗？

切　　钦：分离式问题（separation questions）。它们是最吓人的。"孩子们什么时候将会离家出走？哪一个会是最早离开的？"

霍　夫　曼：你对这样的问题如何归类："如果你没有被生下来，事情会更好还是更糟？"

切　　钦：存在式问题（existential question）："如果当时你不存在，如果当时你的孩子不存在，你们会相处得怎样？"

博斯科洛：我记得我们曾对一个想自杀的女孩问过的问题。我们说："假设你死了，你认为对你的父母、你的兄弟姐妹来说，要花多长时间才能忘记你？要花多久——5年？3年？2周？你有很多的选项。""1个月。"她说。而那对父母说："珍妮（Janey）[2]！"然后他们都开始笑。关于自杀存在着如此戏剧性的场面。

　　另一类未来式问题是那些与家庭和治疗师们之间的关系有关的问题。让我来给你们举一个例子。我曾是下面这个案例的治疗师，当时

---

[1] 书末"索引"部分的标注为"survival questions"，即生存式问题，此处可能为作者笔误。——译者注
[2] 此处为女儿的人名。——译者注

我对这个家庭说:"我在单面镜后面的同事们对于你们的未来非常得悲观,因为他们看不到任何即将发生的大改变。他们或多或少认同这位爸爸的悲观。现在,我不同意他们。我更多同意这位妈妈对于未来的乐观。我认为事情会有进展。但是如果1年之后没有什么变化,那我将会认同单面镜之后我的同事们。我将变得和他们一样悲观。"那是一月份,而1年之后我们为他们又安排了一次会谈。

家庭访谈

博斯科洛:听我说,莉萨,你说了你总是感到孤独。

莉　　萨:[仍在啜泣]我不想这样,我想走。

博斯科洛:你过去一直在试图看你能否亲近你的妹妹们,而你的妹妹们却不想去说它是吗?

妈　　妈:[试图安慰莉萨]莉萨。

博斯科洛:[对妈妈说]我想问你:当莉萨之前说"我过去总是孤身一人",她开始哭——感觉她自己毫不重要。现在,你对你的女儿是非常了解的。她在哭是因为她没法和妹妹们融洽地相处吗?为什么她那么孤独?

妈　　妈:哦,她感觉她的爸爸在针对她并且总是刁难她,并且因为我和杰克总是在争吵,她觉得她是争吵的原因,她觉得她该为争吵受到责备,而我那时试图保持我所谓的中立。我曾告诉她哪里错了,我说:"听你爸爸的话,按他说的做。如果他说跳,你就跳;如果他说放下,你就放下。"你知道,我曾试图……试图一碗水端平……

博斯科洛:你过去有曾试图看到——例如,经过这么些年,你曾试图告诉莉萨去亲近、去尝试亲近你丈夫吗?你是否试图说过:"尝试变得不一样。让我们看你能否尝试满足杰克,或者……"

妈　　妈:是的,我试过。那就是我为什么告诉她要听从他的原因。去按照他说的做并且去试图理解。他工作努力并且疲惫。但是问题来了……

博斯科洛:当你告诉莉萨去"试图理解他工作努力"时她会怎么回应?

妈　　妈:过去这几年中……

博斯科洛:莉萨有尝试过吗?

妈　　妈:一开始她有,是的。她曾经试过,她曾经试图做每件事,她其实是个完美的孩子。她曾照顾她的妹妹,当临时保姆。她必须承担很多的重任。她曾清洁房子。她做了每件她应该做的事。

博斯科洛:因为她做所有这些事情也是为了你的另外两个女儿,她们感激她吗?

> 她们是否感激？

妈　　妈：我认为多丽是感激的，但是黛安娜被宠坏了以至于不懂得感激。

博斯科洛：她太被宠坏了以至于不懂得感激。〔对爸爸说〕你呢？你同意你的妻子吗？她说了很多次，莉萨曾试图对她爸爸好，她曾那么努力，等等，莉萨曾试图……

爸　　爸：从某种程度上说，我同意。

博斯科洛：从某种程度上。你觉得她曾试图和你建立联系吗？

爸　　爸：她会尝试一段时间，然后我和贝蒂会陷入一段争吵或争论，因为我说"莉萨，你能做这个或做那个吗"，贝蒂就会找我麻烦："不要打扰那个孩子，她不需要做这个"或者"她并不需要做那个"。

博斯科洛：你们可以看到莉萨是怎样成为父母关系的一种功能（function）的。当她正和爸爸相处良好时，也许是为了避免亲密，这对父母很可能会开始争吵。而当莉萨和妈妈亲近时，他们仍会争吵。这就是为什么莉萨说："我毫不重要，但我却夹在所有事情中间。"

霍　夫　曼：这是对参与三角关系的孩子如此清晰的一个描述。

切　　钦：这是一个典型的三角关系，其中没有一个两人组合能够维持下去。例如，妈妈和女儿必定曾经如此得亲密，以至于爸爸感觉被排除在外了。所以这位妈妈必须对女儿说："去找你爸爸。"他们无法忍受让爸爸被排除在外并承受痛苦。而当这个女儿去找这个爸爸，妈妈就找爸爸的麻烦："让她一个人呆着。你全做错了。"而当这个妈妈和爸爸相处良好时，这个女儿得到了这样的信息："我不重要。我不存在。"所以每一对子的形成都会损害第三个人。每个人都在干扰其余每个人。每个人和另外某个人一起时都感到内疚。每个人都在指责其余每个人。他们都被困在了同样的情境里。

霍　夫　曼：这个妈妈的无意识讯息是如此明确："如果他说跳，你就跳；如果他说放下，你就放下。"

切　　钦：但是只从爸爸、妈妈和莉萨的角度来思考是不够的。妈妈还责怪爸爸过于溺爱黛安娜、责怪黛安娜与爸爸过于亲近。从她声音的语气中，你可以听出她为这种亲密感到痛苦，至少直到 6 个月之前是如此。我想知道妈妈的讯息是否同样是给莉萨的一个讯息，即她没有黛安娜那么重要。

佩　　恩：莉萨离家的企图可能让家里的状况更糟糕了。你的想法是黛安娜可能
　　　　　此后便成为了三角关系的一部分吗？

切　　钦：一种可能性是，在莉萨离家之后，这个爸爸对黛安娜更接近了。既然他
　　　　　无法拥有他的妻子，那他必须拥有至少一个女儿。而之后黛安娜开始
　　　　　捣蛋了，无论在学校或家里都是如此。或者，妈妈可能向黛安娜传递过
　　　　　爸爸曾经乱伦的讯息，以打破爸爸和黛安娜之间的关系。她可能向黛
　　　　　安娜传递过这样的讯息："看你爸对莉萨做了什么。"

　　　　　　　我们同样可以说，在一段时间内曾经存在着一种平衡。妈妈有莉
　　　　　萨，爸爸有黛安娜。

佩　　恩：那多丽呢？她不介意被排除在外？

切　　钦：她非常乐于在外边。而且如此这个家庭能够相处，整体的情况是平静
　　　　　的。但是当黛安娜和多丽亲近起来，爸爸就被抛在一边了。

霍　夫　曼：而莉萨跑去和祖母住了，从这个意义上说，妈妈也是孤身一人。

切　　钦：是的。所以这对父母都是孤身一人和彼此相处，而他们争吵更多了，这
　　　　　就是为什么他们把女儿们带进治疗的原因。但是女孩们不合作，因为
　　　　　这对父母在说："进来治疗吧，这样我们就可以再次让你们三角化了。"
　　　　　他们想要某位好治疗师，能够将黛安娜放回给爸爸，将莉萨放回给妈
　　　　　妈，并且分开黛安娜和多丽。这对父母是绝望的一对（the desperate
　　　　　couple）。

霍　夫　曼：绝望的一对在试图拆散其他的对子。

切　　钦：是的。这真是令人着迷。这个系统在寻找一个自我治愈的解决办法。
　　　　　莉萨找到了祖母；两个小女儿找到了彼此。而这对父母现在在寻找一
　　　　　个治疗师来逆转这一过程。

家庭访谈

博斯科洛：让我问问这件事。莉萨，你是什么时候搬出家里的？

莉　　萨：我搬出去了好几次。

博斯科洛：第一次是什么时候？

莉　　萨：大概一年半前。

博斯科洛：一年半前。你搬出去是因为你之前用哭泣的方式传达出的、你说的你
　　　　　感觉到孤独并且没有人理解你吗？

莉　　萨：部分原因我就是没法……

博斯科洛：你在家没法做好。

莉　　萨：我就是没法在那里生活。

博斯科洛：我听不到你说的。

莉　　萨：我就是没法在那里生活。

博斯科洛：你没法在那里生活。

莉　　萨：我妈妈和爸爸总会说："哎呀，你就是觉得'邻家芳草绿'。"但是他们都不听的，而我就是没法呆在那里。他们只是以为我是因为这样好玩以及我玩野了，但并不是因为这样。我就是没法呆在那里。

博斯科洛：你没法呆在那里。家里让你烦恼，以至于让你决定搬出去住的主要事情是什么？有什么特定的事情吗？

莉　　萨：是的。

博斯科洛：是什么？

莉　　萨：还是不去讨论它更好。

博斯科洛：我明白了。是一些你没法讨论的事情。但是确实是有一些事情，你说呢？

莉　　萨：是的。

博斯科洛：我明白了。你认为你的妹妹们知道这事吗？

莉　　萨：不会。

博斯科洛：当你说有一些特定的事情时，她们对事情是什么有概念吗？我不是想要你说事情是什么，我只是在问她们是否有个概念。

莉　　萨：她们可能有个概念，但是她们不知道。

博斯科洛：谁的概念更多一些，黛安娜还是多丽？

莉　　萨：多丽。我不知道。

博斯科洛：所以你对你的妹妹们是否知道那件让你决定离开家的事情存有疑问。你的父母知道这件事吗？

莉　　萨：是的。

博斯科洛：他们是知道的。但是你的妹妹们不知道。

莉　　萨：不知道的。

博斯科洛：你是否有过和她们去说的想法或冲动？

莉　　萨：没有。

博斯科洛：为什么？

莉　　萨：因为……

博斯科洛：为什么？

莉　　萨：她们不知道就不会受伤害了。

博斯科洛：我不明白。你害怕伤害她们？

莉　　萨：对的。

博斯科洛：但是你有遇到过任何想要和她们去说的诱惑吗？

莉　　萨：没有，从来没有。

博斯科洛：如果你告诉了你的妹妹们你不想告诉我们的事——并且重要的是，如果你想的话可以继续对此事保密——如果你禁不住诱惑向妹妹们吐露了此事，如果你对妹妹们说了，你妈妈和爸爸会如何反应？

莉　　萨：我爸爸？

博斯科洛：是的。如果你告诉了你的妹妹们你决定离家的原因，你妈妈和爸爸会如何反应？

莉　　萨：我不知道。

博斯科洛：你不知道。

莉　　萨：他们会对我暴跳如雷的。

博斯科洛：谁会对你更生气一些？

莉　　萨：我妈妈。

博斯科洛：你妈妈。你妈妈明确地告诉过你不要跟多丽或黛安娜说这件事吗？

莉　　萨：并不总说，但她说过。

博斯科洛：她说过。你，多丽，你对莉萨在说的事情，就是说曾经有某事让她无法忍受呆在家里并决定离家，你对此有概念吗？你对这事是什么有个概念吗？

多　　丽：只有一丁点。

博斯科洛：啊？

多　　丽：只有一丁点。

博斯科洛：一丁点？这一丁点是什么？

多　　丽：［沉默］

博斯科洛：［对黛安娜说］你呢？

黛 安 娜：一点点。

博斯科洛：当你们知道一点点、一丁点时，你们彼此会说这事吗？

黛 安 娜：不会。

博斯科洛：多丽、黛安娜，你们从没谈过此事？没有。为什么？

博斯科洛：有一个问题我本可以在这时问黛安娜，一个重要的时间方面的问题。

既然黛安娜说她知道,我本应该问她:"你什么时候知道的?"因为如果是6个月之前,我们就可以建立一个联系了。

切　　钦：那时她打破了和爸爸之间的关系。

博斯科洛：对的。这是我错过的一个切入点。

霍　夫　曼：这种谈论秘密又不说破秘密(talking about the secret without talking about the secret)的技术被你看成是如此理所当然。

切　　钦：某件事是个秘密的事实比秘密的内容更重要。在一个家庭中,有两个或以上的人拥有秘密。我们对其内容不感兴趣,而感兴趣秘密对其他人产生的效果。秘密会产生效果,即便其他人不知道它是什么。我们还知道当两个人拥有一个秘密,这通常让他们比其他人更强大。我们经常会开出一个从内容的角度看完全没有意义的秘密作为处方,仅仅是为了创造一个对子。当我们叫一对人去某个地方而不告诉任何人他们要去哪里,我们认为他们去哪里并不重要。重要的是他们不告诉任何人。对系统产生效果的是人们一起离开的事实。如果你着迷于其内容,你就错过了真正的议题。你问:"你什么时候开始有个秘密的？不要把它告诉我。但是谁知道它？多少人知道？你有这个秘密多长时间了？你认为你将会保守它多久？或者,你认为它会最先自己泄露出去吗？"而且你不断说"不要告诉我"。

佩　　恩：那对坚持要告诉你一个秘密的人呢？

切　　钦：多年前我们掉进过听某人告诉我们关于另外某人的某事的陷阱。"我必须单独见你。有些东西我不想让我父母听到。"你同意了。你听他们说了。通常来说,他们想要告诉你的是非常无关紧要的事情。他们真正的目的是和你建立联盟并且打破你和其他人的关系。

博斯科洛：这个家庭,作为一个家庭,害怕一个秘密的内容可能会有害。所以通过不让他人知道其内容,他们保护着这个家。但是我们感兴趣的是围绕这个秘密建构的关系。这个家庭在这里忍受着我谈及这个秘密,只要我不问它是什么。这个家庭给予过咨询顾问禁令,让其不要谈及性行为。但是在这里,在会谈期间,我泛谈着性行为而没有细谈性行为。

佩　　恩：你正在制造那种同样的差别——信息(infromation)与数据(data)之间的差别。秘密的内容是数据,秘密组织起关系的方式是信息。

博斯科洛：这一原则不只是应用于秘密。如果你听到某人是累犯者或者精神分裂症病人,这也是数据。如果你把像这样的陈述翻译为过程,翻译为关系,你会得到一幅非常不同的画面。"它意味着什么？谁了解它？这一累犯的行为对其他人产生了什么影响？你把什么定义为累犯？"你就完全改变了这种意义。

佩　　恩：关于秘密有趣的一件事是，它可以作为一对人在一个尤其难以定义其自身的系统里定义其自身的方式。就像海利说的，秘密经常是跨越代际线的结盟。

切　　钦：对的。秘密还阻止了沟通在家里自由地流动。像伊万·纳吉（Ivan Nagy）这样的人（Boszormenyi-Nagy & Sparks, 1973）说病理学最重要的来源之一是家庭中存在不公正。现在，如果有秘密允许一些人拥有信息而其他人不拥有信息，这就创造了一种不公正。当一个人感觉被推出了沟通系统（communication system），你就有麻烦了。

霍夫曼：另一个麻烦是当一个习惯于见个体的治疗师见了一对伴侣，其中一人单独对治疗师说："我已经有一个婚外情十年了，不要告诉我妻子。"对治疗师来说，要想出如何从保密的负担下摆脱出来，是个真正的难题。

切　　钦：例如，假设伴侣之一给你一个暗示："我想单独跟你说话。"你立马说："我很高兴你提起这件事。"然后你对另一个人说："我很确定，你们两个人都有某些隐私的事情想告诉我。但是治疗只有在你们保守你们的秘密时才能进行下去。对于系统的生存来说，拥有秘密是非常重要的。"

博斯科洛：如果一个人说"我有个秘密"或者"我不想谈及某事"，对治疗师来说为全体家庭成员建立一个一般规则是非常重要的。他应该说，每个人都应该有一些保留隐私的事情。你必须建立一般规则，否则你会失去你的中立。

佩　　恩：通过这种方式，秘密的力量就无效了，因为你的一般规则把它放在了对全体家庭成员来说是同等的层面上。

家庭访谈

博斯科洛：*但是你们是否认为——你们，多丽和黛安娜——这件事情让莉萨如此苦恼，并且因为某些她不想说的原因而变得让人无法忍受，导致她要离开家。你们认为她离开家是正确的吗，还是你们认为她本应该留在家里？〔沉默〕*

〔对黛安娜说〕你怎么想，比如？

黛安娜：*我认为她做的没问题。*

博斯科洛：*她做了什么？*

黛安娜：*她离家没问题，因为如果一个人无法忍受住在某处并且不开心，我不认*

为他们应该呆在那里。

博斯科洛：所以，根据你的意思，她离开是正确的？

黛 安 娜：是啊。

博斯科洛：但是莉萨是离开家庭，不在家里，这对你或多丽来说是更好，还是更糟？没有莉萨时家里的情况是更好，还是更糟？

黛 安 娜：哦，没有任何真正的变化啦。

博斯科洛：没有任何变化。但是你会更愿意——例如，你认为多丽本会更愿意莉萨留在家里，还是离开？

黛 安 娜：我不知道。

博斯科洛：［对多丽说］你觉得呢？

多　　丽：我不知道。

博斯科洛：你不知道。莉萨，你那时去了哪里？第一次是一年前。你那时去了哪里？

莉　　萨：去了一个女性朋友的家里。

博斯科洛：去了一个女性朋友的家里。当你决定走时，你妈妈是如何反应的，她反对你了吗，还是没有反对？

莉　　萨：没有反对。

博斯科洛：她不想你走？

莉　　萨：不是。她让我走的。

博斯科洛：什么？

莉　　萨：她让我走。

博斯科洛：她让你走。

莉　　萨：但是她不是真的想我走。

博斯科洛：她试图把你留在家里？

莉　　萨：没有。

博斯科洛：你和你朋友一起住了多久？

莉　　萨：只有几个月，然后我和一个女性朋友搬到了另一个地方。

博斯科洛：和你的女性朋友？你有很要好的女性朋友吗？

莉　　萨：没有。

博斯科洛：然后呢？然后你回来了？

莉　　萨：春天的时候，因为我不知怎地扭伤了脚踝，我没法回去工作，所以我只得回到家里。

博斯科洛：你因为你的脚踝问题而没法去工作。你回到家，回这个家吗？我的意思是回到你的家庭里吗？

莉　萨：是啊。

博斯科洛：我明白了。但是当时你有疑惑是否要回来吗？

莉　萨：我当时不想的，但是其他我能做的很少。

博斯科洛：我明白了。你在外面感觉难过吗？你更加孤独了吗？

莉　萨：嗯。

博斯科洛：你当时回来了，然后在家呆了多久？

莉　萨：大约3个月。

博斯科洛：3个月。然后在那3个月里发生了什么？家里有任何改善吗？

莉　萨：没有。

博斯科洛：你再次想离开了。

莉　萨：是的。

博斯科洛：然后你去了哪里？

莉　萨：我去了我祖母家。

博斯科洛：去看你祖母。去你祖母家是谁的主意？

莉　萨：我和我妈妈的。

博斯科洛：你妈妈的或者……妈妈建议你去你祖母那儿，你当时愿意去吗？我的
　　　　　意思是，你当时想去你祖母那儿吗？

莉　萨：不想。

博斯科洛：那你在那里呆了多久？

莉　萨：我上周刚搬出去。

博斯科洛：然后你回到家里了？

莉　萨：没有。我现在有个自己的地方了。

博斯科洛：你有个自己的地方。你和你祖母一起住了多久？

莉　萨：从11月底开始直到上个星期。

博斯科洛：我明白了，所以你在那里呆了3个月。在那里的生活怎么样？

莉　萨：挺好的，挺平静的。我的祖父和祖母，他们对事情有自己的想法，并且
　　　　　他们不总是——他们和我的想法不一样，但是我们相处得还可以。

博斯科洛：但是他们对你好吗，你的祖母和祖父？

莉　萨：好啊。

博斯科洛：他们有叫你在那儿住久一些吗？

莉　萨：没有。

博斯科洛：莉萨，你认为你的祖母和祖父对你为什么去他们那儿的原因有什么概

念吗？关于我们之前谈过的你不想告诉我的东西。你对此有什么概

念吗？

莉　　萨：没有。

博斯科洛：你不认为他们有任何想法？

莉　　萨：我认为他们可能有个概念。他们知道有些事出了问题。

博斯科洛：有些事出了问题。他们和你谈过吗？

莉　　萨：嗯？

博斯科洛：他们和你谈过此事吗？你和你祖母谈过吗？

莉　　萨：没有。

博斯科洛：你没有说，因为你害怕它会让你妈妈感觉糟糕？

莉　　萨：哦，他们只会泄露秘密。

博斯科洛：请再说一遍？

莉　　萨：他们不需要知道。

博斯科洛：他们不需要知道。莉萨，这些年里你在家里住过，有没有什么时候你的

　　　　　父母谈到最终分开的事情？他们有没有在某个时候谈过？

莉　　萨：没有。

博斯科洛：他们说他们缺乏沟通。有没有某些时刻你害怕他们可能分开，或者如

　　　　　果这个问题被大家知道，他们可能分开或者离婚？

莉　　萨：哦，他们谈论过此事。

博斯科洛：他们谈论过此事。

莉　　萨：一次或两次。

————————————

霍夫曼：你那么问是因为你猜的，还是你知道他们已经谈过分开的事？

博斯科洛：我认为我问的原因是，在开始的时候，那个妈妈说和丈夫的沟通是如此

　　　　　糟糕。这让我有了分开的想法。

霍夫曼：你能多谈一点关于莉萨和祖母住的事吗？

博斯科洛：我当时认为她去她祖母那儿是因为那样对妈妈来说更能接受——那是

　　　　　一种更能被接受的离家的方式。但是尽管那里的生活平静，她说了也

　　　　　不存在一个亲近的关系。妈妈已经说过了她自己的妈妈不是一个非常

　　　　　显露感情的人[①]。

————————————

① 根据此处可以推测之前提到的祖母实际上是指外婆。——译者注

佩　恩：但是有时候祖母和孙辈之间的关系可以比祖母和妈妈之间的关系更温暖。

博斯科洛：是的。我认为这或许已经是事实。至少莉萨对能够获得她的支持呆在那里感到有足够的信心。

家庭访谈

博斯科洛：你当时对他们谈论分开有什么感受？

莉　萨：我当时感到高兴。

博斯科洛：嗯？

莉　萨：我当时感到高兴。

博斯科洛：你当时感到高兴。黛安娜和多丽呢？她们也高兴吗？

莉　萨：我不知道。

博斯科洛：黛安娜呢？

黛安娜：哦，当时一开始我感到难过，我不想让他们这样。但是现在我希望他们赶快把一切都了结了。

博斯科洛：把一切都了结了？你指的是什么意思？

黛安娜：哦，就是把他们的婚离了并且开始新的生活。

博斯科洛：开始新的生活。

黛安娜：尤其是我妈妈。我不在乎他①。

莉　萨：一开始我感到沮丧，而现在我对此并不真的有什么感觉了。

博斯科洛：如果他们分开，谁会去爸爸那儿，谁会去妈妈那儿？

多　丽：[听不见声音]

博斯科洛：请你再说一遍？

多　丽：我们俩很可能都去妈妈那儿。

博斯科洛：你们俩是谁？

多　丽：我和黛安娜。

博斯科洛：莉萨呢？

多　丽：莉萨自己一个人。

博斯科洛：谁会跟爸爸走？

多　丽：一个也没有。没人。

博斯科洛：没有人会跟爸爸走。6个月以前，可能黛安娜会跟爸爸走？

① 指爸爸。——译者注

多　　丽：不会。

博斯科洛：1年以前呢？如果他们1年前分开，或者2年前分开？

多　　丽：如果他们当时关系亲近，她就会跟他走。

黛　安　娜：如果他们在我和他亲近的时候离婚，我仍然不会跟他走。

博斯科洛：你会跟……

黛　安　娜：我们亲近的时候，即使他们已经离婚了我也不会跟他走。

博斯科洛：你永远都会跟你妈妈走？

黛　安　娜：是啊。

博斯科洛：如果他们在你和你爸爸相处关系良好的时候离婚？

黛　安　娜：是啊。

博斯科洛：［对爸爸说］你对此惊讶吗？

爸　　爸：是的。因为她本会跟我走的。

黛　安　娜：我不会。

爸　　爸：她曾经经常说她会跟我走。

博斯科洛：但是如果出现分开，比如说，你希望谁跟你？

爸　　爸：她们两个都是，多丽和黛安娜。

博斯科洛：如果他们不想来呢？

爸　　爸：哦，那她们就只能跟她们妈妈走了。

博斯科洛：她们会跟她们妈妈走。

爸　　爸：是啊。

博斯科洛：你的女儿们现在在说的是，在某个时候你们分开的议题被大家知道了。你同意她们吗，还是说你们真的从未想过分开？

妈　　妈：同意。

博斯科洛：他们考虑分开。

妈　　妈：我曾考虑过。尤其是在过去几个月，我已经明确地决定了必须要有个和解，一个完全的理解，或者一个完全的退出，因为它没法继续像这样了，因为它对每个人来说都像地狱一样。［切钦敲门］

博斯科洛：对不起，我要离开一下。

———————————

霍　夫　曼：我想这次暂停不是最后一次暂停。

切　　钦：是的。我们通常在出来最后一次暂停之前一起讨论两三个我们不想错过的问题。

霍　夫　曼：你当时为什么要暂停？

切　　　钦：我当时想我们有了足够的想法，并且比较一下我们的观点以及看看是否有一些其他的问题会是有用的。并且我们已经获得了一些非常好的信息。这个家庭在谈论父母的分开。这个妈妈说："我们必须和解或者分开。"这是一个戏剧化的时刻，一个离开的好时机。

霍　夫　曼：在最后一次暂停之前你总会有个小型暂停吗？

博斯科洛：有时候当督导感觉会谈应该结束，他会打电话给治疗师传递这一讯息："你可以在你想离开治疗室的时候离开——对我来说这次会谈已经结束了。"

霍　夫　曼：在我们听你们的讨论之前，为什么你问这个妈妈在分开的情况下孩子们将去哪里？

博斯科洛：这个顺序是，首先你谈到女儿从这个家庭的分离。然后你问这个妈妈："你也想到了分开吗？"然后你谈到孩子们的分离。我们把他们都放到同一个层面，否则我们就不是中立的。

霍　夫　曼：中立的对立面会是什么？

博斯科洛：哦，就是有个关于这个家庭应该像什么样的想法。这个妈妈在说："必须要发生什么。"她在谈论她的婚姻并且说："必须有一个和解或者分道扬镳。"开始的时候，她说到所有的付出都是她在做。听上去好像一个治疗师告诉她停止给予所有的付出并且在推动她离开这个男人。如果我们只聚焦于这个婚姻，我们就在做类似的事情。我们在暗示这个婚姻应该改变。

霍　夫　曼：你在谈论避免治疗师偏见(therapist bias)的方法。

切　　　钦：是的。对一个治疗师来说，喜欢这个妈妈是很容易的。她在合作，她相信治疗，她说话。这个爸爸坐着并且什么也不说，表现得就好像他不想呆在那里。所以我们必须更努力地从这个爸爸的视角来看这个情况。

霍　夫　曼：你会怎样描述这个视角？

切　　　钦：这个妈妈说他们必须有一个完全的和解。然而，有一个强大的讯息是这个爸爸应该被避开，因为他是乱伦的。所以所有女孩们都说他们不想跟他走。这个爸爸处于一个艰难的位置。他得到了这个讯息："我们不喜欢你。我们必须避开你。"同时他听到："但是你必须和我们和解。"当他在得到这些讯息时他如何能和解？如果他离开，每个人都会说："好啊，我们不想要你。"与此同时，他会被指责抛弃家庭。而如果他确实试图和解，他将被指责说他做的方式错误。

霍 夫 曼：很多人在这里会感到挺有评判性的，中立是困难的。

切　　钦：我们试图通过一个练习来抵消这种倾向。对观看一个家庭的小组来说一个好的体验是经历（live through）家庭中每个人都有的无助感。有时候我们告诉小组里的每个人去选择家庭中一个成员的立场。我们说："你把每件事都怪在爸爸身上；你把每件事都怪在妈妈身上；你把每件事都怪在女儿们身上。这将帮助我们理解在这一情境里每个人被困住的感觉有多强烈。"

博斯科洛：这是一种走出道德说教位置（moralistic position）的方法。从这个系统的视角，你能把每个家庭成员看成要么是受害者，要么是攻击者。这个练习对比了所有不同的视角。所以治疗师到头来在对抗这个游戏，而不是对抗这些人。

佩　　恩：你是在说团体里的每个位置和其他任何位置一样都是可以理解的，并且所有的位置对于这个游戏来说都绝对是构成整体所必须的。

博斯科洛：就像我们之前说的，如果你根据逻辑类型来思考，你就在转向一个更高的层级，一个元层面。在用线性的方式理解家庭中每一个位置之后，你试图定义那个前提。有一个错误的前提，所有这一行为都基于此，就像贝特森关于酗酒者的想法，认为他将其行为建立在他能够控制他自己这一错误的前提上。我们问：这个家庭里一个共享的导致不可能找到一个解决办法的前提是什么？这个爸爸怎么做都不对。这个妈妈怎么做都不对。这些女儿们怎么做都不对。显然，肯定有一个前提使人找不到解决办法，他们对他们的关系、行为的理解均基于此。

切　　钦：贝特森说一个错误的前提倾向于制造出恶性循环，而这些循环你无法摆脱。拿一个厌食的情境为例，其中有一个前提是那个妈妈无法停止做一个妈妈，而那个女儿在对抗这一前提。她说："我必须做一个像你一样的妈妈。"所以她们每个人都有这一前提。那个妈妈永远无法停止喂食那个女儿，因为她有这样一个固定的前提，即她必须做一个妈妈，而女儿也无法停止挑战她。所以没有人能找到出路。

佩　　恩：所以，对你来说，为了到达一个元层面，你首先采纳线性的位置。然后，通过那一活动，你发展出几个组织或者联系起那些矛盾的和线性的位置的前提，以使这些位置有意义。最后你落实到一个看上去能比其他前提解释更多行为的合理的一般前提上。

博斯科洛：是的，我认为我们经过了像这样的一个过程。

佩　　恩：那你会说，这些前提部分是从他们来自的家庭学习而来，部分通过他们现在的关系协商而来吗?

博斯科洛：来自于他们现在的关系,来自于他们的历史,还来自于一般文化。你可以有非常强大的宗教性前提(religious premises),它们通过文化传递下来,而家庭就生活在文化当中。或者你可以有涉及性别的前提:一个女人应该做什么,一个男人应该做什么。

切　钦：我们相信的一个通用前提(universal premise)是一个人永远无法在一个消极的赋义下退出比赛。以这个家庭中的爸爸为例,他没法带着作为一个坏男人、一个乱伦的爸爸的赋义离开。他在等着作为一个好爸爸、好男人离开。这个妈妈永远没法作为一个嫁错了男人、把女儿交给了这个乱伦的爸爸的坏妈妈而离开。而女儿们永远没法带着他们做了某些毁灭这个婚姻的事情的想法离开。

霍夫曼：在你们见这个家庭时,还没有那么明显地关心过像目前这样的对妇女与儿童的身体虐待与性虐待的议题。但是很多人对在一个像这样的案例中强调中立会觉得有问题。很难看到一个治疗师对一种不仅道德上令人反感而且可被界定为犯罪的行为采取如此不干涉的立场。你能更详细地陈述你用"中立"表达的含义吗?

博斯科洛：中立是随着时间进行的、治疗师与家庭之间互动的结果。如果你问这个家庭"治疗师认为你们应该站在什么立场?"或者"治疗师站在谁的一边?",如果这个家庭无法回答这些问题,治疗师就达到了中立。他们可能说他"强硬"或者"温暖",但是如果他们无法陈述他关于他们应该站在什么样的立场,那他就实现了中立。

佩　恩：为什么保持中立是好的?

切　钦：这是一种形式的干预——不接受这个家庭正在制造的任何定义或区分。例如,如果某人说"我的儿子是精神分裂的",而你接受了它,你就不中立。那一刻你必须说:"精神分裂意味着什么? 你什么时候认定你儿子是精神分裂的? 谁赞同他是精神分裂的?"

霍夫曼：循环提问有助于中立吗?

博斯科洛：循环提问违反了家庭系统中谁被允许谈论什么的规则。在一个关系的相互定义(reciprocal definition)中,每个系统都发展了一些规则。当你提问一个孩子,而她不回答,而是看着她妈妈或爸爸,她可能害怕如果她说话的话会违反家庭的规则。由于所有家庭成员在家中都各居其位,问循环问题会把他们从坚守的那些特定位置中解放出来。

霍夫曼：中立是一个非常令人困惑的术语。人们会想到远远坐在山上,保持客观,不带感情。

博斯科洛：每个团体都必须应对好与坏、对与错的定义,有时候他们在团体成员中对这些"特性"进行分配。也许这在亚当和夏娃失去天堂时就发生了,因为天堂没有坏——只有好。我相信中立处于比积极与消极赋义都要更高的层面。如果你对家庭中的某个人积极地赋义,这可能对其他成员产生令人不安或者愉悦的效果。这是使用积极赋义的困难之一。例如,如果你为家庭里他们觉得是坏的、犯错的或者生病的那个人说"不,他是好的,他在帮助其他人",这不会被家庭接受。那样你打乱了他们的公平感。所以我认为中立是治疗师这一方的态度,它倾向于克服家庭区分好与坏、对与错的倾向。我认为这种态度具有解放人们脱离固定位置的效果。

切　　钦：但是是有界限的。父母不能中立。当你是一个爸爸或妈妈,你必须说某事是否是好的、坏的、被允许的或者不被允许的。你必须说"我不同意你,你让我生气"或者"一切都正常"。你必须根据你的规则对什么是对的和错的给出清晰的判断,于是孩子知道做什么。不像爸爸或妈妈,治疗师把他自己放在一个不同的层面上,在这里每件事都成为了沟通的内容。那对一个孩子来说会是一个不可能解开的困惑。但是对一个治疗师来说,每件事都有沟通的意义。所以"是坏的"在系统中是一个重要的讯息,"是坏的"和"是好的"同样重要和有价值。

佩　　恩：有时候父母认为,做一个好爸爸或好妈妈意味着告诉孩子她做的每件事都是好的。然而这个孩子可能要发疯。

切　　钦：是的,你遗漏了区分。这和告诉某人"你做的每件事都是错的"是一样的。即使一个老师也必须说："如果你是个好学生,我就会给你一个奖励。如果你是坏学生,我就不会给,我会等到你改进之后再给你。"

霍　夫　曼：你在指出教育和治疗之间的一个区别。

切　　钦：正是如此。这就是为什么我们想摆脱教育性的治疗（educational therapy）。如果你不中立,你就会给予指令与建议,你会告诉人们该做什么和不该做什么。然后你就成了一个教育者,而不是一个治疗师。这个世界需要教师、牧师、警察和父母来辨别什么是好什么是坏、什么有用什么没用,但是一个治疗师不应属于此类。

霍　夫　曼：那么你会怎样描述一个治疗性的学习背景?

切　　钦：在系统式治疗中,你试图取消所有这些年已让家庭陷入麻烦之中的工作。我指的是那些通常的、传统的教育与教授方式。随着时间的流逝,一个家庭发展出一些现在给他们带来麻烦的前提。通过中立,通过一个系统式的方法,你创造了一个学习背景,人们在其中可以为他们的组织寻找新的规则、新的前提。

霍　夫　曼：你说教育是受情境约束的——受文化约束,受家庭约束,受父母约束。

切　　钦：是的。当老师们来找我们,我们说:"不要问我们关于这个孩子的事。像对待其他任何孩子一样对待他。如果他在学校学习不好,就让他不及格。不要想:'可怜的孩子,他的家庭有问题。'把他作为一个学生去评判即可。"

博斯科洛：你可以说,教育的学习背景提供标签,而治疗的学习背景取消标签。

切　　钦：治疗中仅仅有几个时刻、几个神奇的时刻里,你能够把握那个治疗性的背景。大部分的时间你都用来说话、观看、等待能做那种工作的正确时机。

博斯科洛：在一次会议里,当我们谈论中立时,我们马上看到有人举手。这个理念并不讨人喜欢。你会不可避免地拥有自己的思想观念(ideology),所以保持中立是不可能的。

霍　夫　曼：你能说中立也是一种思想观念吗?

博斯科洛：是的,就是这样。中立是一种我认为必须突出、强调的思想观念。

切　　钦：我们的思想观念已经把每件事物都看作讯息,看作沟通。中立容许我们脱离系统总是制造定义和对事件给予标签的倾向。中立拿走了把某人定义为好的、坏的、生病的、健康的、长大的、没长大的、成熟的、智慧的等标签。中立是以系统式的方式看见全局的能力。

霍　夫　曼：你的意思是如果某人表现愚蠢,而你说他是愚蠢的,你就不是中立的?

切　　钦：正是如此。中立意味着摆脱动词"是(to be)"。系统越病态,人们对这个动词越固执。在病理性的系统里,有很多的定义,像是:"你是发疯的,你有一个遗传性的疾病,你的爸爸曾是感染梅毒的。"在这些案例里,你会得到非常强烈的因果性解释。

霍　夫　曼：这种你认为"中立的立场"还有什么其他特征?

博斯科洛：我们对我们治疗过的家庭做过一些随访,问:"你对治疗中发生的事情有什么想法,对我们有什么想法?"回答是:"哦,我们试图理解你对我们的想法,但是我们没法理解。我们在家里讨论它,然后发现你们会在这一天说一件事,在另一天又说另一件事。我们没法理解你们在做什么。"从这种意义上说,治疗师是中立的,因为他容许这个家庭系统找到它自己的解决办法,他没有介绍一个特定的解决办法或目标。

佩　　恩：我突然想到,中立的概念是你们认识论的中心概念。你的方法论源自它,其他的概念源自它,但是它却保持固定。

切　　钦：对治疗师来说,这是一个学习的经历,因为随着时间的推移,你学习怎样看待一个系统并且按着他的本来面貌欣赏它。永远不期待系统有所不同。对治疗师和对学员来说,重要的是训练他们自己去看这个系统、去对它感兴趣、去欣赏这样一种系统而不用想去改变它。

佩　　恩：这个概念挑战了大多数对"常态"的观点,因为它指引一个人去接纳甚至去钦佩家庭中已经寻找到的最不寻常的解决办法。

切　　钦：有时候,一开始时,你对一个家庭有一种负面的感觉,但是当你开始看到系统中的联结,你的感觉就变了。"中立"是去接纳整个系统,它不是置身其外或者态度冷淡,它是去对家庭的两难困境感到一种同情感、兴趣感与好奇感:他们是怎么到达这里? 他们是如何以那种方式组织起来的? 从道德角度来看,即使在令人反感的情形下,我们也试图去看清其逻辑。

霍夫曼：对你来说,道德观念(morality)与中立是对立的?

切　　钦：是的,但是两个都是必要的。我们并不纵容对社会有破坏性的行为。我们只是引入这一不同的方式来给它打标点(punctuate)。

佩　　恩：这个是怎样教授或者强化中立的?

切　　钦：一个例子是:如果你看到一个治疗师被家庭中的这个妈妈诱惑了,你就把治疗师叫出来。你不去说:"你正在做错误的事情。"如果你这么做,那你也正在做错误的事情,你没有中立。你说:"我们注意到这个妈妈已经成功地争取到你更多的注意力,多过这个爸爸和儿子所获得的。你对她是怎样做到的有任何想法吗?"使用"怎样"这个词。或者:"她用了哪种技术来赢得你的注意力?"于是这成为了一个非常有意思的暗示。这个治疗师没有意识到它,于是他开始思考它。然后你告诉所有单面镜后的其他人:"让我们看看爸爸和儿子的行为是怎样受妈妈这一成功的操控(maneuver)所影响的。"你当着这个治疗师的面这么说。你不去指责他,你什么也不说,它是一个体验。也许这个治疗师自己会说:"是的,我注意到这个儿子正变得紧张——他不看我的脸——而这个爸爸看着他的表。好吧,我们现在做什么呢?"然后这个治疗师回到里面,但现在带着一个不同的想法了。你没有对这个治疗师进行消极的赋义——只是帮助他看到这个过程,并且在这么做时恢复了中立。

霍夫曼：没有对过错的暗示。他在屋里和家庭一起,而你在单面镜之后。你的背景容许你注意到他的背景没法让他注意到的东西,所以这个错误不在于他,而在于背景。

博斯科洛:重要的是要记住,在我们的工作方式中,更有权力的是治疗师,比督导更有权力。这是我们很久之前建立的一个规则,即治疗师会是最终决定做什么、说什么的那个人。

切　　钦:关于中立的另一点是你永远问问题,不发表陈述。发表陈述意味着你不中立,你在定义某些东西。你在说:"噢,它是像那样!"取而代之的,你提问:"你们已经像那样多少年了? 你们什么时候决定那样做事情? 你花了多少年才忘记惩罚你的妻子?""惩罚"会是你从他们的话里拾起(picked up)的一个词语。

佩　　恩:我把它叫做线索词(cue word),它通向一个可供提问的切入点。

切　　钦:正确。在你暗示这是他们的用词之后,你就能详细阐述它。当然,你永远不会说像那样的词语,除非他们说过。然后你挑战每个用到那个词语的陈述:"神经敏感意味着什么? 发疯意味着什么? 做一个妈妈意味着什么?"人们说:"我是一个妈妈。一个妈妈应该像这样表现。""像怎样?"有时候人们说我们在问幼稚的问题,它们太简单了。每个人都知道做一个妈妈是什么。但是我不知道对她来说它意味着什么。那么,通过这些挑战性的问题,你便接触到一些前提和基本的想法,即随着时间的推移建立起来的关于做一个妈妈意味着什么或者怎样抚养孩子。

博斯科洛:它把我们带到了融入的过程。有些看过我们工作的人曾经指责过我们表现冷漠。但是循环提问的过程会产生一种强烈的投入(engagement)。我们曾有这样的想法,即,也许我们在米兰对家庭工作的成功有赖于个人魅力,有赖于我们的名声。之后我一个月里有一两天在一个小镇的一家医院工作,在那里,家庭并未被告知我是谁——他们以为我是工作人员——而家庭变得投入,和米兰的家庭投入得一样强烈。

佩　　恩:你们如何与不那么"中立"的、可能卷入案例中的专业人士打交道?

博斯科洛:一开始我们曾经忽视他们,我认为这是一个错误。如果转介人是重要的——像是在该情境中一直非常主动的老师或者精神科医生——我们会告诉该家庭去让那个人打电话给我们。如果另一个治疗师在见一个家庭成员,我们告诉他们继续他们所做的事情。

佩　　恩:所以你并不一定要叫他们融入,你只是建立一个沟通的环路。

博斯科洛:就是这样。

霍　夫　曼:你曾经把转介人带到单面镜后吗?

切　　钦：通常不会,尽管在这个案例中我们这么做了。成为小组一员的体验有助于我们去发展一个系统式的位置。但是全部让这些涉及这个家庭的其他人去经历这一体验并不总是有用的。就像我们之前说的,如果你是个家长、老师,你不能中立。

霍夫曼：所以把他们包含进来不会有帮助?

切　　钦：不会有。小组提供了一个特别的背景,在其中每件事物都被转化为某种信息,我们在其中看过程而非内容,并试图摆脱好与坏的标签。但是,就像我们说过的,这根本不适用于日常生活。所以我们只在会谈末尾通过一个评论或者讯息去分享我们的想法时,才临时把父母或转介的专业人员包含进来。

霍夫曼：当转介人来自学员们工作的非中立机构时,你们建议他们做什么?

博斯科洛：我们处理转介人或代理机构的方式和背景相关。如果存在你必须发一份书面报告给转介人或者必须会见他/她的规则,你就必须相应地回应。想要学习系统式方法的治疗师必须做的第一件事就是去分析他/她当前工作所处的背景。如果该治疗师在一个机构里,他/她必须查明机构中不同的子系统(subsystems)之间的关系,以及该家庭、该机构与该治疗师是怎样全部关联起来的。这些关系会影响到能够作出的干预的种类。

切　　钦：我喜欢对学生说的是,你们获得做治疗师的机会是非常少的。大部分的时间里你被机构付费去做一个老师或一个警察或和他们类似的某种人。你在做一份机构要你做的工作,如果你认为你在被付费做一个治疗师,你就错了。但是一旦你理解了这个背景,你就能等待正确的时机。如果你耐心,可能有机会去做某些会在系统层面(systemic level)上产生效果的事情。但是你必须按其本来面貌接纳你工作所在的系统,就像你接纳家庭的那种方式。你一定不要试图去说服你的同事们接受你的工作方式,你不应该陷入和他们的争吵之中,因为,在那一刻,你不是中立的。

博斯科洛：当我们首批的学员们回到他们的工作场所时,他们常常给同事们传递这样的讯息:"我们有一个会让你们更有成效的新理论。"结果他们被灭掉了。

佩　　恩：要是他们面对一个开药的决定或者一些其他的他们无法相信的程序呢? 那时你们会告诉他们做什么?

切　　钦：那个时候,当然,你不能中立。你所有能做的就是说清楚你来自哪里。

例如,如果一个在砸窗户并且表现疯狂的人进来,你可能给他开药并且把他关起来。既然在那一刻你在被付费做一个警察,你就那么做。两三天后,你去见他并且你说:"好的,现在我想要理解你强迫我去像一个警察那样表现是怎么一回事。让我们查明发生了什么,以至于你发现自己置身于要把我当警察来用的位置中。"你不说"你哪里不对劲"或者"让我们试图治愈你"。那是一个完全不同的讯息。

博斯科洛:在我们结束我们对中立的讨论之前,我想再次强调我们之前说过的,关于在一个人的个人生活中不去使用中立。它是一个仅仅当你在做治疗的时候才使用的立场。我记得一个学员说过,"我当时在公路上开车,一辆车从我后面开上来并且猛撞我。当时要找到一个积极赋义是困难的,但是我做到了! 我说:'这会帮助我在路上更加警觉。'"你必须通过抗议和发火来保护自己,否则你会领不到任何保险赔偿金。

暂停讨论

切　　钦:为什么这个妈妈当年一直留下而没离开?

博斯科洛:我认为这个妈妈怨恨这个爸爸还有另外一个原因:因为他刁难莉萨。那是因为,当他结婚时,妈妈和莉萨总是在一起。她们当时非常亲密。在莉萨两岁半时,她怨恨妈妈跟另一个男人走了的事实,我很确定。那时,她自己想要获得妈妈。爸爸当时是个陌生人。然后那两个小女孩出生了。

切　　钦:莉萨肯定收到了非常令人困惑的讯息。她和妈妈非常亲密,而妈妈却一直把她送到爸爸那儿。但是爸爸对她生气,因为他想要这个妈妈。所以她不知道采取什么立场。

博斯科洛:我认为莉萨一直处于一种困惑当中:随着她的长大,她听到她妈妈始终在抱怨爸爸有多坏。当我问她关于分开的议题时,她的回答是她当时感到高兴,而那是她唯一微笑的时候。她希望她妈妈离开,因为如果他们分开,她就能维持一致了:莉萨可以和妈妈一起住并且离开爸爸。然而这个妈妈让她困惑了,她想要拥有和莉萨之间的融洽,并且与此同时保留她的婚姻。

切　　钦:有两个联姻:妈妈和莉萨,还有妈妈和丈夫。妈妈让整个议题变得复杂化,因为她想要那两个人彼此良好相处。如果他们被分开,他们很可能会没事。事实上,这个女儿说如果他们分开会更好。是这个妈妈在发出令人混乱的讯息,她想要这两个对手去爱彼此。

博斯科洛：如果我们相信莉萨离开家是因为发生了某些她不想透露的事情，我们可以问："黛安娜，你认为你可能会因为同样的原因离开家吗？"

切　　钦：在问了黛安娜这个问题之后，我会问这个妈妈："为什么你这么想让你的丈夫去爱你的女儿？对他来说有你还不够吗？"

博斯科洛：现实中，这个妈妈想要这个女儿去爱这个丈夫，因为她害怕他会离开她。有趣的是当我问如果他们分开，谁会跟谁走，三个女儿全部都说她们会跟妈妈走。一开始，这个妈妈因为这个爸爸在偏爱一个女孩而抗议。她拥有另外两个女儿，但是那还不够。她嫉妒黛安娜和爸爸之间的融洽。这个爸爸不应该拥有任何一个女孩。她应该拥有她们全部。这是个疯狂的游戏。我看莉萨处于一个非常糟糕的情境中。另外两个女儿处在一个困难较少的情境中，因为她们建立了她们自己的联姻，从父母那边分离了出来。

切　　钦：我们应该问自己："为什么这个爸爸对女儿表现出乱伦行为？他身上发生了什么？这个乱伦的含义是什么？为什么他必须对莉萨有性方面的举动？"

博斯科洛：我们应该问多丽与黛安娜："你们认为发生在你们姐姐身上的事情，也就是你们都知道一点点但是不想说的事情，可能同样发生在你们身上吗？"

切　　钦：我们应该问莉萨："你认为它可能在你妹妹们身上发生吗？"

博斯科洛：这样更好。

S 医　生：莉萨感到她需要保护她两个小妹妹。如果她说出了她的秘密，那将会把她们置于险境。所以她在保守秘密以保护她们。我好奇她是否感觉她们真的需要被保护得那么多。

切　　钦：那样是沿着同样的想法，去问："你认为它可能发生在她们身上吗？你认为她们需要一些保护吗？"

博斯科洛：有趣的是这个妈妈说两个月前她决定分开。有一些事情正在进行着。一直到两个月前，这个妈妈必须让每个人都保持团结，和那边的丈夫团结。现在看上去某些东西发生了改变，而这个妈妈对分开感兴趣了。

［S医生、博斯科洛与切钦站起来离开］

———————

霍　夫　曼：问莉萨是否认为她的妹妹们需要保护，问这个妈妈为什么对这个爸爸来说去爱莉萨是那么重要，还有问她丈夫，对他来说是否有她还不够，这些是沉重的问题。

切　　钦：自从我们开始使用循环问题，我们就变得大胆多了。当我们暂停时，就像我们在这里所做的，我们不仅仅是在寻找一个关于这个家庭是怎样组织其想法的假设，我们也在引入一些我们自己的假设。我们问这些奇怪的问题。例如，对妈妈说："你难道不认为对你丈夫来说你已经足够了吗？"那是一个非常戏剧性的问题。它听上去像是一个解释，但是它被表述为一个问题："对你丈夫来说你还不够，以至于你必须把你的女儿们给他吗？"在另一种风格的治疗中，你会在引入这样一个想法前等待很长一段时间。

佩　　恩：你们之前没有谈及的一个领域涉及这个爸爸的背景。一个人如何对其行为负责？我之前好奇：为什么你在访谈里从未问到关于他的任何东西？他以前结过婚吗？他进入这个家庭的经历是什么？很奇怪你并未提到那些。

博斯科洛：我认为这是个遗漏。回顾起来，问一些关于这个爸爸背景的问题看上去是非常好的。这会平衡我们获得的关于这个妈妈的信息。

切　　钦：危险在于我们会对他消极地赋义："也许有一些对于为什么你是这种男人的解释。"

博斯科洛：我认为，这个治疗师和这个督导都变得跟这个家庭系统同构(isomophic)的方式很有趣。这个家庭系统越来越孤立这个男人。这个治疗师和督导也在以一种相似的方式反应。这是这个家庭的力量——让这个治疗师根据他们的规则行事。

家庭访谈

博斯科洛：[进入治疗室]你妹妹说过她知道一点点。但是我想问你，莉萨，你认为是否存在这样一种可能，即发生在你身上的同样的事情，导致你逃离家里的事情，是否也可能发生在你的妹妹们身上？

莉　　萨：不会。

博斯科洛：你认为它不会发生？

莉　　萨：[听不见声音]

博斯科洛：如果它会发生，会发生在谁身上？

莉　　萨：它不会发生——不存在——我看不到这有什么意义——

博斯科洛：我做个假设：如果它会发生呢？谁将会保护她们？

莉　　萨：它不会发生。

博斯科洛：如果它会发生——这里是个假设——你认为你的妹妹会像你之前那样
    离开家吗？

莉　萨：我不知道。它不会发生，所以我不需要考虑它。

博斯科洛：我明白了。[对妈妈说]你说过，多年来，你试图让你家里变得更融洽；
    你因莉萨和丈夫受了很多苦；你的丈夫不断刁难莉萨，而你试图让他们
    相处得更好，但他们没法相处。对你来说为什么莉萨和你的丈夫关系
    融洽是那么重要？和他相处好，对她来说是不是比对你的其他女儿们
    来说更重要？

妈　妈：哦，她们有融洽的关系也是重要的，但是她们不是那些因为这个问题而
    痛苦的人，她们不是那些正在受到伤害的人，并且她们没有在，呃，没有
    人在对她们刻薄。那么，因此，更重要的是试图看看我是否没法让莉萨
    与爸爸去理解彼此，还有试图建立一种和解以停止这种持续的厌恶。

博斯科洛：你当时是不是还有点害怕，如果老早以前就一直这样，这个婚姻可能就
    已经破裂了？因为你过去有过一段进展不顺利的婚姻。多年来你心里
    是不是有一些恐惧，害怕这个婚姻也可能触礁？

妈　妈：没错。

博斯科洛：所以你试图促进莉萨和爸爸关系融洽，因为你害怕爸爸可能会离开你，
    是这样吗？

妈　妈：不是，我当时不是害怕他会离开我，我是害怕另一个失败，我们这么
    说吧。

博斯科洛：另一个失败，就你而言。

妈　妈：没错。

博斯科洛：你当时害怕另一个失败。你现在还害怕这个失败吗？

妈　妈：不会了，因为现在我明白了，我感觉我会失败的态度已经很大程度上损
    害了我的家庭。也许，如果我在她们更小时就采取行动，她们可能就不
    用遭受持续的斗争和持续的争吵之苦了。

博斯科洛：你有这些想法多久了？

妈　妈：我就在过去这一年里才得出这个结论。

博斯科洛：是有人帮助你获得这一想法吗？

妈　妈：我们和别人谈过；我们带莉萨去见过一个精神科医生，带黛安娜去见过
    一个儿童医院的心理学家；而我逐渐认识到，婚姻不成功也并不意味着
    你作为一个人是失败者。

博斯科洛：我明白了。

妈　　妈：但是无视、不采取行动、不去做某些事情——就像我说的，我这么多年试图用其他的方式解决这个问题，比如，谈话，尝试沟通，尝试理解，让每个人高兴——它就是失败。

博斯科洛：所以那个心理学家现在正从这些想法方面帮助你。

妈　　妈：在一定程度上是的。主要的还是我自己作出判断，即并不因为它不成功我就是失败者。它只是不成功，仅此而已。

博斯科洛：那你认为未来会发生什么？你会怎么看待你的家庭的走向？

妈　　妈：我现在认为它会对他们产生糟糕的影响，因为我看不到对他们来说开心的未来，从家庭和持续的问题中脱离出来的未来。我的意思是，这样可能对他们来说更容易，但是会有其他的问题。我能看到哪里会有帮助，我也能看到哪里可能会损害他们。

博斯科洛：［对爸爸说］你对未来怎么看？

爸　　爸：此时此刻，我做什么都无关紧要。我是人人喊打的。我总是在挨人臭骂，我做什么都无关紧要。

博斯科洛：你认为来这里参加治疗是在帮助你吗？

爸　　爸：前一分钟我还想它在帮助我们的关系，下一分钟时它就显得糟糕了。

博斯科洛：你呢，你认为来这里有帮助吗？

妈　　妈：嗯，有的，某种程度上我认为有。不过，如果你们相互之间无法沟通，那么无论家庭的治疗师多么努力帮助我们，我们也没法走得……你知道，对家庭的治疗师来说必须有沟通才能帮到我们。

霍　夫　曼：现在发生的有趣的事情之一是其他的治疗突然在治疗室里呈现。这个妈妈在最开始的时候跟你说的是"我们不沟通"。那显然是她从一个治疗师那里获得的用语。看上去这个妈妈和一个她一直在见的治疗师有着非常强的联盟。

博斯科洛：哦，从他们说的来看，这个妈妈和一位见黛安娜的心理学家、一位在莉萨试图自杀后开始见她的精神科医生有一些接触。当时我们没有看到这个妈妈和这些专家之间接触的重要性。但是，回顾起来，我们可以看到那有多么重要！在她见这些专家之前，她相信如果她放弃这个婚姻她就会是个失败者。所以可能治疗师们影响她改变了想法。这是治疗师们经常能够对家庭产生的一种影响。在个体治疗中，治疗可以进行得"顺利"，然后这个家庭或者这对伴侣便分道扬镳，这种事经常发生。

切　　钦：就其本身而言那样并不糟糕。糟糕的是如果他们以一种尴尬棘手的、愤怒的方式分开，留下困惑的孩子们和停留很久的罪恶感。如果这一破裂和家庭中一种新的思维方式的出现同时发生，那又有所不同了。

博斯科洛：你可以在这里看到这个爸爸的位置。他说此时此刻，他做的任何事都是错的。在过去几个月，妈妈和三个女儿很可能和治疗师们结成了联盟。这一联盟的结果是对这个爸爸的孤立与驱逐。而这个爸爸以一种非常合乎逻辑的方式回应："我能做什么？我做的任何事都是错的。"

霍　夫　曼：他看上去在那一治疗设置中格格不入。我不断留意到他坐在那里的方式，脸上神情恍惚，嘴半张着。

切　　钦：他的举止像一个傻瓜、一个笨蛋。但我们永远也不知道某人是否真的是傻瓜或笨蛋。在一个系统里，你经常获得差异的放大。如果这个妻子定义她自己为活泼和善于表达的人，而这个丈夫定义他自己为努力工作并且不露情感的人，这些特征会随着时间变得越来越明显。她变得更加健谈，更加随兴，同时他变得更加死气沉沉，更加冷淡无情。这个妻子现在看上去聪明而老练。她跟许多治疗师谈过，她知道关于成长、进步和改变的一切。

霍　夫　曼：你说他们与治疗的联结成为他们之间差异的一部分。但是你也成了其中的一部分，因为你倾向于不会问他任何问题。

博斯科洛：我在遵循系统的规则。它说"请帮助我们放大我们的差异"，而我那么做了。理想的做法是，如果我们见到一个那样的爸爸，我们会尝试不被系统所影响。我们说他只是个"系统式的傻瓜"（systemic idiot）。但我们从不认为某人是真正的愚蠢或者真正的聪明。

切　　钦：我们经常在一对夫妻之间看到这一差距（gap），其中一个成员——尤其是妻子——进入了治疗。一段时间之后这位妻子向这段婚姻引入了一种新语言，这种新语言反而制造了比之前更多的沟通问题。这里的这位妻子不断指责这位丈夫没法沟通。但是这对他来说没有任何意义。

博斯科洛：这就是为什么我们会很小心地不向家庭引进特定的一套术语。我们知道我们在试图引进新的地图、新的联结，但是我们必须永远带着一个问号去做，而非我们的真理比他们的真理更好。我们试图将我们的地图作为疑问和可能性去引入，以增加系统中的环路。那才是考虑到更好沟通的可能性的做法，而非像一个治疗师一样说话。

霍　夫　曼：循环提问的一大好处是它减少了治疗性的术语（therapeutic jargon）。

博斯科洛：那样做是重要的，因为一个在接受个体治疗的家庭成员能用治疗性术语作为一件对抗其他家庭成员的武器。

霍 夫 曼：这么说才公平——有些家庭治疗师也这么做。

博斯科洛：确实。而这增加了整个家庭的精神痛苦。我们试图避免这样，通过以这样一种方式沟通——在这种方式下，家庭不知道我们真正认为他们应该做什么。

切　　钦：我们总是带着一副天真的神情提我们的问题："我们不知道——它可能是那样——你为什么那么做？"永远留给家庭这种感觉，即我们没有解决方案。

霍 夫 曼：还有一个问题。你当时问莉萨她是否认为发生在她身上的事情同样会发生在她妹妹们身上的目的是什么？

博斯科洛：我们引入这一概念，即既然她们是姐妹，她们便受制于同样的情境。如果像那样的某事可能发生在她们身上，也许她能够保护她们。

佩　　恩：引入这一想法还帮助她认识到，她离家的方式是重要的，因为她的妹妹们可能也必须离开家。

博斯科洛：主要的事情是创造姐妹们之间的联结。我们想给予她们这样的概念，即她们有同样的难题，并且她们可以互相保护。当父母引入兄弟姐妹之间的差异时，这种做法可能产生有害的影响。

霍 夫 曼：你是说因为莉萨是被单独挑出的，所以她尤其容易受伤害？

博斯科洛：是的。我们有一个假设是，莉萨可能是非婚生的。妈妈说："我的丈夫在她出生之前离开了。"然后这个男人娶了她。她很可能对于要不要和她的新丈夫分享这个女儿感到矛盾，并且也想保护这个女孩。但是，这一怀疑仍然保留着，即如果她没有生这个女婴，她丈夫本会更喜欢她。在那时你可以问："假设你结婚时没有莉萨，你认为你和你丈夫就会相处更好吗？"这样就可以更加直接。

家庭访谈

博斯科洛：你们呢，多丽和黛安娜，你们认为你们来这里有益处吗？

多　　丽：我不知道。

黛 安 娜：我不知道。

博斯科洛：我想再问你们一个问题。妈妈，你说你多年来努力试图帮助莉萨拥有和爸爸更好的关系，这也有助于防止你们的婚姻触礁的可能。但是莉萨和她妹妹们之间的关系呢？她们之间没有很多凝聚力，莉萨在一边，黛安娜和多丽在另一边。

妈　　妈：我认为有的。我认为她们之间有沟通。她们一起在家时她们相处得相当好。一直到莉萨搬出去,她们总是试图和任何其他姐妹们一样相处好。我的意思是她们相互说话,她们一起去看电影,并不完全缺乏沟通。莉萨和多丽沟通得真的相当好。

博斯科洛：莉萨说过她总是感到孤独。不知怎的,她也感到脱离于她的妹妹们。不是那样吗,莉萨?

莉　　萨：嗯?

博斯科洛：你感到脱离于你的妹妹们?

莉　　萨：是啊。她们总是在一起。她们总是在一起。

博斯科洛：她们黏在一起,她们两个都是。

莉　　萨：是啊。

博斯科洛：这么多年来,你曾经感到希望你能和她们粘在一起吗? 和她们一起?

莉　　萨：是啊。

博斯科洛：你用一些方式尝试过,但是在这一尝试上你没有成功。

莉　　萨：没有成功。

博斯科洛：我现在会在这里停下并和我的同事们进行一个讨论,之后我会再回来。

霍　夫　曼：这次暂停期间,你们进入了假设的过程,其结果是一个干预。由于我们只会抄录讨论中直接导向最终评论的部分,你能从总体上就这个过程说些什么吗?

切　　钦：大体上,我们试图有足够的弹性,以在头脑中保留许多的可能性,而非特别地固定在一种可能性上。如果我们相信有任何一种正确的假设,那我们会找它找到发疯。主要是去体验这个家庭被困住得有多深。于是,首先,我们关于他们被困住得有多深进行头脑风暴,直到后来我们才寻找解决办法。很多学生说:"我们应该做这个,我们应该做那个。"我们说:"不,等一下,等一下。"如果你没有被困住的体验,就会过于轻易转向解决办法了。

佩　　恩：要你们说,组成一个好的假设的要素是什么?

博斯科洛：我认为假设来自四个来源。一是数据;二是你拥有的理论;三是你约见许多家庭的经验;而第四个要素是人格,在分析中他们把它叫作移情(transference)。例如,吉安弗兰克在一个家庭里发现的东西和我发现的东西非常不同。我更加敏感，更与一种特定的氛围协调。在经验方面，例如，我已经注意到来自前一婚姻的儿子或女儿经常有更大的可能性会发展出问题。莉萨看上去就处于这一情况。和另外两姐妹相比，她看上去就像一个二等公民。

切　　钦：而我总在控制路易吉在做的事情。例如，当他作出一个那样的陈述时，我会尝试说某些完全相反的事情。我总是意识到作出一个像"每当你有一个领养的孩子时，你就会有这些问题"、"每当你有一个漂亮的姐妹时，另一个就会发疯"这样的陈述有多么容易。你必须意识到这一危险。这是培训里一个重要的问题。我感觉当你过于迅速给予你的学生们关于这个家庭的假设时，这就是糟糕的教学，因为之后这个学员就会进入会谈来证明你的假设是正确的。这种暗示是，评估一个家庭有一些图式（schema），而且一旦你知道得足够了，你就能找出家庭落在这个图式的何处。

博斯科洛：我们必须找到假设与随着时间形成的系统的组织之间的匹配。对假设来说有无穷的可能性，但是有些假设比其他假设更匹配，有些假设与数据有更多的联系。

切　　钦：当假设是由具有循环思维的并且在会谈中连续不断地对家庭的反馈作出回应的治疗师所作出的时候，假设是更好的。那样你有更大的机会发展一个匹配的假设，因为在这一过程中有一种对家庭的组织的镜像反映（mirroring）。

佩　　恩：但是你们确实基于家庭的组织建立假定，不是吗？如果家庭有一个领养的孩子，你立刻会问自己：这个家庭怎样慢慢地建立安全的联结？他们怎样能完全确定他们彼此的归属？

切　　钦：每个家庭都是不同的，所以每次当你作出这样一个假设，它都应该被检查和怀疑。否则你就创造了类似于分析式治疗的构念，你在其中寻找俄狄浦斯情结、偏执等。例如，当你说莉萨比黛安娜更有问题是因为她来自于另一个家庭，你必须质疑这一点。有至少两个竞争的假设是更好的，这样你就能看到它们能否彼此确认。

博斯科洛：在这个案例中，你可以说，莉萨的位置比其他任何人都更糟糕，这一事实可能也和她与妹妹们的脱离有关。

切　　钦：是的。我们注意到另两个女孩们坐在一起而莉萨独自坐着，在那一对人之外。我们之后看了历史数据并发现她是另一个爸爸的女儿，于是我们确认了那一局外的位置。

博斯科洛：类比的数据提供了一个指向历史数据的链接。

切　　钦：但是我们必须小心，因为历史数据能影响我们的感知。我们应该首先寻找类比的模式、当下的形态（configuration），然后寻找历史数据去确认它。

霍　夫　曼：你们怎么知道你们的假设是否成功了？

博斯科洛：我们对于真相没有像我们对于匹配那样关心。我们通过反复试错来建立我们的假设和我们的干预。如果家庭改变了，那就意味着家庭和我们的干预之间有过一个匹配。如果他们不改变，就没有匹配。这些都是由这个家庭来告诉你。

霍　夫　曼：有时候人在一个一直含糊不清的小组里会有这样的体验，一个人站出来提出一个想法或者一个词组，而每一个人都在某种程度上一起站起来，说："是的，是的，就是这样。"它很不寻常，是一种识别（recognition）。仿佛那一理论表述一直已在那里等待着被发现似的。

博斯科洛：是的，我们有过那样的体验。但是当讨论变得有竞争性的时候它从不会发生。例如，如果我们陷入一场关于哪个观点更好或者更糟的斗争，或者如果我们听到像"为什么你那么说？你从哪里得到那一想法的？"这样的陈述时，这种识别就从不会发生。

佩　　恩：你提议，对一个小组来说要管理其讨论的更好的方式之一，是去表达他们拥有的想法和直觉（hunches），而毫不需要他们的意见一致。

切　　钦：是的。我们去年曾制定一套非常成功的规则，禁止我们的学生们说"我同意你"或者"我不同意你"。另一个规则是当任何人说了某些东西，下一个发言者应该试图增加某些完全无关联的东西。一个人可能说："我视莉萨为非常沮丧，非常难过。"另一个人会说："我视妈妈为一个迷惘的女人。"这些想法显然没有关联。但是对它们来说不被联系起来是不可能的，当某个人提出一个每个人都认同的表述方式时，这一联系最终将会出现。那时候就是你获得一种识别的体验的时候，因为每个人都对最终的产物作过贡献。

霍　夫　曼：它让我想起了那个孩子的玩具，一个旋转的碗，上面有彩色的线条。当它旋转时，它变得只是一片模糊，而之后，在一个特定的时点，一个几何图样突然冒了出来。我当时认为这是一种对你怎样得出一个干预的好类比。

切　　钦：这就是为什么，在这次暂停中，我们邀请来自临床团队的两位治疗师加入我们。我们已经发现你需要至少四个人才能让这一过程成功。你需要将你自己的线性思维与另外某人的线性思维对质。只有到那时,在另一组织层面具有意义的模式才会浮现出来。

佩　　恩：我想要问一个关于小组里共识的问题。你说过一个小组可能有个他们必须总是同意的规则,那样他们就更像一个被困住的家庭,而非一个小组。小组更多是任务导向的并且有个工作要做。然而,在一起观察你们的工作时,你看上去大多数时间确实都意见一致。在暂停讨论中,你们中的一个人会说些东西,然后另一个人会完善它或者增加某些东西,以至于这一信息结构看上去会自我建构,并且你们最终看上去意见非常一致。现在也许你们不是了,并且它就是没有显现。但是我想就此事问你,是因为在大多数组成小组的团体中,有一种避免公开的意见不一致或者争取形成共识的倾向。

博斯科洛：在小组过程期间,从拥有不同的视角的意义上说,我们确实经常意见不统一,但是它可能看上去不像意见不一致,因为我们避免陷入权力斗争(power struggles)。如果你用循环的角度思考,权力斗争就不会出现。这和共识完全不一样,因为差异是被允许的。

切　　钦：这里还有一点。当你使用线性的、因果的解释时,你更会经常地发现意见不一致。我认为更应被责备的是这个爸爸,你说是这个妈妈,而其他某人说是这个儿子,所以我们意见不一致。但是如果我们要寻找一个系统的解释,我们会试着寻找所有这些线性的解释是怎样联系起来。这个过程不是一个想法击败其他的想法的过程,而是一个更大的想法不断被补充以至于包含所有其他想法的过程。

霍　夫　曼：你们之前说过治疗室里的治疗师享有最终的权威来决定做什么。

博斯科洛：是的。这一规则允许治疗师在家庭和督导之间的界面上自由地移动。

霍　夫　曼：为的是他/她不成为小组的囚徒。

博斯科洛：正是如此。否则在加入家庭时会有问题。

佩　　恩：治疗师是那个在这整个"治疗—家庭系统"中必须穿过那面玻璃的人,他必须在玻璃两边都像在家里一样自如。

霍　夫　曼：我明白了。是位置决定着每一方能做或不能做什么,而不存在一个成分比其他的成分更好或者更强大的固有的等级。

博斯科洛：是的。关于循环提问还有一点:当我们在培训中对家庭进行角色扮演时,我们给学员们15分钟来编造一个脚本。一旦治疗师开始循环提问,你会看到一段时间以后这个剧本便破成碎片。不同的信息开始相当自发地出现。和一个真实的家庭一起时,可以发生同样的事情。如果治疗师是被动的,就不会引入新的信息,并且家庭会不断呈现其通常的地图。循环提问开始分解这一地图并引入新的联系。从阻抗的角度来看,你可以说循环提问没有直接地违背家庭行动和信任的方式,但是它确实让这个家庭难以保持原状。

佩　　恩:关于阻抗你能多说一两句吗? 它是个正在受到质疑的概念。

博斯科洛:当家庭不想让任何东西改变,而治疗师在试图让他们改变时,你不妨也可以说治疗师正在阻抗家庭;或者如果治疗师对问题积极地赋义,那么你也可以说治疗师在阻抗。从这个意义上说,我没发现这个概念有多有用。

暂停讨论

[小组已经对这个案例讨论了大概半个小时]

切　　钦:*系统里有某些东西阻止着莉萨和她的妹妹们建立关系。这一点得到了类比行为的支持,因为她们在莉萨哭的时候笑。目前,让我们暂时做出这种标点法(punctuation),并且把所有的责备都指向妈妈。从她的观点看,事情是这样的:在最开始两年,莉萨和妈妈是亲密的,但是当这个新来的男人出现了,妈妈感觉想开始新的生活并且没有莉萨的干扰,于是她很可能变得过度保护同时又拒绝。如果爸爸没有向莉萨表现出爱,妈妈会大发雷霆。然后,如果爸爸和莉萨走得太近,妈妈又会嫉妒。*

博斯科洛:莉萨有很多事情要做。她必须支持妈妈,因为妈妈有过糟糕的婚姻;她必须做一个辅助的丈夫,做一个辅助的妻子,做她妹妹们的妈妈,做她妈妈的妹妹与妈妈,并且偶尔她必须把自己交给(be available to)那个丈夫。通过拥有所有这些角色,她在保护所有人并且保守所有秘密。但是没有人保护她。事实上,当这个婚姻不成功时,她便被责备。妈妈说:"我丈夫只刁难你,不刁难别人。所以你在这里没什么好的。如果你不在这里,我的婚姻本会更好。"

切　　钦:*可以理解的是,莉萨的感知"我无处容身,我就不应该被生出来",可能促成精神的崩溃。妈妈可能正在把两次婚姻的失败都归咎于莉萨:"没有你,我本可以拥有一个满意的丈夫。"甚至可能第一个男人都是因为她怀孕了而离开她。*

博斯科洛:如果妈妈不是第一次结婚,她很可能体验到一种和莉萨之间强烈的纽带而与此同时又有对她的一种拒绝。

切　　钦:*给爸爸的标点法是"做爸爸,但不要做爸爸",所以他说:"我总是错的,*

我做什么都是错的。"这一情况经过这些年变得更糟了，但是最终黛安娜打破了她和爸爸的关系，而家庭中最强有力的一个对子变成了多丽和黛安娜。这一强有力的关系的建立让每个人都陷入了危机。这个爸爸没有了黛安娜，变得更加孤独，而莉萨回来和她妈妈一起了，因为她无法亲近她的妹妹们。

博斯科洛：有一则重要的信息。当你问及这对夫妇的分开，莉萨回答说："如果你们之前分开了，我将会高兴。"她将最终脱离这个矛盾的情境，脱离这些她所处的多重的不一致的层级。

切　　钦：回答那个关于如果父母分开她们会跟谁走的问题时，两个小女儿说："过去，我们本会犹豫不决，但是现在我们会跟妈妈走。"尽管如此，她们的语气却是："我们不关心我们去哪里，因为我们是两个人，我们是很强的一对。"

博斯科洛：我们不知道妈妈是否会离开这个婚姻，我们不知道将会发生什么，每件事都非常不稳定。这对莉萨来说是个危险的情境。所以干预必须要把妈妈和莉萨放到一起。我们会为他们设立一个仪式。我们可以说："我们对妈妈与莉萨、莉萨与妈妈之间的情感深厚的纽带印象深刻，这一纽带从未被公开地显露出来。她们已经决定各行其道，假装她们不再一起，并且不显露出她们深厚的感情。现在看来，她们之前为何这么做？看上去如果她们显露出她们之间的纽带，那就会把她们变成一对——妈妈和女儿——如此快乐、如此强大并且如此美好，这样的话，其他人（丈夫和另外两个女儿）都会被完全排除在外。那样他们就不会像莉萨那样重要。于是出于她们对其他人的担心，她们没有表露出这一情感纽带。但是我们认为她们做得太过了。她们在对抗她们亲近的倾向上做得太过了，所以现在我们认为重要的是，一周有一天她们进行这样一个仪式。每周有一天是莉萨和妈妈的一天，这一天其他人必须完全呆在她们的关系之外。莉萨和妈妈不用告诉其他任何人她们在做什么，因为每个人都必须认识到她们做得太过了。她们努力保持分开，为了其他人的利益，为了不隔离其他人。所以，莉萨和妈妈，她们过去在不表现出她们分别对彼此的感情上做得很好。但是她们做得太过了。"我会看到这一干预。

切　　钦：我认为这挺好。不是评论莉萨与爸爸之间的乱伦，而是乱伦位于莉萨与妈妈之间。不是秘密处于爸爸和莉萨之间，而是秘密处于妈妈和莉萨之间。

博斯科洛：有两个家庭：妈妈和女儿，然后是第二个家庭。他们总是试图把莉萨置于第二个家庭，那个不属于她的地方。她的家是她妈妈。所以必须有一种方式让我们可以重建第一个家庭。但是我们把这个丈夫放在哪里？

切　钦：你可以说，她们两个都为这个丈夫做了一件重要的事。他本应娶一个女人，并且由于母女之间强烈的情感纽带而不会被这个女人看得那么重。但是她们没有显示出她们的情感纽带，为了这个爸爸，也为了两个妹妹，否则这两个妹妹在家里本会一钱不值。我会在干预中非常强调这点，以让这些女孩子明白，如果莉萨和妈妈过去未曾否认她们深厚的情感纽带，她们会被完全冷落。她们俩必须感谢莉萨，因为她帮助了她们，感到强大和愉快。但是莉萨和妈妈做得太过了，所以现在她们必须一周有一天呆在一起，并且两个妹妹和爸爸不能去打扰她们。

博斯科洛：把妈妈和女儿置于同一层面会怎样？她们都非常孤独；她们必须憎恨对方，对抗在一起。妈妈试图远离她女儿——甚至把她赶走——因为她害怕她丈夫会难过，怕两个小女儿会嫉妒。莉萨和妈妈都如此努力地试图分开，但是现实中她们又深深地团结在一起。

切　钦：并且，如果她们曾显示出她们的感情，那会成为这个家庭的一个威胁，因为莉萨来自另一个家庭。如果妈妈曾显示出她与莉萨的情感纽带，第二个家庭就不会像第一个家庭一样重要。

博斯科洛：现在我们说到积极赋义。之前我们看到了妈妈的消极面，但是现在我们看到了积极面。她必须摆脱莉萨以创建一个新家庭。为了再次结婚，她必须否认她与莉萨的联姻。所以莉萨必须以一种帮助妈妈显得与她相分离、对她漠不关心的方式行事。

博斯科洛：而且我们已经看到，在许多案例中，在一个家庭是从两个之前的婚姻建构出来时，从一个家庭到下一个家庭的那个孩子必然要有更多问题。

切　钦：并且如果前一个家庭只有三个人组成，处理起来是非常困难的。

小组成员：那黛安娜对她爸爸的敌意呢？她说："我不想和你说话，我不想见你，我希望你出去。"

博斯科洛：黛安娜是家中病理的领导者（pathological leader），因为她是被爸爸所爱的那个人，并且妈妈对此非常关心。她是妈妈和爸爸争夺的那个人，而这就是为什么她现在拥有着大部分的权力，而多丽则退避在后。你可以创造一个系统式的场景：例如，如果妈妈与莉萨彼此亲近，第二个家庭就将消失；或者，如果爸爸与黛安娜过于亲近，那么第一个婚姻就完

　　　　　蛋了。所以,黛安娜必须对抗与爸爸的关系。

小组成员:他们会遵守仪式吗?

博斯科洛:会的,因为它来自于系统之外,来自于一个元层面。莉萨与妈妈的关系
　　　　　始终联系着一个人,这个丈夫,他不是在一个更高的层级,而是在一个
　　　　　同样的层级并且嫉妒她们的关系。

切　　钦:我们决不能以任何方式叫妈妈和莉萨好好相处。她们可以把她们的那
　　　　　天花在不说话、甚至彼此憎恨上,重要的事情是其他人不知道她们在做
　　　　　什么,即她们在她们之间创造了一个秘密。她们不需要彼此取悦,只是
　　　　　向孩子们传递一个她们在一起的讯息。于是,此处,妈妈和莉萨向其他
　　　　　人传递一个信息,即她们是一对。她们可以在那一天做任何她们想做
　　　　　的事情,重要的是没有人干扰。我们甚至可以说,在那一天,两个小女
　　　　　儿甚至不应该和妈妈或莉萨说话。完全沉默。只有妈妈与莉萨应该说
　　　　　话,如果她们想的话,并且如果她们被问到她们在做什么,她们可以回
　　　　　答:“这是我们的事。”

博斯科洛:这是一个干预。让我们看看我们能否做另一个干预,把三个女孩全部
　　　　　放到一起:三个女孩在一边,父母在另一边。

切　　钦:我认为莉萨愿意和她的同辈们一起,不是吗?

博斯科洛:但是到达那里之前,她应该拥有一点她妈妈的东西(have a little piece of
　　　　　her mother)。假如,现在,你创造一个妈妈和女儿之间的乱伦。这对这
　　　　　个家庭来说不是一个真正的解决办法,真正的解决办法是让姐妹们在
　　　　　一起而父母在另一边。但是在那之前,我认为莉萨在渴望着她的妈妈,
　　　　　那个不断拒绝她的妈妈。所以我认为她应该和妈妈在一起呆一段时间
　　　　　以获得多一点妈妈的感觉(a feeling of her mother),然后在未来我们可
　　　　　以设计一个把所有孩子放在一起的仪式。但是是下一次,不是现在。

切　　钦:如果这次的干预奏效的话。

博斯科洛:当然。下一次我们可以用一个新的干预改变这种标点法。我们可以叫
　　　　　三个女孩——莉萨、黛安娜和多丽——一个星期会见一次,一次半个小
　　　　　时,每个人说十分钟,同时其他人听。把妈妈和女儿放到一起无法作为
　　　　　一个最终的干预。你有任何疑问吗?

切　　钦:没有。如果妈妈和女儿能找时间在一起,那她们不友好也没关系。我
　　　　　认为一旦她们开始定义她们的关系,莉萨很可能会因为她妈妈对她缺
　　　　　少支持而愤怒。但是至少她将有一个清晰的理解。

博斯科洛:如果她这样的话,我们能给她这个解释,即妈妈之前之所以无法支持她

> *是因为她曾想要创造这个新的婚姻,而当这一点变得清晰时,也许这个*
> *女儿能原谅她。*

切　　钦：*而之后一段关系就有了更大的可能性。所以下一次他们应该一起过*
　　　　　来,这样我们就能为女孩们设立这个仪式。

霍　夫　曼：这段讨论的开始期间你们采取了非常简单的立场。你们大部分观点看
　　　　　上去站在莉萨那边并且把妈妈当作恶人。

切　　钦：是的。通常我们以关于家庭的一两个成员的线性因果陈述开始。这
　　　　　里,就像你看到的,我们决定攻击这个妈妈。之后,及时地,这个假设变
　　　　　得越来越一般化,并且出现一个模式。我们离开线性的解释并且继续
　　　　　前往一个更为循环的描述。

霍　夫　曼：人们能够跟随你们发展假设的方式,但是你们是怎样得出干预的却并
　　　　　不清楚。它看上去不知从哪里就冒出来了。

博斯科洛：这就是我们设计干预的方式。我们之前已经同意这是一个危险的、不
　　　　　稳定的解决办法。当时有一个暂停,我基于对此情境的一种标点法而
　　　　　介绍了一个干预。吉安弗兰克本可以拒绝它,另外两位曾经加入我们
　　　　　的治疗师同样也是如此,但是相反他们却接纳了它并且完善了它。

佩　　恩：我喜欢这个干预,因为这一对人被放回了家里,而非任何一个人被单拉
　　　　　出来。目前,它没有挑战小女儿们,它允许爸爸感觉他不是问题,并且
　　　　　它修复着母女关系。但是最重要的是,它挑战了"为了第二个家庭则第
　　　　　一个家庭必须被消灭"这种观念。它确认了这个某种意义上说曾被否
　　　　　认掉的第一个家庭。

博斯科洛：第一个婚姻——妈妈和女儿——是一个糟糕的婚姻,因为莉萨出生之
　　　　　后爸爸离开了并且毁灭了妈妈的生活。

佩　　恩：好的,就是这个前提,非常清楚。那么,之后的逻辑是什么?

博斯科洛：根据这一前提,妈妈感到,当她再婚时,这第一个婚姻对新的婚姻和新
　　　　　的女儿们是危险的。这个逻辑就在于用这个想法来解释发生的事情。
　　　　　如果这个婚姻本不应该发生,那就解释了为什么这个女孩想自杀,为什
　　　　　么这个妈妈对这个女儿是矛盾的,为什么莉萨接受被排除在外的位置,
　　　　　为什么这个妈妈将莉萨提供给她的丈夫。当我们将此论点扭转过来并
　　　　　且说这个婚姻是良好的,我们谈及的所有小片段都改变了其符号。

佩　　恩：你在谈及一种对前提的逆转,从糟糕的第一段婚姻到良好的第一段

婚姻。

博斯科洛：是的。

霍 夫 曼：为什么你阻止路易吉进行另一个干预？

切　　钦：因为我们当时必须应对当下的情境。把孩子们放到一起的想法当时看上去像一个智力练习，不得其所。

博斯科洛：我认为我当时提出这个是因为我们当时是在一个培训的情境中，我想提议一个工作人员能够在另一个会谈中用到的想法。我们当时选定第一个干预是因为莉萨当时处于最危险的境地，并且我们当时觉得她需要一个来自她妈妈的清晰的讯息。第二，我们当时必须考虑这一事实，即我们有两个尚未整合的家庭。因此，当时第二个干预尚不成熟。

干预

博斯科洛：*我和我的同事们已经讨论了这一情况并且我们印象非常深刻。最让我们印象深刻的是：在莉萨与妈妈和妈妈与莉萨之间拥有并且一直有着强烈的情感纽带。但是我们有一个问题：莉萨与妈妈、妈妈与莉萨之间一直有着的这种强烈的情感纽带、这种深厚的关系，这么多年来从未公开地表露出来，这是怎么回事？我们的经验告诉我们，在这样的情况下，妈妈与莉萨、莉萨与妈妈这辈子都在这里争吵以不公开显示出她们之间强烈的情感纽带、那种深厚的感情，是为了家庭其他成员的利益。她们当初这么做是为了爸爸、为了黛安娜、为了多丽。现在我们说说，为什么会这样呢？因为我们感到如果她们当初公开地显示出她们强烈的情感纽带、牢固的关系，家庭的其他成员就会被排斥在外。爸爸为了和妈妈在一起而娶她，而他本会被冷落。如果这一情感纽带被公开地表现出来，那么，黛安娜与多丽就会是二等公民。所以我们认为你们做得很好，妈妈与莉萨、莉萨与妈妈都没有公开地表现你们之间强烈的情感纽带。过去，如果莉萨与爸爸相处不好，妈妈就经常失望，而莉萨则因为感到妈妈的失望而难过。所以莉萨与妈妈、妈妈与莉萨这多年来总是找到一些方式对彼此深感不满意，因为如果她们满意了，她们就会组成一个非常牢固的对子，并且她们积极的关系就会显现出来，将这个家庭的其他成员即爸爸与两个女儿排除在外。两个小女儿应该感谢莉萨与妈妈曾经对抗她们对彼此感到的如此深厚的爱。*

　　莉萨是大女儿，并且妈妈在早些年曾单独和她住在一起，而这便是一段非常牢固的关系的基础与准备。你们两个，妈妈与莉萨，一直试图

不展示你们对彼此深深怀着的强烈的积极情感。这是为了你，杰克，也为了黛安娜和多丽。但是我们认为莉萨和妈妈做得太过了。她们总是试图避免展示她们之间强烈的情感纽带，这件事做得太过了。我们已经讨论了这一切，我们想要建议，妈妈与莉萨、莉萨与妈妈每一周将有一天是属于她们的一天。例如，你们可以选周三。每个周三将是妈妈与莉萨、莉萨与妈妈在一起的一天。而爸爸、多丽与黛安娜应该理解此事，并且作为合作，在那一天应该不去打扰她们两个。这将允许妈妈与莉萨、莉萨与妈妈一周有一天呆在一起。她们可以做她们想做的任何事——说话、不说话、出去、不出去——她们将决定做什么、说什么——争吵、不争吵——决定任何事。

最重要的是这是她们的一天，因为她们在不显露她们的情感纽带和对彼此的爱这件事上做得太过了。所以你们两个女孩和你，杰克，应该让她们拥有一天。在那天，例如，如果多丽与黛安娜有事向妈妈说，她们不应该在那一天说它，而应将它保存到第二天或者另一天，因为那一天是妈妈与莉萨的一天。

妈妈和莉萨那一天、每周的一天，做的任何事情，都必须保留在她们之间。如果爸爸、多丽或黛安娜好奇并且想问妈妈和莉萨"你们对彼此说了什么？你们在那天做了什么？"他们必须制止自己并且不问。如果他们问，那妈妈和莉萨应该说："我们不应该告诉你们我们今天做了什么或者说了什么。"清楚吗，莉萨？好吧。一周一天。重要的是一周只有一天，不能再多。有件事可能会发生，即因为你们之间增加的融洽，你感到你们可能想要更多时间在一起，但是重要的是你们不去做它。风险在于爸爸将被孤立，并且黛安娜与多丽将会是二等公民。所以，总而言之，我们认为莉萨与妈妈在帮助爸爸、黛安娜与多丽感觉他们是家庭重要的部分时做得太过了。所以，她们，妈妈与莉萨，应该一周花一天在一起，并且其他人应该让她们拥有这一天。如果妈妈与莉萨开始感觉她们想要超过一天，那你们必须找[家庭的治疗师]谈，因为我们认为那会太多了。此时，重要的是拥有一天。

霍 夫 曼：黛安娜看上去非常生气。

佩　　恩：最感人的反馈来自于莉萨，她非常安静地微笑了，就是抬起她的头并微笑了。

霍 夫 曼：我认为爸爸看上去如释重负。他点头了并且活跃起来。

博斯科洛：你们能看到，当我们把妈妈给莉萨时，黛安娜与莉萨之间的竞争浮现出来。它让黛安娜怒不可遏。即使当女孩们追逐爸爸时，她们一直在考虑的是妈妈。她们伴随爸爸是因为妈妈派她们去。她们这么做是为了取悦妈妈。但是，实际上，她们两个都想要妈妈。

佩　　恩：你们当时期望这一干预对这个家庭有什么影响？

切　　钦：我们从经验中知道，陷入这种情形的妈妈和女儿将从一个外人说她们可以在一起的许可中体验到极大的宽慰。但是重要的是其他人身上发生的事情。这个爸爸同样如释重负，并且如果他释然了，他对莉萨的行为将会有所不同。如果他对莉萨的行为不同了，他对他妻子的行为必定也是不同的。而两个小女孩很可能会变得嫉妒起来，并且对妈妈提出更多要求。如果黛安娜表现出嫉妒，莉萨将感到释然，因为她将感到"我也有价值"。两个小女孩一直在传递这个信息："莉萨没有价值，她都不存在。"所以黛安娜的愤怒反应能给予莉萨巨大的安慰。这是莉萨能够离开家的唯一办法：如果她确定她妈妈爱她。

　　　　　你只有知道人们将会想念你时才能离开家。而如果莉萨能离开这个场，其他人也将能够离开。

博斯科洛：关于这个仪式我想说些东西。我们把莉萨作为这个家庭中的优先考虑对象。由于莉萨无法从她与妈妈的关系中获得意义，我们便为整个家庭提供一个去遵循的仪式。这个仪式引入了两种体验：首先是，一周一天的母女之间关系的体验，在其中莉萨能够最终发现她妈妈是否会接纳她；其次是，莉萨能允许她的妹妹们在其他日子里拥有她的妈妈的一种体验。

霍 夫 曼：有趣的事情是，在你们之前的讨论中，每个人都是被消极地赋义的，而随着这一干预，一切都调整到位并且成为不责备的和不贬损的。

博斯科洛：这是由于一种层级的跳跃，它是更系统式的（systemic）。

霍 夫 曼：但是你们是怎么到达那里的？

切　　钦：最令人信服的事实是妈妈和女儿之间的第一段联姻，这段联姻是被否认的。当我们通过把那两个女人放在一起的方式来改变这一点的时候，所有事情都开始变得有意义。莉萨与妈妈能够去爱彼此，爸爸能够慷慨大方，小女儿们能够允许姐姐拥有妈妈的一部分，于是每个人都感觉良好。这个系统曾经创造过这样一种情境，在其中所有的意义都是坏的，每个人都对彼此很坏。现在我们创造了一个让每个人都能对彼此好的情境。

佩　　恩：当你们经历这个创造积极赋义的过程时，难道它没有影响我们对这个家庭作何感觉吗？

切　　钦：一般而言，你确实会认同对家庭的"积极"感觉。并且你必须真的相信你在说的东西，所以它不是一种伎俩（maneuver），不是一种诡计。

霍　夫　曼：那你们说，什么东西最能描绘系统式干预的特性呢？

切　　钦：假设你有这样一个系统，其中每个人都对其他每个人感觉糟糕："我丈夫是个暴君"，"我妻子是个泼妇"，"我女儿是个过分要求的蠢蛋"，等等。每个人都对彼此和他们自己有糟糕的感受。这些感知是："这是真的，我妻子就是像那样，真的！"并且人们被困在这些感知之中。存在着这样一种没有解决办法、没有出路的感觉。但是总有一个解决办法。这个解决办法就是改变家庭对他们关系的认识论的观点。

霍　夫　曼：换句话说，你从行为走向了行为的背景——在这个案例中即关于第一个家庭的前提——并且你转向一个逻辑类型的层级，它允许你看到所有的行为都有特定的正当性，无论它们曾造成了多么破坏性的影响。

切　　钦：对。

佩　　恩：这个家庭后来发生了什么？

博斯科洛：这个家庭的治疗师再次约见了这个家庭三次。妈妈与莉萨实施了那个仪式，但是黛安娜非常生气并且试图阻止她们。渐渐地，她的敌意减少了，并且她与莉萨变得更近了。之前已经搬出去自己住的莉萨找了个男朋友。这个妈妈告诉治疗师，莉萨和她丈夫不想参加治疗，于是这个治疗师建议休息一阵。大约 6 个月后，我们下一次过去时，我们询问是否能见他们，做一次随访会谈。这一次只有父母来了。

佩　　恩：你们是如何处理第二次见面的？

博斯科洛：对我们来说，问题是如何继续向这个家庭传递一个信息，即这不是治疗。"顾问咨询"就其本身而言已经结束了，并且我们不想拉他们回来找我们。所以我们决定以一种千篇一律的方式使用循环提问，就好像我们在遵循一个访谈计划一样。我们告诉他们我们会在结束和一个家庭的工作后的半年之后进行随访，以供研究，并且我们会问他们常规的研究问题。

霍　夫　曼：有什么意外之处吗？

博斯科洛：我们高兴地听到莉萨比之前高兴很多，有一份工作，并且和一个想和她结婚的男朋友住在一起。据妈妈说，女孩子们全都彼此亲近了很多，并

且她与莉萨现在关系非常好。然而,父母之间的关系恶化了,看上去好
像这个爸爸感觉比任何时候都更加被排除在外了。

佩　　恩:跟我们说说和这个家庭的下一次会谈吧。

博斯科洛:我们一年半之后回去了,并且要求见整个家庭。他们都来了,还增加了
一个新成员——莉萨那个还是婴儿的儿子。她结婚了。但是我们无法
对会谈进行录像,因为这个爸爸不允许。

佩　　恩:你能概述一下吗?

博斯科洛:我像之前一样和他们打招呼,感谢他们过来。这个爸爸说:"你的朋友
在单面镜后吗?"我看到他非常愤怒。他说他不想吉安弗兰克看着我
们,于是我叫他进来坐在屋里和我与这个家庭一起。然后这个爸爸站
起来拉上了布帘,这样我们便无法拍照。他拔掉了录音设备的插头,而
我真的开始紧张起来。于是我对他说:"请原谅,但是如果你不想被访
谈,是没关系的。"他说:"坐下!"我坐下并开始问问题。我询问情况怎
样,他们说黛安娜变得越来越叛逆了,她要求离开家里并且要么一个人
住要么和莉萨一起住。父母越反对她,她就变得越叛逆。我问莉萨她
是否想她妹妹来和她住,她说想,但是她觉得这对她父母不好,所以她
感到矛盾。情况升级到了这样一种地步,黛安娜拒绝上学,并且最终躲
进了一家精神专科医院。她曾说过:"我不会离开这里,直到你们允许
我要么独自生活要么去我姐姐那里住为止。"在会谈期间,她是生气的,
但是仍是条理清晰的。她看上去并没有疯。她之前是自愿去的医院,
而现在她想离开。莉萨不舒服,我对于莉萨为何如此沮丧感到好奇。
我的情感反应是失望。我感觉她应该对我感激,所以我是在像一个治
疗师那样思考。我问了她一些问题,她说她结婚了,和她丈夫相处挺
好,等等。于是我询问为什么她如此生气。我必须解决这个疑问。她
看着我说:"因为你们没完成你们的工作!"她指着黛安娜:"你们帮助
了我,但是之后你们就把这些留给我们。"全家都点头,同意莉萨的话。
他们生我们的气,因为他们觉得我们帮助了他们,但是没有完成工作就
离开了。我们出去讨论了我们应该做什么。我们觉得我们处于一个经
典的悖论之中。我们的困境是这样的:如果我们准备做治疗,我们会是
错误的,因为我们是咨询顾问;然而,如果我们不做治疗,我们也是错误
的,因为这个家庭不高兴。以下是我们摆脱我们的束缚的方式。

　　我们讨论之后,我回到这个家庭,并且以一种非常像祈祷或者连祷
的语气说:"我已经和我的同事们讨论了,并且我们理解你们为什么生

气。我们也理解为什么黛安娜曾决定去医院，为什么她不想呆在家里，为什么她想要么独自生活要么和莉萨住。进一步说，我们理解为什么一方面莉萨愿意她搬进来和她住，另一方面她又不能允许此事发生。并且我们理解为什么父母不想黛安娜独自生活或者和莉萨住。我们理解所有这些东西，但是我们不能告诉你们，我们对所有这些'为什么'的理解，因为我们不是你们的治疗师。"

这一做法的效果是戏剧性的。他们都像被催眠了一般地坐着。我停顿了一下，然后说："我们赞同你们，即工作尚未完成，但是我们无法完成它，因为我们不是你们的治疗师。我们认为你们应该联络一个本地的家庭治疗师，这就是我们能说的全部了。如果你们决定这么做，那我们将告诉这个治疗师我们关于你们的家庭所理解的全部东西，因为这个治疗师将会有能力做治疗。但是我们无法告诉你们，因为这样我们就会表现得好像我们是治疗师一样，可我们不是。"

这个家庭反应积极，他们站起来，说谢谢，并且和我们握手。我当时有种感觉是这个家庭什么都理解。这是个非常强有力的干预，比我们告诉他们，我们关于他们理解的东西要更强有力。

霍 夫 曼：你们"理解"的是什么？

博斯科洛：很清楚，爸爸和黛安娜的关系非常糟糕。她宁可去医院也不愿靠近他。莉萨无法让她住进来，因为她不想妈妈被独自留在爸爸身边。这就是为什么这个爸爸想要完全控制这次会谈。他实际上在说："如果我们再有一次像上次那样的会谈——那次会谈中你从我身边偷走了一个女儿——可能你们还会偷走下一个。"这个妈妈的位置是她想和她的女儿们亲近，但是她也想留住这个男人。通过说"我们理解"，我们能够指出每个人的私人考虑，却什么也不用明说。

霍 夫 曼：当时你们打算就这些"为什么"的内容对这个家庭之后可能会见的治疗师进行指导吗？

博斯科洛：不。任何未来的治疗师都应该自由地和这个家庭一起从事新的搜寻，如果他们下一次进入治疗，那时他们会是一个完全不同的家庭。通过向这个家庭解释为什么我们无法和他们工作，这一干预仅仅指出了我们所处的困境。如果这个家庭当时确实决定回来，他们可以打电话给那个治疗师，治疗师可以开始和他们一起开始一段新的关系，把我们从做咨询顾问的工作中解脱出来。意图在于再也不需要使用这一处方，它只是在那个时刻被说出来以获取一个效果。

切　钦：我们在公共机构和学生们用过这一干预。公共机构在意大利名声败坏。出于这一原因，来自这种代理机构的治疗师算不上数。家庭把治疗师看成无用的，想着："如果我们当时去一个昂贵的中心我们就能被治愈，但是你们无法在这里治愈我们。"处于这一位置的治疗师可以使用这一同样的技术。他可以说："我对于正在发生什么有一些想法，并且我理解你们为什么做这个、这个和这个，但是我无法告诉你们，因为我在你们眼中毫无地位——你们不信任我。出于这一原因，我所说的东西对你们来说毫无意义。这不是你们的错。如果我是这个机构的主管，也许我可以帮助你们。但是我不是。所以我认为你们应该等待，如果你们愿意，我们将一起进行几次会谈，直到有一些自发的迹象显示出你们对于我的信任。但是它必须是自发的。当你们对我作为治疗师有种信任的感觉——考虑到这种环境，这是非常困难的——然后我会告诉你们我所理解的是什么。只有那个时候它才会对你们有意义。"

霍夫曼：在这次会谈中，你当时有感觉你们已经失去了对会谈的掌控吗？

博斯科洛：没有。有一种旧理念是治疗师应该总是拥有掌控，但是我们不相信这一点。掌控总是在不断移动的，因为去掌控一个访谈意味着你创造一个固定不变的系统。你必须让自己作为一个控制论的环路（cybernetic loop），这样他们就能够使用你。通常来说，在治疗的开始，我们会有很多的控制，我们很主动，我们作出干预。过些时候，我们可能开始评论我们有多么困惑、不确定。最后我们可能说："坦白说，我们真的没有什么可以告诉你们，我们没有想法。"然后我们会让他们决定是就在那里停下还是继续。

佩　恩：你们当时是否认为这个家庭和你们第一次见他们时相比处于一个更糟或更好的状况？

博斯科洛：你没法说他们是否处于一个更糟或更好的状况。你所能说的全部就是："在我当时观察这个系统的时候，没有更好的解决办法。"并且，当存在一个危机时，这个危机也可以向各个方向发展。他们之前在描述的对抗升级（escalation）本可以造成非常消极的结果。但是我们也必须记住，这个系统是在发展中的。我们倾向于相信，如果我们能帮助一个家庭变得松动，他们自己将会继续找到一个平衡的解决办法。

霍夫曼：当时的什么事情让你们感到充满希望？

博斯科洛：哦，当然是莉萨结婚了并且搬出了家里。并且这个家庭看上去对他们的关系清楚得多了。有很多的定义、很多的共识。在前两次会谈里，妻子对丈夫是敌对的,但是现在她赞同他。整个家庭都赞同他,除了黛安娜。

切　　钦：令人印象深刻的是爸爸突然成为了这种情况下的领导者的方式。他在设定规则:"现在我们这么来做。"这个男人在前一次会谈中还是目瞪口呆地坐着,而在这里他在说:"这是我的家庭,这些是我的女儿们。"

霍　夫　曼：这被看作坏还是好,都取决于你的视角。事后回头去看,在这里有什么地方是你们本可以采取不同做法的吗?

博斯科洛：我认为我们在第一次会谈中做的干预是个错误,因为我们取代了治疗师。这始终是一个难题。当治疗师邀请咨询顾问加入时,便已向家庭传递了这样的讯息:"我被困住了,所以我需要一个比我更厉害的人。"他把他自己放低了。我们本可以向治疗师指导第一个干预,就说:"这是我们看待这个情景的方式,并且现在我们想给你提两条建议。"第一条建议是给予治疗师把妈妈和女儿放到一起的想法。第二条建议是告诉治疗师,她应该在他们下次的会谈中和家庭讨论这一点,并且她和他们必须就他们是否想要遵循这一建议达成共识。我认为这样本可以恢复治疗师的位置。

霍　夫　曼：即使他们当时决定不采纳你们的建议,他们也是在遵循你们的建议。

博斯科洛：是的。并且这样本可能重建治疗师与家庭之间的积极关系。如果他们有一个治疗师的话,这个家庭可能本不会陷入他们后来所处的、我感觉非常危险的僵局。黛安娜想要呆在医院,很可能是为了避免莉萨过去曾经所处的情境。她在暗示:"如果我回家,我和爸爸会进入相同的关系之中。"而父母则在力争让她回来。这种情形本可能变得更糟,因为这个女儿的症状可能会变得加重以留在医院里。

霍　夫　曼：就你所知,这种情况没有发生?

博斯科洛：没有。

霍　夫　曼：还有另一个问题。国家现在要求,如果家庭中有任何躯体虐待或性虐待的嫌疑,和家庭与孩子一起工作的专业人员要向当局提出控告。我认识到,成为你们所说的"社会控制代理人",不是你们通常会做的事情。但是你们声称有些时候治疗师确实会戴上这顶帽子。考虑到有很高的可能性黛安娜正在受到其爸爸的骚扰(如果不是虐待),为什么你们当初不向该诊所建议对此情形进行调查,或者至少可以拒绝继续提供顾问咨询?或者说,为什么该诊所,或者涉及此案例的其他专业人员当初都没有采取行动?

博斯科洛：关于家庭中的暴力，我认为这个问题对想要保持系统式视角的人造成了非常严重的挑战。在那些暴力是公开的事实并且已经或者将要采取法律行动的家庭里，暴力便是家庭沟通的一部分。应该这样处理它。这一情形的附带结果在于，治疗师必须要经常换帽子，从治疗师的帽子换成社会控制的帽子。与家庭的对话将以治疗师的位置改变所产生的治疗结果为中心。

切　　钦：在只是怀疑有暴力的案例中，问题解决起来要更加困难。治疗师必须成为一个侦探。系统式的治疗师通常并不对"真相"感兴趣，而是更多试图和家庭一起诠释一个新的现实。他关心的是为所有的行为找到意义，但愿这些意义会帮助家庭成员以消除继续暴力的需要的方式改变。他从容不迫地进行此事，并且不受紧迫感的驱使。但是如果他起了疑心，并且出于伦理和法律的原因，他被迫变成一个侦探，那么他就必须采取相应的行动。

博斯科洛：当我们看到家庭成员们正在实施犯罪或者试图隐瞒真相时，我们倾向于感到困惑。我们回到了我们从前关于治疗的想法，即治疗是一场病人与治疗师之间的较量，每一方都试图以智谋胜过对方。多年来我们一直试图摆脱那样的位置。

切　　钦：关于我们在加拿大的做法，让我分享一种历史的视角。1980年时，在我们访谈这个家庭的时候，专业共同体（professional community）对待躯体虐待和性虐待议题的态度与今日相比殊为不同。在意大利，为了不破坏与来访者（client）之间的保密性协议（bond of confidentiality），治疗师们不会向当局报告虐待行为。牧师和忏悔之人的关系中存在着同样的协议。只是到1984年，意大利才要求任何人了解到对未成年人的性虐待或躯体虐待都要向警察报告。在过去几年，也出现过专业人员因为未报告虐待行为而被举报给警察的事情。

博斯科洛：在我们访谈这个家庭并且与其他涉及的专业人员讨论这个案例的时候，把这个案例报告给警察的议题尚未出现。我们假定治疗师与咨询顾问们受到委托人的保密权的约束，并且我们的任务是在治疗的背景下改变不受欢迎的行为。在80年代早期我们在工作坊和会议上展示这盒磁带时，没有出现关于举报议题的问题。观众开始问起这样的问题是直到近期才有的事情。在过去两三年里，专业共同体的态度有了巨大的改变。舆论的钟摆已经改变了位置，专业人员变得越来越像侦探，寻找着虐待的证据。

佩　　恩：最后一个问题。在米兰，你们曾经有家庭过于依附治疗师的问题吗？

切　　钦：在米兰，我们总是和许多治疗师一起工作。我们可以用一个治疗师替代另一个治疗师，并且家庭看上去并不会注意。有时候一个家庭不认识的治疗师会进入治疗室。"你是谁？""我一直在单面镜后面，看着你们。""好吧。"看上去无所谓的样子。并且家庭发展出一种针对复数的"你们"的情感。他们不断提到"你们"所说的东西。你独自在治疗室里，但是他们知道作出评论的是你和那个小组。系统式治疗看上去并不需要像其他治疗那种对治疗师的个人卷入。

佩　　恩：你所说的是，顾问咨询不是与治疗对立的，两者一起都是改变人类系统的不同方式。

切　　钦：这就把我们带到了治疗概念的消除（elimination of concept of therapy）。莱曼·怀恩说："不存在治疗，只存在顾问咨询。"当你见一个家庭时，你是和这个家庭系统一起商议。"治疗"属于医学模式（medical model），即你获取身体的一部分并且治愈它。就系统式的意义而言，家庭治疗永远都是顾问咨询。

博斯科洛：这里有些更加深入的东西。如果你使用治疗这个词，你就把这个家庭定义为有问题。你隐含地接受了病理学的概念。如果你引入顾问咨询这个词，你便摆脱了所有这些东西。

第三部分

厌食者的商店

引言

这个顾问咨询(consultation)是在两年里进行的 4 次会谈。正如本书中的其他顾问咨询,米兰组合(Milan Associates)最初的目标是把顾问咨询作为一个工具,把他们的治疗模式教授给同行。由于博斯科洛和切钦的主要职责是教学,他们可以自由评价,并在工作中自由创新。每次会谈中,我们都会看到,对于所呈现出的新信息,或是所意识到的之前的疏漏,他们都会作出相应的方向性的调整。当家庭两难困境的不同侧面被揭示时,他们总是可以自由地重新表述他们的假设。

这次对 S 家庭的顾问咨询,展现了转介情境(referring context)中的议题,勾画了家庭中的三角关系,以及它在历经治疗期间所形成的变化,强调了博斯科洛和切钦关于前提(premise)的概念,即决定家庭如何定义自身问题的高度体系化的家庭信念,并且指出了它是如何变化的。

呈现问题与转介情境

苏(Sue),S 家庭中 23 岁的女儿,在过去 6 年中,患神经性厌食症(anorexia nervosa)。家庭还有另外三个孩子:简(Jane),25 岁;凯特(Kate),20 岁;还有乔(Joe),15 岁。父亲已经退休在家。苏和她的父母为了寻找能够治愈她的治疗师或治疗方法,走遍了美国和加拿大。期间,苏接受过一段时间的行为取向的住院治疗,家庭也寻求过在厌食症方面享有盛名的治疗师的顾问咨询,但治愈仍然难以实现。所有帮助苏和她的家庭的治疗师都失败了。因此,这个家庭不喜欢也不信任治疗师。S 先生在第一次会谈中攻击切钦和"其他治疗师"不知道自己在做些什么的时候,公然表达了这一态度。S 先生表现出非常坚决地要保护他的家庭不再失望——这一点在后来的治疗中可以看到。

切钦用循环问题(circular questions)回应了这个家庭中的混乱以及父亲对他的攻击,他在不同的治疗师之间进行比较,并回溯了家庭对于治疗的想法。在某个时刻,苏主动回应:"要是很久以前我下定决心要好起来,我就不会生病了。"这是一个积极的陈述,它与家庭对于治疗的负面前提相反。

值得注意的一个要点就是,总体上,米兰治疗模式中,小组总是在处理家庭动力之前,就会把转介情境的议题纳入考虑范围。米兰组合示教咨询(teaching consultations)的与众不同之处,就在于治疗情境(therapeutic context)是被纳入考虑之列的。对于治疗模式中重要反馈环的聚焦,加深了他们对于"重要系统"

(significant system)的理解：意义和关系的网络是被问题(problem)组织起来的。治疗情境的观念涵盖的不仅是负责转介的专业人员，也包括家庭所接触过的所有治疗。众多治疗的经验引发了系统中一个治疗理念的诞生，即治疗可以同等形式地再现家庭自身的分裂、一致以及分歧。忽略以往治疗对当前治疗的意义，就好像在想当然地隔绝一个家庭和他们自己的历史。米兰模式中的提问程序总是聚焦于过去的治疗。当系统对他们治疗史的理解变得更清楚的时候，提问才会转向当前治疗中的细节以及这些想法在家庭中是如何开始的——谁先想到这个主意的，谁对这个主意是最保守的，谁最有热情，等等。"治疗"这一概念正如它在家庭中的存在一样，从未被假定过，相反是被当作一个既能呈现信息，又能对信息作出反应的主题。

这一观点有着非常有趣的背景。从早些时候开始，米兰组合把家庭治疗视为家庭和社会之间的界面。博斯科洛讲述了一个故事，关于1968年在米兰的首次家庭治疗大会，内森·阿克曼(Nathan Ackerman)和罗纳德·莱恩(Ronald Laing)参与了这次大会。那时，大多数的意大利精神科医生是马克思主义者，他们公然攻击阿克曼，因为他表示只对家庭动力感兴趣。他们更倾向于莱恩的社会情境式的标点法(punctuation)，因为这符合他们的意识形态。他们觉得精神分析及其派生物都是"资产阶级"的。然而，这批持马克思主义的精神科医生中的一些人，来到米兰中心学习米兰组合处理家庭问题的"技术手法"。那时该中心已声名远扬，而这些持马克思主义的精神科医生们正采用常规的手段去治疗那些没有好转的人。这些马克思主义者的困境是有趣的，由于他们学习了米兰式的技术，他们开始接触到一个不同的认识论——一个不仅中立，而且容纳了多种非马克思主义世界观的认识论。他们认为对治疗师而言，很重要的一点就是要保持政治觉察力，因为他们掌握了可以把社会观念带给一个病人的权力，既可以与病人结为反对社会的联盟，也可以与社会一起来反对病人。然而当这些马克思主义者学习了米兰式的技术，介于病人和社会之间的界面问题并没有得到解决。恰恰相反，这个方法论反倒挑战起马克思主义者的解决办法。不过这些马克思主义者倒是也给米兰小组上了重要的一课：一个治疗绝不可能不涉及与家庭相关的社会情境和职业情境。治疗的实施势必再现所有这些情境。

回到S家庭，这个家庭建构了一个位置，用于处理这些所有失败的治疗。在会谈过程中可以清楚地看到，他们的谈判立场是在要求治疗师——而不是他们自身——作出改变。于是，对治疗师的甄选本身就成为一种让家庭守候在一起的必要方式。对他们的假设(hypothesis)就是治疗给这个家庭带来了分离的风险。父母控制这一风险的方式是竞相寻找声名显赫而另一方可以找到理由去否决的治疗师。这个"游戏"维持了他们关于家庭成员必须守候在一起的前提。这一对父母达成一致的重要地带，就是当他们都共同认为某一治疗师或某一治疗失败的时候。在这个意义上，对于什么时候达成一致或什么时候不一致这一点上，他们倒是可以达成共识。

为了处理S夫妇对于治疗的关系规则，米兰小组要求他们次日再来，而且在此之前，需要商讨并达成一致，是父母还是孩子前来参与会谈。给家庭的理论依据就是女儿们处在冲突之中，也不愿意长大，原因是她们持有一个观念，即父母没有她们就无法共处。如果是孩子选择回到顾问咨询中，咨询顾问们就会尝试纠正这个观念；如果是父母选择回到顾问咨询中，小组就会考察孩子们是如何接收到支持这个观念的讯息。

这对父母次日返回并被授予一项"秘密夫妻"的任务：他们将会有一段时间进行一周一次的秘密约会。不能有任何人知道他们的去向，返回时也不可以讨论他们的活动和行踪。这项仪式达成了两件重要事项。第一，它把所有的孩子放到了同一水平上。他们中的每一位都正在以他/她自己的方式挣扎在如何离开家而又不必让父母担忧这个问题上。第二，这个系统里所有的三角关系都必须让位于夫妻秘密待在一起的时间。此外，S家庭被要求在未来的6个月内不做治疗，目的是缓解他们对治疗师的不信任，并且使他们有时间自己去探索新的可能性。

三角关系与前提

三元评估是建构假设的一个基础，而前提则是使问题的三角关系争斗不绝的主题或观念。家庭中的三角关系是可以改变的——确定会对治疗作出反应——然而前提却难以改变，就像一个家庭尚未解决的关键问题一样在原地岿然不动。

在我们探索围绕着S家庭中特定前提而变动的三元结构之前，要记住米兰小组关于标签的观点。厌食症对任何的治疗方法来说，都是一个挑战，所以重点是要记住米兰小组会把它视为一个标签，跟其他任何标签一样，把它转化为互动的过程，或是对行为的描述。他们特别敏感的迹象就是家庭把一个人的疾病理解为与他人互动的方式。那时，治疗师和家庭都可以把"疾病"看作是以特定方式去行动的决定，家庭成员开始把厌食者当作一个人来反应，而不仅仅只是一个"病人"。米兰小组觉得这就是改变将要发生的时刻。

在历经四次顾问咨询的时间里，对S家庭三角关系的评估方面发生了一些有趣的迂回。咨询顾问把三角关系从第一次会谈时的母亲、苏和简转移到了第三次会谈时的母亲、父亲和苏。在与这个家庭工作的结论部分，还有另一个三角出现，将在下文进行讨论。

　　根据第一次访谈中类比的(analogical)[①]和言语的材料,米兰组合推断苏和简显然处在争夺母亲的斗争当中,这促发了她俩之间的竞争。这种竞争的形式导致了两个女儿都无法与家庭分离。她们的竞争围绕着留守/离开的主题被表达出来。咨询顾问对两个女儿行动的探究——她们对离家的尝试以及随后的返回——发展出伪留守(pseudostable)孩子和伪逃亡(pseudofugitive)孩子的观念。无论她们威胁说要离开还是要返回,这两个位置都加剧了与父母的捆绑。这一行为的逻辑就是,一个孩子必须表现出离开,以及两个位置必须交替,因为其中任何一个都不能单独成为解决办法。这一行为对家庭的结果就是,它使得守候在一起变得可被接受,因为总是有一个孩子会准备离开。这个推理促成了一个更加包容的关于留守/离开的两极摆动的定义,容许家庭成员保持在一起不分离。

　　博斯科洛和切钦随后引入未来式问题(future questions)去处理留守/分离的两极摆动。例如,他们会问:"四个孩子中谁会决定留在家里和父母亲近?"连同它在内的其他一些未来式问题涉及家庭对孩子们的期待,从而建立了家庭尚未预见或谈及的联结。

　　米兰组合把前提视为家庭信念系统的一部分。当人们试图创建的世界与他们所了解的世界过于相似时,也就创建了一个自我实现的预言。但是如果问未来式问题,正如在这个案例中围绕分离的那些问题:谁会最先离开家,最先结婚,等等,就相当于在问这个前提所不容许的问题。这类问题所引入的理念就是,前提是可以改变的,或至少是可以被调整的。

　　改变前提是一件不寻常并且费力的事,正如格雷戈里·贝特森(Gregory Bateson)在他的论文《"自我"的控制论》(*The Cybernetics of Self*)中所指出的那样(Bateson,1972)。在这篇论文里,贝特森描述了一个酗酒者的前提就是"我对自己的酒量有控制力",这就必须在每一次酗酒发生时去反复验证。为了改变"我有控制力"这个前提,酗酒者就必须要"触摸底线",最终意识到他/她*没有*控制力。于是这个前提就在不断证明有控制力的尝试和接受没有控制力的现实之间来回变动。

　　米兰小组觉得,如果说了诸如"不要改变! 保持原样! 再多一些抑郁、焦虑、厌食,哪怕你会为此送命",这些陈述相当于在言语上"触摸底线"。通过开出"底线"处方,就创造了一个崭新的解决办法的可能性。

　　博斯科洛和切钦在这个案例的讨论中说过,家庭成员持有通用的前提,特别是关于分离和死亡。死亡的观念被家庭感知及在未来被体验的方式,与这些观念被

---

① 参考"非言语的"。——译者注

融入在家庭历史中的方式是一致的。

回顾这个案例,第三次会谈发生在"秘密夫妻"仪式的 6 个月之后,苏的行为改变了,但仍然使她的家人感到不安。在此期间,她开始约见治疗师,表现出稳定的参与性。然而,她的父母还在为她争吵:父亲攻击她把"人渣"似的朋友带回家;母亲则为她辩护,说她可能是自我价值感太低以至于认为自己不配拥有更好的!米兰小组觉得重要的是不要进一步分离这个家庭,正如他们所做的"秘密夫妻"的干预,而是建议家庭守候在一起。他们说,时间,它会掌管一切,分离的正常时刻会自行到来。他们把苏的治疗形容成一种对分离过程减速的重要方式。本质上,他们想要给家庭时间去重新组织他们的行为,以便对顾问咨询作出反应,并且抵消了来自家庭接触过的众多治疗师的禁令,即留守在家里是异常的。沿着这一思路,他们也告诉家庭,苏不再是厌食者了,即使她还表现出厌食的行为。博斯科洛和切钦继续谈到他们工作的一个特征就是会谈之间较长的间隔。在治疗的开始部分,他们见家庭更频繁一些,可能形成一个干预一般需要三次会谈。然后,对此进行评估之后,对于每个案例,决定一个恰当的时间段,让家庭回去保持一个为期几个月或一年的具有处方性质的时间间隔。

随访,一年到一年半之后

在一年到一年半之后有一个随访。在这个间隔期间,苏继续约见她的个体治疗师,家庭约见过一位精神科医生。有一个巨大的变化发生。S 太太开了一个销售运动服饰的连锁商店。这证明,家庭经历了一次成功的冒险,因为他们不只是赚了钱,而且每个女儿或自行管理一个分店,或在总店工作。父亲也在总店工作。博斯科洛和切钦为这个改变作出如下的解释:多年来,S 太太努力使丈夫成为一个良好的供给者,结果是家庭几近破产的边缘。事实上,S 先生曾一度被迫变卖他们的房子。每当这个时候,S 先生和太太就会向 S 太太富有的妈妈借钱。这对 S 太太而言是一个耻辱,因为在三个姐妹中,唯有她的丈夫不富裕。在这些年间,S 太太依赖于她母亲,而 S 先生则跟岳母保持着融洽的关系,经常跟她见面①。因此,母亲不仅没有做到像姐妹们一样——嫁给一个富裕的丈夫——而且她丈夫还跟她的母亲结成了同盟。开这个商店使得 S 家庭从外婆那里松了绑,也在 S 太太和她母亲中间建立起一条清晰的界限。S 太太最终使自己从与原生家庭经济上和情感上的捆绑中得以解脱。

在 S 家庭中,中心问题像是这位母亲与她原生家庭的分离,以及她关于独立和

---

① 书中此处使用了法语"tête-à-têtes",强调面对面。——译者注

自主的感觉。根据保罗·戴尔(Paul Dell)的观点,变化不会发生在系统层面,而是发生在系统中个体的层面(Dell, 1982)。家庭不是立刻改变的,相反,在发生改变的个体与系统之间有着连续的反馈。在这个家庭里,是这位母亲第一个作出了显著的改变,打破了她母亲的掌控,并组织了家庭的商业生活。

这一结果引出两个问题。第一个问题是围绕家庭的亲密或"缠结"(enmeshment)的延续。例如,一个结构式的家庭治疗师会因为家庭成员基本上还住在一起而认为这一解决办法有所不足吗?或者这个家庭能否被视为一个尽管仍然缠结但却更健康的家庭呢?这个案例也明确地显示了女性和男性都是系统解决办法的组织者,并且这些解决办法具有人际间的成功和独创性的特征。

第二个问题与米兰组合的工作假设范畴相关。尽管他们的确获得了一些原生家庭的信息,至少是关于妈妈的家庭,但他们并没有进入基于多代际假设的问题和干预工作。他们持续聚焦于孩子与父母的分离,而不是转向或同时聚焦于核心家庭从原生家庭的分离。不过在关于商店成果的讨论中,他们还是运用了关于扩展家庭(the extended family)的信息来解释所发生的事情。这就引出了进一步的观点,即并非一定要在偏好假设之上做额外的工作,才会创造出贯穿整个家庭的变化。

案例:顾问咨询与对话

会谈 1

霍 夫 曼:你们那时为什么被请去见这个家庭?

切　　钦:他们有一个 23 岁的女儿——苏,在过去的 6 年间被诊断为厌食者。在那段时间里,家庭见了很多不同的专业人士,包括休斯敦的希尔德·布鲁赫(Hilde Bruch)。他们最后被转介到一家诊所,那里的一位治疗师,H 医生,与他们进行了几次会谈,但他们决定不再继续。然后,我们打算来这个工作坊的时候,是这位治疗师[①]给家庭写了一封信。在信中她写道:"我们会有两位意大利的医生来访,他们在厌食症方面非常有名,如果你们愿意回到诊所,他们将在一次顾问咨询中约见你们。"

佩　　恩:那时家庭从这个治疗中脱落多久了?

切　　钦:大约 6 周。

霍 夫 曼:这个家庭见这位治疗师有多久了?

---

① 指 H 医生。——译者注

切　　钦：在3—4个月的时间里见了5—6次。试过一些米兰风格的干预,但是家庭的反应是离开了治疗。因此我把它视为两方面的挑战。家庭说"让我们看看这些医生能做点什么",而前任治疗师说"让我们看看意大利人是怎么做的"。

霍夫曼：他们在希尔德·布鲁赫那里经历了些什么?

切　　钦：希尔德·布鲁赫只是把他们转介给了一家医院。那个女孩,苏,在那里被强制进食,体重得以增加。然后医院建议她回家,并进入家庭治疗。

霍夫曼：你们见到她的时候,她体重偏轻吗?

博斯科洛：不。那个时候她看起来很好,但她的行为是厌食者的行为,她总是在担心食物。她开始成为厌食者时,正是她的大姐,简,离开家的时候。家里有三姐妹。简,25岁,往返于大学和家之间。有一个反应过激的小妹妹,凯特,20岁。还有一个弟弟,乔,他15岁,很安静,有点胖。爸爸,他"退休"在家,他说弟弟在学校落后了。

佩　　恩：那位治疗师呢?

切　　钦：她在单面镜后。家庭的治疗师一般会和我们一起进治疗室。但是,因为她是被"解雇"的治疗师,所以我们决定她或许应该回避。

家庭访谈

爸　　爸：H医生［家庭的前任治疗师］来吗?

切　　钦：不,我们让她在外面。你们希望她进来吗?

爸　　爸：不,我只是以为她会来。真的无所谓。

切　　钦：H医生向我们简要介绍了与你们进行的几次会谈,告诉过我们发生了什么。我们了解到你们有问题已经有一段时间了,而且见了很多不同的治疗师。

妈　　妈：是很长一段时间。

切　　钦：家庭现在的问题是什么? 我们可以从零开始吗? 家庭现在的问题是什么?

妈　　妈：苏患有厌食症,这就是问题。她病了,而且她的病在家庭中制造了问题,因为其他的家庭成员可能不想接受她的病。他们不去帮助她,相反,还有很多争吵,这使一切都变得更糟。

切　　钦：苏,你同意你妈妈说的吗——你病了?

苏：我想是的。

切　　钦：从什么时候开始的?

苏：*从我 17 岁时。*

切　钦：*现在你 23 岁。*

————————————

博斯科洛：妈妈说苏得了厌食症，家里的有些成员接受不了。我认为最好去询问"谁不接受？"因为家里的斗争可能会使妈妈相信苏是厌食者，而其他成员不相信。这个议题也可以通过问以下问题来处理："谁相信你是厌食者？谁不相信？在相信的人当中，谁最相信？"如果你相信一个人是厌食者，那么很多行为就可以被允许。例如，这个厌食者朝你脸上扔盘子，要是你相信她是厌食者，她就不用负责。而如果你不相信，那你就会被激怒。

切　钦：这里我们又在讨论过程，而不是内容。我们并不在意她是否真的患有厌食症。否则我们就会陷入和家庭一样的认识论上的错误。我们想知道谁相信或谁不相信她的厌食症。我们正在关注这一信念在这个特定的家庭中发生作用的过程。

博斯科洛：这是个很好的例子，说明奋力求得的解决办法恰恰成了问题本身。厌食症在过去 30 年间增长了。其中一个解释就是：青少年看到苗条的时尚模特后就开始节食。而问题即始于一个人变得消瘦或厌食时激起的家庭中的反馈。他们开始担忧，她是病了还是没病？这个反馈制造了问题。

佩　恩：我想知道这个家庭中的同胞结构，特别是三个女孩之间的关系，因为有两个女孩经常脱离第三个人，形成联盟。是针对厌食的那一位吗？她和妈妈的关系如何？

博斯科洛：尽管我们在一些案例中见过，但还是要小心，避免普遍化。这个变得厌食的女孩试图在与妈妈的关系之外寻求意义。她体验到一种背叛的感觉——妈妈是缺失的。通常，当另一个姐妹有不同的事要做——离家去工作，结婚——妈妈会每天给她打电话。这个孩子现在的执著就是希望获得妈妈全部的爱。当这一点不能实现时，这个女孩决定不吃东西，而这一点就使得妈妈专门为她卷入(involves)进来，但这却*不能*解决问题。这通常发生在用食物传递讯息(message)的家庭中。处在一个惯用心身语言的家庭，如果想要发出一个讯息，就会发展出胃疼或头痛。在意大利或犹太人的家庭中，食物是非常重要的。如果妻子饭做得不好吃，你会说"她不再爱我了"。在这样的家庭里，食物是他们沟通的方式,因此,按这逻辑有人就会发展出厌食症。

切　钦：我认为有很多种不同的形态来描述厌食症。有时最重要的三角就是厌食者、妈妈和其中一个同胞兄妹。有时是厌食者、妈妈和爸爸。我们曾经看过一些案例,厌食症开始于爸爸退休并整天待在家里的时候。另一个可能的三角就是厌食者、妈妈和妈妈的姐妹,或是和妈妈姐妹的女儿。另一种形态,也是我认为最糟糕的一种,就是当妈妈明显地偏向另一个兄弟、另一个姐妹,而厌食的女孩则被假定为爸爸的伴侣。当她进入青春期时,她就开始厌食。我相信这类案例是最困难的,因为厌食者从没得到过妈妈。

博斯科洛：我们倾向于把妈妈放在三角关系的中心,不过有些时候,有很多同胞兄妹时,同胞关系更为重要。有些情况下,一个同胞会离开家,因为他/她无法忍受另一个同胞。在青春期,同胞有时会制造如此强有力的子系统,以至于父母都显得次要了。当然,当一个同胞离开之后,妈妈将选择谁,这个问题就变得非常重要了。

切　钦：另一个典型的情况就是一个女人在结婚后成为厌食者。因为她和妈妈的联结是如此之紧密,以至于她竭力想要摆脱妈妈:"我会找到一个比你好的男人。我不需要你。"于是她的男人会发疯,因为他将努力成为这个女人的妈妈、爸爸、丈夫,但是他越努力,情况越糟糕。最后,这个女人会回到妈妈那里一段时间,然后变得更糟,她再次离开,如此等等。没有人能理解发生了什么。

霍夫曼：你们会怎么描述这个家庭里的三角关系呢?

切　钦：还不清楚,但我们可能会从一个假设开始,就是最重要的团体是这三个女孩。如果两个走得近了,另一个就被排斥了。通常,有三个同胞存在——男性或女性——差不多同龄的情况下,最重要的团体就是同胞。

佩　恩：但在这个时刻你对这个家庭还没有假设吧?

切　钦：没有。

家庭访谈

切　钦：*你得这个病已经很久了。谁说这是厌食症?*

　　苏：*是我。*

爸　爸：*是谁说这是一种病?*

切　钦：*妈妈。*

爸　爸：*这不是一种病。*

妈　　妈：管它是什么。

切　　钦：你不同意你太太说的？

爸　　爸：不。厌食症不是一种病。

切　　钦：你是怎么看待它的？

　　　　苏：一种病，疾病。

爸　　爸：它是一种心理失调，一种精神问题，一种情感……随你叫它什么。疾病是你可以把它进行分类的，比如说，你得了伤寒症。

切　　钦：所以这不是身体上的疾病？

爸　　爸：不是。

切　　钦：是精神上的病。

爸　　爸：你想怎么叫它都可以，叫它情感的或……情感和心智是怎么区分的？这两者之间有区别吗？

切　　钦：没有太大区别。

佩　　恩：这次访谈中你做了什么我们没看到的吗？爸爸好像在攻击你。

博斯科洛：在妻子和丈夫之间，对于治疗以及如何定义问题存在着分歧。妈妈认为，他们需要治疗，而爸爸不同意，所以他开始攻击治疗师。

切　　钦：很清楚，他不想要任何人插手这个家庭。妈妈四处寻求治疗师，而爸爸想要掌控他的家。所以他说："你们在这干嘛？我不想有任何人来和我竞争这些女人。"

家庭访谈

切　　钦：你女儿呢？［对苏说］你同意父母说的吗？是病，一种情感上的病？

　　　　苏：某种意义上，是的。

切　　钦：你妈妈说过这给你们家庭带来问题，是什么问题？

　　　　简：嗯，这是个很难回答的问题。

切　　钦：你看到你妹妹给你妈妈带来什么问题？

　　　　简：给我妈妈？她使我妈妈对任何事都感到内疚。我妈妈没有她自己的生活，因为她总是那么担心苏，这不公平，因为她总是担心苏，苏得到了全部的关注。每个人都没能从父母那里得到同等份额，因为总是对苏特殊。这就是最大的问题。因为她有病。

切　　钦：你说的是父母，还是特指你妈妈？

简：特指妈妈。尽管我认为他们俩都会那样做，但妈妈还是多于爸爸。这也导致了其他几个孩子的问题，如凯特和乔，因为他们更年幼。我肯定他们会觉得有点被忽略了。我比他们大，没有这种感觉。我已经独处很久了，这对我不会有什么区别，真的。

切　钦：你现在在家外面住吗？

简：不，我现在在家住，但我习惯自己住。我只是最近才搬回家住的，但这些对我来说，不像对凯特和乔那样是个问题。

切　钦：你是说苏使你妈妈感到内疚了。她做了什么使她感到内疚呢？

简：她当面羞辱她。

苏：但我觉得我对每个人来说都是一个好借口，因为无论何时只要有任何事出了问题，都是我的错。就像上周，凯特和我妈妈吵架。我恰好在家，第一反应就是，凯特直接扔给我妈妈一句"都是她的错"，意思是我。

切　钦：她是怎么应付的呢？

苏：噢，就因为，你看，凯特大发脾气，因为她无法控制她的愤怒，她就把我给牵扯进来了。"都是苏的错，如果苏没有病——"

凯　特：不，不是那样的。

苏：就是这样，我认为是。她生我的气也是因为你。

妈　妈：不。你们知道发生了什么吗？我们收到一封信，是一个邀请，让我们来这里。我觉得我们能得到这个机会很幸运，所以我告诉了简和凯特。她们的态度是："我不去"，这让我很难过，因为我觉得我们很幸运，我们得到一个机会，或许这会促使苏……我决不会放弃这个机会。所以我觉得是因为我太想她们来这里了，那是她们惩罚我的方式，不是你[对苏说]。

凯　特：不是那样的。我清楚地告诉过你为什么我不能来，然后你就开始对我说那些话，那些如果不是因为苏的存在你就不可能会对我说的话。

妈　妈：不，凯特说她不想来，因为她必须工作。往返这里的两个小时会影响她的工作，所以她说不打算损失这两个小时的工作时间，但那只是一个借口。

霍　夫　曼：这个家庭开始变得非常喧闹，非常混乱。关于循环提问，学生都会问的问题之一就是，当家庭都不愿意住口，或有人表示敌意，或有小孩叫喊或乱跑，该怎么办？

博斯科洛：可以通过问另一位家庭成员来回应上述某个行为："你会怎么解释这
　　　　个行为？"但我认为当我们谈及循环提问时，就存在面临变得过于僵化
　　　　的危险。首先，如果你所做的全部都是循环提问，你就会变成一个机
　　　　器人。其次，你可能会给融入（joining）制造困难。治疗师在问这些问
　　　　题时可能会变得太机械，于是就会面临过度循环（hypercircularity）的
　　　　危险。它会变得像一个症状。治疗师时而用循环提问，时而需要停顿
　　　　一下。停顿让他有机会冷静地思考——并不需要所有的时间都在听
　　　　家庭诉说。在最后几分钟里，我会努力去回顾所有出现的信息是否有
　　　　助于与某个模式相关联。这会使我在那个时刻抽离出家庭。所以我
　　　　会让某位成员继续诉说，以掩盖我的思考过程，或者会问一些二元
　　　　问题。

　　　　　同样，在会谈开始的时候，治疗师可以决定不对家庭成员的互动进
　　　　行控制。有时让他们以一种仿佛治疗师不在场的方式作出反应也很
　　　　好。与此同时，我就可以注意到他们是如何就座的以及如何与彼此对
　　　　视的。相对于语言，我倾向于关注类比的行为，即更多地参考非言语的
　　　　行为。我通常会在最初的那几分钟内基于类比的行为作出一个假设，
　　　　然后运用循环问题去验证这个假设。

佩　　恩：在这次会谈中，妈妈朝前坐，然后所有的女孩开始竞争与她靠近的位
　　　　置。我会怀疑妈妈至少和其中两个女儿之间有三角关系。

切　　钦：是的，你马上看到一个前提：你无法分享妈妈。你会得出一个想法，
　　　　就是所有的孩子都持有要独占她的幻想。这个厌食症的前提就是"妈
　　　　妈应该完全属于我"。

博斯科洛：爸爸也持有同样的想法，这就是为什么他会如此这般指手画脚。即使
　　　　是妈妈也无法掌控这个局面，她奉献了她自己，但却不知道如何把自己
　　　　奉献给每一个人。

佩　　恩：路易吉刚才说过，厌食症可能会在爸爸退休时发生。他依赖妈妈参与
　　　　他的新活动，可是如果孩子们还待在家里，他就成了一个竞争对手。

切　　钦：是的，他成了一个孩子。他还会说："我工作了一辈子，就等着你们可以
　　　　来照顾我的这个时刻。"而妻子却显示出更喜欢他有工作的时候。

博斯科洛：有些退休的爸爸认为这些年都是孩子拥有妈妈，现在轮到他们了。这
　　　　就是麻烦开始的时候。这可以演变为厌食症患者与爸爸之间的对抗升
　　　　级。在这一动力中，你会看到爸爸和女儿之间的敌意。

家庭访谈

苏：然后妈妈跟凯特说："嗯，那就搬出去。"所以凯特就回敬过来："噢，如果你送食物来我就搬出去，因为我还背着学生贷款，我没钱。我一个人住公寓。"

妈　妈：她今年1月刚搬出去。

切　钦：你离家有多远？

　　苏：不远，因为我喜欢那一带。

切　钦：你多久回家看你父母一次？

　　苏：我不回家了，再也不回了。

切　钦：但你上周回家了。

　　苏：这搞得我一片混乱。

切　钦：在上周之前，你多久回家一次？

　　苏：大概一周一次，每隔十天。

切　钦：你们保持电话联系吗？

［博斯科洛打进电话］

霍　夫　曼：路易吉那时想跟你说什么？

切　　　钦：他打电话叫我出去是因为他觉得我陷入了茶会式（tea-party）的谈话。

博斯科洛：不，我想那时我是希望你去验证关于女儿们竞争妈妈的那个假设。

家庭访谈

切　钦：所以，凯特之前说如果不是因为苏有这个问题，你就可以得到父母更多的照顾。简，你说过"我们没有得到自己的份额"，是不是？然后我问过"你想得到父母中哪一位更多的照顾？"然后凯特说"妈妈"。现在，我要问苏"兄妹中谁更想要得到父母更多的照顾？"

　　苏：凯特。

切　钦：哪个孩子更想父母？

　　苏：凯特。

切　钦：你说过的。［对简说］凯特说苏的问题使其他人没法得到父母足够的照顾。你觉得凯特受了更多苦吗？

　　简：我觉得他们谁也没受苦。我认为当需要父母的时候，他们都在场。

切　钦：所以你不同意她说的？

　　简：对，不太同意。

切　钦：他们说的不是事实？

　　简：嗯，有时是。

爸　爸：事实只存在于说它的那个人的心里。她对于所思所想的解释并不需要跟她的姐妹们相同。

妈　妈：但我同意简的话，而且也同意苏的话。曾经有过一段时间，绝对的，我对她是那样忧虑，这是事实。

切　钦：什么时候结束的？

妈　妈：我想是从苏搬出去以后，从她离开后[去了城里]。我曾一直担心。

切　钦：所以，从一月开始这个问题就了结了？

妈　妈：嗯，没有了结。

爸　爸：什么问题了结了？

　　简：还在，但我看不到了，因为她打电话来的时候，是跟妈妈说话。她不跟我们其他任何人说话。

切　钦：你弟弟是不是也同样想父母？

　　苏：我不知道。

爸　爸：问他。[对乔说]你有什么问题？

切　钦：你有跟姐姐们一样的问题吗？简和凯特说了，在苏搬出去之前，有这个问题存在。妈妈总是照顾苏——爸爸也是——于是他们觉得某种程度上没有得到父母足够的照顾，没有得到他们应得的份额……

　　乔：不对。

切　钦：你得到了足够的父母份额吗？

　　乔：是的。

爸　爸：看着医生，别看我。

切　钦：[对乔说]你怎么解释他们觉得有问题而你觉得没问题呢？是他们注意到了这类你没注意到的事吗？

　　乔：我不知道。我得到了足够的。

　　苏：他大部分时间和爸爸在一起。

切　钦：他大部分时间和爸爸在一起？爸爸总是和苏在一起，不是吗？

妈　妈：我来告诉你，乔是怎么卷入的。乔不喜欢苏暴食后呕吐，乔的卷入不是因为他缺少妈妈或爸爸的照顾，问题是他不想用马桶，因为苏在里面呕吐。他就是这样卷入的。所以他过去一直喜欢苏——他们曾经关系很好——但她的病让他离得远远的，因为他不想用马桶。

切　钦：你解释说他有爸爸。[听不清的句子]他没让爸爸内疚吗？

苏：如果他有，他也没表现出来。

切　钦：[对简说]凯特和你，谁因为没能得到妈妈的照顾而更难过？

简：很久以前有一段时间是那样，但我现在不觉得——

苏：她们忘了当他们需要帮助的时候，我们都在那儿。她们忘了，如果他们中的任何一人遇到和我一样的麻烦，每个人也会像支持我那样去支持她们。

切　钦：假如你没得厌食症，就像你的姐妹们一样健康，那么谁会是最想和妈妈亲近的人？你们三姐妹中，谁是最想和妈妈亲近的人？

爸　爸：[喷鼻息]

苏：可能是我。

切　钦：为什么？

苏：因为我总是感到——

爸　爸：不对，这不是问题。问题是：如果你没病，如果你和另外两个姐妹是一类的，如果你们三人都是健康的，谁想要得到妈妈更多的关注？

苏：可能谁也不想。

切　钦：可能谁都不在意妈妈吗？

苏：可能都一样多。我可能会最在意，因为我不像她们。她们好像在意自己多过在意别人，而我自从开始有记忆就总是在意每个人。

————————

博斯科洛：如果此时我们形成一个假设，那就可能会是女孩们在为妈妈而战。现在回顾录音，好像另外两姐妹不像苏这么依恋妈妈，她们不太在意。姐妹俩并没有跟她竞争妈妈。所以，这是我们应该改变假设的时刻。我们应该说："还有谁会威胁到她和妈妈的关系？是弟弟吗？爸爸？我们应该转向扩展家庭吗？"

切　钦：这个男孩挺自在的。

博斯科洛：我们在这次会谈中不断经历阻碍，是因为关于姐妹们争斗的假设是不正确的。

佩　恩：但你们问了"假设你没有得厌食症，谁会更想亲近妈妈？"

切　钦：是的。她说了"可能是我"。这很诚实，很奇怪。如果她真的是在和姐妹们竞争，她就不会这么说，她会说"是我的姐妹"。

博斯科洛：而她说"可能是我"，这很有意思，因为这表示并不是厌食症使她和妈妈保持亲密。她也说了，过去姐妹们想分享妈妈，但是最近她们都不在意。不过看起来她和简还是有竞争的，因为当其中一个回家，另一个就离开，反之亦然。

切　钦：有那么多的要素在证实她们彼此竞争的观点，所以我们被它所诱惑。

家庭访谈

切　钦：厌食症出现以前，三个女儿中谁跟妈妈最亲近？

简：别看着我。

苏：我，因为我还在高中。

爸　爸：[笑了]简从来都没跟我太太亲近过，从来没有。这就是我笑的原因——因为这是事实。

切　钦：是因为她是第一个女儿而且很独立吗？

爸　爸：不是，她曾经很妒忌。

切　钦：谁曾经妒忌？

爸　爸：她俩之间有些复杂[简和妈妈]。

切　钦：为什么？

苏：因为他。

爸　爸：我不知道。至于谁要求更多的关注，或者谁会更在意，我认为他们几个没多大差别。

切　钦：在这个问题发生之前，简曾经——

爸　爸：她曾经很独立。

切　钦：她曾经很独立。她跟你亲近过吗？

爸　爸：嗯，在某个年纪之前。

简：是的，直到四岁。你看，我从来没和我妈妈也没和我爸爸亲近过，我总是我行我素。我记得我总是想得到父母更多的指导，而不是友谊，因为我需要有人和我像父母一样谈话，而不是像朋友一样，到今天，我仍然，都没有真的敞开和他们交谈过。

切　钦：为什么？因为他们的行为像——

简：像朋友，一直是。

切　钦：谁更像，爸爸还是妈妈？谁的行为更像一个朋友？

简：两个都像。我觉得和他们俩都很疏远。

切　钦：你说过简曾经很依恋爸爸。

爸　爸：在某个年龄段。

切　钦：苏，你说过简在某个年纪的时候曾经很依恋爸爸。她说在她 4 岁大的时候就停止了。你同意吗？

　　苏：我不这么认为，因为当我出生的时候，我记得她恨我就像恨她妈妈一样深。

妈　妈：嗯，我们处于同样的境地，因为她那时不得不共享她爸爸。看，她不喜欢我，因为她不得不和我共享她爸爸；等有了苏以后，她不喜欢苏，因为她不得不和我们俩共享；当有了凯特以后，已经不重要了，因为她已经上学了，开始有了自己的世界。还有，简也不让我碰她：我既不能离她太远，也不能离她太近。

　　简：我现在跟爸爸妈妈还是没有情感上的亲近，我不是一个非常情感化的人。我不喜欢被感动，我喜欢我行我素。我记得凯特出生后就成了我注意的重心。凯特出生后，她曾是我最好的朋友，因为我曾经就像是她的妈妈。除了有一次我接了她的电话，她对我很恼火，从那以后我就不喜欢她了，因为她想打我。我接起了电话，她对我十分恼火，因为电话是打给她的，而我没有说"等一下"，我就把电话挂了。我记得我大声叫你们过来，因为她已经开始打我了。

切　钦：那是什么时候？

　　简：大约四年前，那时她在和一个十足的傻瓜约会。

爸　爸：她所有的男朋友都是傻瓜。

切　钦：然后你就不理她了？

　　简：因为她和那个男朋友约会，就不再关注我了。

［家庭在谈论最近简和妈妈之间的争吵］

切　钦：［对妈妈说］如果你表态，而她［简］反对，你会找谁帮忙？

妈　妈：没有人会帮我。我会和他讨论，但他帮不到我，因为我觉得他不想被卷入。他一直不想被牵涉进来。

切　钦：如果是和凯特吵呢？他会帮你吗？

妈　妈：没有，凯特不会说什么。她会一直看着事情发生，她会有自己的感觉，但她不会公开表达出谁对谁错，以及为什么会发生这件事。

凯　特：那是因为我没有把你们当成父母一样说话。

妈　妈：噢，也许她和你说了，但在我看来……

切　钦：在简和妈妈的冲突中，谁会赢？

爸　爸：为什么一定要有赢家？

　　简：没有赢家。

切　钦：你太太说了，要是她勉强执行了什么重要的事，要是勉强执行了她的意愿，就等于说她赢了。

爸　爸：这个女孩在某种意义上——你知道，她已经 25 岁了，不再是一个女孩了，她已经 25 岁了。所以怎么可能有赢家呢？怎么能勉强……不可能。

　　简：在我看来，妈妈从没放弃过，但当她不想再争吵时，她总是能够停下来。

爸　爸：这就是我所说的：没有赢家。

　　简：就这样，过上几天，就有结果了。

切　钦：问题就过去了？

妈　妈：没有真正解决，永远没有结果。我相信这个问题主要是丈夫和我的问题。因为丈夫和我就是这样的，所以孩子们也学会了如何操控。我可以沟通，我可以说啊说啊说。他不想面对问题。他……他就是这样处理问题的。问题从来没有被解决过。

切　钦：在你丈夫和四个孩子中，谁是最操控的？他们学会操控你丈夫了吗？

妈　妈：这个家里的所有人都是操控的。

切　钦：但还是区分一下——谁是这个游戏中最高明的？谁最能操控你丈夫？

妈　妈：谁最操控？

　　苏：乔。

妈　妈：谁操控我丈夫？我觉得最能操控的是……嗯，当然是苏，因为她的病，她变得很会操控，但我不觉得这是同一类型的操控。她的操控可能对我影响更大。我觉得简……不是她的操控，而是她所学会的方式——惩罚。我明白是因为我在这个家里受尽了惩罚，非常多，而我不知道苏是否有同感。我觉得从我们年轻时，我们刚结婚时，哈罗德（Harold）就以某种方式惩罚我①。我打扮好要出席晚会，如果他因为什么事生我的气了，他就不会出席晚会了。我想去看演出，他惩罚我的方式就是说"我不去"。这曾经影响到我，我很相信孩子们也学会了这种惩罚的方式。我相信简就是用跟他一样的方式在惩罚苏和我。［博斯科洛打来电话，切钦与小组在单面镜后进行暂停讨论］

---

① 爸爸的名字。——译者注

霍 夫 曼：你们在暂停的时候谈了什么？

博斯科洛：我们交换了对家庭的印象。我们看到儿子乔，和爸爸坐得很近，不断触碰他，而女性们则是分开坐的。爸爸看起来希望每个人都向着他，但是从不支持他太太，在妈妈和简的争吵中，女儿总是占上风。简和爸爸是一伙儿的。但是遗漏的问题是，为什么苏在 17 岁时，决定成为厌食者。

切　　钦：我认为在那个时刻我们对假设开始不满意，这一假设基于我们过去的观察，即厌食症的症状始于父母中的一方——多半是妈妈——开始对一个孩子偏心并且否认这一偏向的时候。这个假设的危险就在于我们过于偏爱它了。一段时间后，所有的厌食症家庭看起来都一样了。我们决定在这里问一个未来式问题，问一个最近我们在处理家庭对孩子的期待方面经常问的问题。我们问"你们的孩子怎么样？他们会如何成长？"此外，我们也沿着下列方向问一些假设式问题（hypothetical questions）："如果 X 和 Y 改变了，你期待发生些什么？""如果苏没有患厌食症，其他几个女儿会因为亲近母亲而争吵吗？""如果你弟弟出了问题，爸爸会比关心苏更关心他吗？"

　　　　　这些提问创建了联结，它们揭示了这个家庭里通常不会谈及的家庭神话、自我实现的预言以及期待。在此，他们引领我们走向家庭中围绕"离开还是留守"这一前提的理解，这一点显得非常重要。此外，我们也决定要询问家庭关于治疗的体验。

佩　　恩：你们在问的问题反映了你们所作的假设的改变。它们引入了分离的观念——孩子们是否能够离开家。能说明一下你们的新假设吗？

切　　钦：完整的想法就是家人们都彼此缠结在一起，他们彼此竞争。例如，爸爸进来后就想控制会谈，女儿们和父母竞争，父母也和孩子们竞争，每个人都想主宰对方——这就是他们的生活方式。"没有不散的筵席"，这一想法对他们来说是不可想象的。

霍 夫 曼：如果你问"谁会留下？"就是在暗示其他人会离开。

切　　钦：引入有人会留下而有人会离开的可能性，会让我们看到他们对分离这个概念的反应。我们花了很多注意力在那个看起来想努力逃离的人身上——我们称之为"逃亡者"（fugitive）。

佩　　恩：这是你们第一次谈到逃亡者。我们通常会注意那个留下来的人。我想知道关于这一点你们是否会再多谈一些。

切　　钦：我们会说伪逃亡者（pseudofugitive），因为通常这样的家里会有一个伪逃亡者和一个伪留守者（pseudostable）。这个伪留守的孩子待在家里想："这是我获得父母之爱的方式。"这个伪逃亡者则发现通过搬出家庭、威胁要离开、威胁要结婚等方式，她对父母有着巨大的影响，尤其是对妈妈。妈妈会对这个孩子很在意，所以扮演逃亡者的人通常会得到很多关注。

霍夫曼：谁是这个家里的逃亡者？

切　　钦：简是逃亡者，她从四岁开始就用这个方式了。她发现这是唯一可以令父母对她感兴趣的方式：离开。另一位，苏，是留守者，一直守着。

霍夫曼：这就是为什么她说"自从我出生以后，我就在照顾父母，我是家里唯一担心他们的人"。苏出生的时候，简 2 岁。那正是简变成"逃亡者"（fugitive）的时间。而苏则在简第一次离开家时开始厌食。

佩　　恩：即便逃亡者也只是看似要离开。事实上，简最近返回家里了，而苏则搬出去了。

切　　钦：有趣的是这两个位置之间的差别在扩大。苏在留守家庭的位置上变得越来越稳定，甚至像要终老在家里似的。苏找了治疗师们，而不是男朋友；而简则变得越来越逃离，她说了"我不在意父母，我很独立"。

博斯科洛：举个例子，如果一个家人离家，这个离开就会激起那些留在身后的家人们的不同反应。留下的人可能会开始对离开的人有不同的感觉，可能会感到"或许我爱他"或者"我在意她。"

切　　钦：但这是有一方的前提的。想要获得对正在发生的事件的理解，就必须识别出系统中的这些前提。

霍夫曼：嗯，似乎这里的规则是如果你离开了，就会比留下来得到更多的爱。爸爸回家来留下：他曾经很少被爱。简离开：她得到更多的爱。那么男孩呢？我在这里没看到他的情况。

博斯科洛：这个男孩完全是自我支配的状态。他觉得很舒服，因为他是家里唯一的男孩。所以他同时拥有跟妈妈和爸爸的亲近。或许爸爸把他看作家里的下一位男性。而对妈妈而言，他是个男孩，所以他比女孩们更重要。他不需要发声或离开。

霍夫曼：谁更在意简，是妈妈还是爸爸？

切　　钦：两人都在意她。但是，说离开者更重要的是不正确的。她只在留下来的那个人眼里是重要的。离开的那个人嫉妒留下来的那个人。

霍夫曼：因此我们得出了这个结论：他们在为找到一个关于留下还是离开的解

决办法而挣扎。离开,不是解决办法——总是要回来的。

博斯科洛：但留下,也不是解决办法,因为如果你离开,每个人都会更想念你。就像电影《奇遇》一样,一个男人离开了,每个人都在找他,但在这个女人找到他的那一刻,她便失去了兴趣①。

佩　　恩：这个家里的前提应该是离开和留下必须一直交替。任何一个都不能单独成为解决办法,两者都必须存在,以一方轮换另一方的形式。

霍 夫 曼：这就像一对追逐者—逃跑者的循环(pursuer-distancer cycle)的解释,其中一方总是企图抓住另一方,但却总是令对方跑得更远了。

博斯科洛：这个问题很难用追—逃的概念来解释。这是一个系统范畴的前提,而不是一个夫妻范畴的前提。为了解决问题,整个系统都在运作,但任何一个解决办法却只是在徒增问题。

霍 夫 曼：你是在说家庭保持亲密的方式是通过一种交替怀疑来实现的:"如果我离开,留下的那个会更被偏爱吗？如果我留下,离开的那个人会更被偏爱吗？"这个摆动持续着,让每个人都卷入其中。

佩　　恩：如果你按照内部递归(internal recursion)来陈述这个前提,听起来就像是"为了确保我是被偏爱的,就必须离开;但是如果离开太久,就必须返回,以确信我是被偏爱的"。如果这是你们试图要改变的前提,想必你们的问题即将聚焦在留守还是离开这一主题上。

切　　钦：是的。但是我们必须引入一个全然不同的观念,那就是:有什么可能性是在这个循环之外的吗？他们不喜欢待在一起,但又莫名地感到不得不这样。

切　　钦：每个有问题的家庭都有一个基本的前提,是他们特有的,也是他们必须要解决的,这个观点让我深受吸引。

博斯科洛：有一个基本的前提,即人们必须解决分离问题。如果你接受"关系不会是永恒的"这一观念——妈妈和孩子的关系并非永恒的,丈夫和妻子的关系并非永恒的,人是会离世的——那就是一个基本的前提。而在缠结的家庭中,家人努力否认这些议题,或是测试它们。他们试图把分离作为一个试验,然后再返回来解决这同一个议题。但是,在这样做的过程中,通常就产生了症状。死亡在系统中存在的方式,以及它被感知和被体验的方式,与某个前提有关,这个前提早在死亡发生之前就已建立了。此外,它在未来被体验到的方式也会与这一前提保持一致。有一

---

① L'Avventura,1960 年上映的意大利/法国电影,剧情与博斯科洛的描述在性别上有出入。——译者注

些关于死亡的前提,认为人不应该死,他们应该以某种方式继续活着。或者我们也会看到有些家里的死者还会产生非常有力和现实的影响力:"如果他还活着,他会怎么想?"或"如果妈妈还活着,她会给我什么样的建议?"

霍 夫 曼:当家人死去,而家庭不接受他们的死,这是不是另一个伪逃亡者的例子呢?

切　　钦:是的。人死去时,可能就会变得比他/她活着的时候更重要。

博斯科洛:让我举个例子。五六年前,有位女士来见我们,她患有偏执型精神病。她是在妈妈去世后患精神病的。这位女士有几个姐妹,但不清楚她们中间哪一个跟妈妈最亲近。因此,这位女士总是不确定。后来她妈妈长了一个肿瘤。我们的这位病人离开她丈夫在医院里待了 1 个月,全天候看护她妈妈。她付出的比姐妹们多很多,她一直在等待妈妈对她的首肯。在妈妈去世前,她问妈妈"你想我吗?"我记不清她妈妈说了什么,但妈妈说完就死了。在那之后,这位女士开始有越来越多的妄想,也越来越忽视她丈夫,最终完全成了精神病人。我们单独见她,在前几次会谈中,她说她和妈妈每天保持接触。她妈妈给她指示——她应该这么做,应该那么做,她应该怎么想——诸如此类。我问她的第一个问题是:"你妈妈会怎么看待我们在这里正在做的事？我们在关照你,你妈妈是否会高兴?"她说:"嗯,我会告诉她,或许下次会谈时,我会告诉你们我妈妈怎么想。"这个治疗从始至终都包括了这位妈妈,因为这位妈妈对这位女士有着强大的现实影响力。她去世了,但这位女士做任何事情都与她相关联。如果我们去做干预,我们就会说,对她来说,非常重要的就是,告诉我们她妈妈是怎么看待这个干预的。

　　在精神分析的文献中,解释精神病或精神分裂症的前提全都围绕着分离和死亡。例如,一个精神分裂症病人的系统会持有一些关于如何处理分离的不可理喻的前提。在我们的前一个例子中,妈妈死了,但是女儿的行为却好像她还活着。

霍 夫 曼:难怪这么多家庭治疗师会把未经处理的哀悼(mourning)作为他们整个治疗的基础。在很多家庭中,问题好像就依附于某个不被允许死去的人。

切　　钦:在某些家庭里,他们不能处理死亡的影响,而这就成为问题的症结,你会立刻发现这一点。

佩　　恩:即便是在不可预见的情况下,如慢性病或意外死亡,系统中关于如何对待分离的前提还是需要被处理。系统发展出或延续着某个关于分离的前提,它可以适用于任何形式的离去或死亡。

博斯科洛:是的。如果是根据贝特森对于前提的观点,就是在谈论孩提时代就已制定的结构。它们是被"硬性编入的程序"。它们解释了一个人是如何倾向于重复他父母所持有过的相同类型的关系。如果某人的父母曾分居或离婚,那么他离婚和分居的可能性也就更大。如果某人的父母过于亲密,他也倾向于会重复这一点。

佩　　恩:就好像对于前几代人尚未解决的某些特定议题,系统不得不持续寻找认识论上的解决方法。

切　　钦:我同意。举个例子,一位女士可能会觉得有必要在 25 岁时离婚,因为她妈妈也曾在 25 岁时离了婚,但是并没有处理好离婚这件事。或许,如果妈妈经历了真正的离婚①,女儿就不必非要重复离婚这件事。对于共处或分离的问题,离婚在当时②并不是一个解决办法,所以它就一再重复,直到如何共处或如何分离的问题得以真正解决。

霍　夫　曼:这就像是因果报应的观念。

博斯科洛:如果说这只是模仿(imitation),离婚是因为父母离过婚,就是在支持精神分析的强迫性重复(repetition compulsion)的概念。而我们现在说的是不同的事物。我们的说法是你不得不重复那些已经被硬性编入系统的程序,但却是以解决问题为目的,而不是继续问题。

切　　钦:从在家庭中最初几年的生命体验来看,你学会了一种看世界的方式,这就成为一个前提。这个前提进而成为自我实现的预言。你会倾向于重构一个与你所处的世界相似的世界。但就这个家庭而言,如果我们问他们,"谁会是这个家里最先离家的人? 谁会是最先结婚的人?"等等,我们就引入了一个不被他们硬性编入的程序所允许的观点。他们正在努力解决如何才能在一起或不在一起的议题,谁会是逃亡者,谁会被疏远,等等。当你针对这些议题问未来式问题时,就会看到家庭迅速反应,因为你已经引入了一个观点,即前提是可以变化的。

博斯科洛:这很罕见。大多数的互动不会触及前提。想要改变前提是非常艰难的。就像我们之前所言,需要"触摸底线"。这就是为什么开出症状处方可以起效的原因——它暗示了事情可能会变得不同。"不要改变,保

---

① 真正解决了问题。——译者注
② 在妈妈的问题里。——译者注

持原样;继续厌食,即使它会要了你的命"这样的陈述就等于是在言语层面的"触摸底线"。凭借这个言论荒谬的处方,你就暗示了新开始的可能性。

霍 夫 曼:也就是在这个时刻,你决定问孩子们会如何成长。

切　钦:对,我以询问是否其他人也有问题作为开始。目的是尝试把被认定的病人的标签从苏身上揭下来。

家庭访谈

切　钦:[返回]这个家里除了你,还有谁有问题?

苏:我觉得简有。

切　钦:你怎么看待这个问题?

苏:如果她情绪不好,她会让每个人情绪都不好。她不在乎。

切　钦:你的意思是说她对别人有影响力。

苏:如果她有什么难过的事,就会对你吼。她会对每个人吼,让每个人都难受。甚至是在百货商场里,因为简是急性子,每个人都知道——她没有耐心。

切　钦:凯特呢?

苏:凯特对事很认真,她隐藏所有事情。她也是个臭脾气:她不可理喻。

切　钦:那你弟弟呢?

苏:他集合了每个人的习惯,如凯特。我在家时,如果我做沙拉,我是不能触碰到食物的,所以有一天晚上,我爸爸含了一下勺子,乔就说,"我不吃了,我不想要它了……"

切　钦:[对爸爸说]你如何看待孩子们的成长?你对他们成长的方式满意吗?你觉得未来会有什么问题吗?让我们来谈谈你儿子——你觉得他怎么样?作为一个父亲,你怎么看待你儿子?

爸　爸:我觉得他没事。女儿们——我就不知道了。

切　钦:所以你觉得他成长得不错?

爸　爸:嗯,目前为止是这样。他在学业上有问题,但他有很好的生意头脑。

切　钦:他和自己的朋友是怎么相处的?他有良好的社交活动吗?

爸　爸:嗯,还没有。他打冰球,他会去青年俱乐部,在社区中心。他和其他孩子差不多。

妈　妈:还不够。

切　钦:你看到他和姐妹们相处了吗?

爸　爸：他独来独往，不过他本可以比现在表达得更多。

切　钦：他和女孩说话吗？和男孩呢？

爸　爸：如果是和女孩说话，他会小心翼翼地说，但他不希望有人知道他和女孩说话——他害羞。但你需要了解我的孩子们经历过分离，他们在教区学校待过很长一段时间。

［爸爸跑题谈到了教区学校］

切　钦：你怎么看凯特的成长？

爸　爸：凯特？我经常见不到她。她离家早，回家晚。

切　钦：你有意见吗？你看她成长得好吗？

爸　爸：我不这么认为。我不满意，但对这一点我也束手无策。

切　钦：是什么使你失望？什么让你不满意——她的行为吗？

爸　爸：嗯，她的意志很坚强。他们就在学妈妈的样：如果你不按照他们的方式做事，她们就尖叫、咆哮、语无伦次，可能会以争吵告终。我认为她的意志非常强，就是这样。

切　钦：所以你不太满意她成长的方式？

爸　爸：有哪个爸爸是完全满意的呢？

切　钦：有时他们觉得很开心——

爸　爸：嗯，目前为止，不，我认为不是。她的学业很好，但她必须学会意识到还有些事比她所做的更重要。如果你在她面前放一副滑雪板，她就会高兴。

切　钦：她和朋友们相处得怎么样？

爸　爸：嗯，我觉得她和朋友们相处得不错，指挥他们按她的意愿行事。

切　钦：她霸道吗？

爸　爸：非常。

切　钦：有男朋友吗？

爸　爸：有一打。他们在凌晨一点、二点、三点打电话来——任何时候。在过去的几周、几个月里情况还没这么糟。

切　钦：你不喜欢他们？你希望她能和某一位把关系确定下来？

爸　爸：不，我不是这样想的。我觉得现阶段她并不知道自己想要做什么。关于怎么做，她一概不知。

切　钦：所以她稀里糊涂的？

爸　爸：嗯，有点这样的感觉，是的。

切　钦：你的另一个女儿呢？你怎么看待她的成长？

爸　爸：我不知道怎么跟你。就像去找一个吉普赛人看水晶球来占卜天气：今天是多云还是晴天。这就是简。

切　钦：她25岁。[对妈妈说]你有什么想法？

妈　妈：凯特，我觉得她有问题。好吧，我所看到的发生在凯特身上的事让我感到不开心，因为她得到了很多，却不知道如何正确利用所得。她知道自己想要什么，但她却不用正确的方式去获取。她想进入时尚界。但她并没有朝着这个目标努力：她玩得不亦乐乎，她想要我们出所有的钱去帮她谋划时尚事业。就社交方面，凯特停止过一阵子。好像是走过来了，但人们利用她。她是知道的，但却没做任何努力，让自己变得更精挑细选，或去拥有一些不去相互利用的人际关系。是的，我不开心，我担忧。但是我想，凯特只是需要再长大一点，来决定想要什么样的人生，并用正确的方式去实现。她不工作，尽管她有大把的时间。她正在消磨掉所有的时光。我宁愿她安定下来并且说："我必须工作。"我宁愿看到她向我证明她能找到工作，努力，存钱，向我证明她配得上她想要的教育。

切　钦：怎么看你儿子呢？

妈　妈：乔吗？乔有问题。他在学业上有问题。他不学习，只做自己想做的。他不受学校纪律的约束。总之，我竭力争取。我向学校要求，最后，他接受了一次评估，看他的能力能否达到平均水平。他的确达到了，但他没学过任何基础课。斗争了3个月后，我把他送进了一个帮助学习项目，他现在正在学习承担责任。他想得到分数，但还是没有完成他该完成的作业。他还在学习。

切　钦：苏在决定不吃东西之前是什么样的？在此之前，她是怎样成长的，大约17岁以前？

妈　妈：挺好的，我来告诉你苏的事。苏很乖，一直很乖，原因是她看到简带给我的麻烦，她不想给我添麻烦，她想要乖。我不知道发生了什么，但我打赌肯定发生了什么。在那之后，我觉得苏是如此希望简去爱她，以至于她们争吵时，苏都不还击。苏会回到自己房间惩罚自己，因为她觉得争吵起来都是自己的错。她内心很内疚。

切　钦：你是什么时候离家去工作的？

　　苏：我第一份工作吗？

切　钦：你离开家的时候。你不是离开家有一段时间了吗？

　　苏：是我上大学的时候。

妈　妈：她是在我们之间一次剧烈的争吵后离开家的……

切　钦：搬出来——

　　苏：第一次，是我 18 岁上大学。但是第一次长时间从家搬出来是在 19 岁时。

切　钦：你知道吗？在你们这样的家庭里，有时孩子会决定说"我要留在父母身边。有人搬出去之后，我会跟父母更亲近一些"。孩子想要和妈妈亲近，尤其是有问题的孩子。你认为你的孩子中，谁最想留在家里跟你亲近？在他们四人中，谁会决定不离开，而是留下来和父母亲近？

爸　爸：谁也不会。

妈　妈：我觉得现在他们都不会。

切　钦：如果有一个会留，会是谁？

妈　妈：那一个可能是苏，因为苏想要承担责任。她得厌食症是从她爸爸和我有问题时开始的。我明白这个问题由来已久，但是我认为是从那时开始发生的，苏的世界幻灭了。她对家庭的幻想被击碎了。家人必须凝聚在一起，而我相信苏觉得自己必须做些激烈的事，来让家人凝聚到一起，然后她就这么做了。她停止进食。她总是和那个需要她的人亲近，就是不考虑自己。这就是苏生病的原因。

切　钦：[对简说]你如何看待你爸爸和妈妈的关系？是一种友好的关系吗？他们对孩子友好吗？这些年你是怎么看的？你有什么观点？

　　简：他们喜欢彼此，也知道如何相处。但从我的观点看，我不知道为什么他们要在一起，真的，因为他们的关系很荒谬。但他们知道怎么和对方相处，所以他们可以相处下来……他们享受这一点，我觉得他们非常享受这一点。

切　钦：你是说"我决不会接受这种状况，但是他们却很享受"。你是什么时候发现的？这是最近的想法吗？

　　简：是最近的——当他们有问题的时候。我之前甚至都不在家。我住在大学里，我真的从来不知道发生过什么。现在，你看，我自己从没像那样考虑过。

切　钦：凯特，你会说些什么？

凯　特：嗯，我会说我是最近才开始想的，因为她是在几周前告诉我的。我问她为什么从来不出去，因为我知道她喜欢跳舞，喜欢外出，喜欢找乐子。她说因为如果她这么做，他就会很生她的气。他嫉妒心很强，每次我健身后回到家，甚至我的女朋友都会问我为什么他明知道你妈妈在哪里，却总是问："你妈妈呢？她在哪儿？她在干什么？"他笑了，他知道自己很傻，他知道她正在回家路上，但他还是成天这么做。有一天有个男人打电话问"S太太在吗"。是的，你嫉妒了。这就是为什么你不愿让她去任何地方。

切　钦：你爸爸是嫉妒男性呢，还是女性？

妈　妈：连女性一起嫉妒。

凯　特：男性和女性。他不允许她有任何朋友或做任何事，就像他一样。〔很多话语，听不到〕

切　钦：〔对凯特说〕你谈了很多你不愿意去思考的事？

妈　妈：对的。她很深地介入了……

凯　特：思考这些事让我很头痛。

切　钦：〔对乔说〕你呢？

　　乔：〔沉默了好一会儿〕如果他不想出去，不是非要出去。

切　钦：你怎么看待你爸爸和妈妈这对夫妻？他们结了婚，生活在一起。

　　乔：〔沉默〕

妈　妈：说话。

　　乔：这个嘛——〔犹豫〕

爸　爸：别看我。

切　钦：你同意谁的说法，简，凯特，还是苏？

　　乔：凯特。

爸　爸：你只是给医生一个答案呢，还是说这是你自己真正的观点？

妈　妈：我能插句话吗？我相信他的确和凯特有同感，因为几个月前有一次我想去看电影，而哈罗德不想去，我记得乔对他说"你干嘛不带妈妈去看演出呢？"

　　乔：我说过吗？

妈　妈：说过，而且我真的很感动，因为——

切　钦：之前你说过"我丈夫嫉妒女性"，是哪一位呢？

妈　妈：噢，是我的女性朋友们，任何一个和我有共同语言的女性朋友。如果我们吵架了，他就会说"去给路易斯打电话吧，去给玛丽打电话吧"，或是任何一个跟我比较亲近的朋友。

　　苏：这是因为他没有任何朋友可倾诉。

切　　钦：我们听到过凯特说爸爸嫉妒妈妈，希望她任何时候都在场。当她外出时，他会不断地问"我太太去哪了"，这个信息会让你想到更多关于苏和爸爸竞争妈妈的假设，他们现在正处于症状性的对抗升级中，爸爸已经不工作了，整天都在家里。

霍　夫　曼：那时你知道爸爸已经退休了吗？

切　　钦：不知道，这是事后才知道的。爸爸曾多次生意转让或生意损失，而且也有几次卖过家里的房子，让妈妈很沮丧。人们会有一种她家很富有的印象，他也曾经一度赚过很多钱以至于他真的不需要去工作。但是这个行为显然激怒了妈妈。

霍　夫　曼：你得到了另一个证据来支持你的理论，就是爸爸不但与苏，而且也和其他女性竞争妈妈的关注，只要她们是妈妈的朋友。

切　　钦：对。一个好问题就是："苏怎么样？她也嫉妒妈妈的朋友吗？"这就会进一步验证这个假设，即爸爸和苏都在努力获得妈妈更大份额的关注。

霍　夫　曼：很有意思的是，在你们的假设建立的过程中，你们忽略了关于婚姻的信息，在妈妈说苏的厌食症开始于她和爸爸经常吵架的时候，而且她提供了自己的假设——或许她引用了他们见过的某个治疗师的说法——苏生病是为了把家人凝聚在一起。

切　　钦：那个假设也有可能是真的，但是它只是一种标点法。它好像比较受美国家庭治疗师的喜爱。

霍　夫　曼：对，这个症状通过充当父母婚姻的粘合剂，帮助家人凝聚在一起，这就好像是一个内置的观念。而你则倾向于假设这一事件的动机是为了获得妈妈的关注。我认为你更多地强调了同胞竞争，现在这一竞争也将爸爸囊括进来。

切　　钦：我同意在我们所倾向的看法与你的看法之间是有区别的。但我们越来越多地将这个三元性的假设置于脑后，以便寻求一个系统范围内的前提，正如那个关于留守和离开的前提。

霍　夫　曼：此处你们在继续询问关于治疗的情境。

切　　钦：是的，在上一次暂停讨论的时候，我们决定在问完孩子们的成长问题之后，纳入这个问题。

家庭访谈

切　　钦：问一个与治疗有关的问题。你们一家经历了很多不同类型的心理治疗，所以有些成员一定感到很失望。谁是家里对治疗最失望的？

苏：我觉得是简。

简：我想是我。

爸　　爸：对哪种类型的治疗？

切　　钦：对任何类型，迄今为止，你们可能已经见了8—10位治疗师了。

爸　　爸：他们努力想要治疗我们。并不是我们——我不该说是我们。他们曾努力去治疗她的某些问题，对那问题他们压根儿不了解。首先，她最初去见的医生——最初在这里见的医生——对厌食症的了解就像我对电子设备的了解一样：一无所知。医生们不知道他们在说什么。

切　　钦：在另一个城市呢？

爸　　爸：那里的医生们知道该怎么做，他们没有浪费时间。他们治疗了苏。他们会说："这病就是这样的，这是你们要做的，如果你们不这样做……"你的工作接受绩效考核，你就有特权。

切　　钦：[对苏说]你的观点呢？

苏：噢，他们知道如何处理。

爸　　爸：可是他们是怎么知道该如何处理的？他们处理过厌食的病人，对此有经验。

切　　钦：是的，可是那些经验不起作用。

爸　　爸：噢，那些经验起作用了。但你不明白吧，医生？当我给她的医生、治疗师打电话时，他们很清楚她的问题是什么。他们告诉我她想回家。他们已经对她尽力了。她也增重了。她的精神状态也很好，可以继续为她提供回家后可行的治疗，她可以继续厌食的治疗。我们把她带到这里来，是世界上最糟糕的事，因为这里的医生对问题一无所知。就算他们知道问题是什么，他们也不知道怎么治疗，因为他们从来没见过。就算他们见过，他们也无法辨认出那是什么。

切　　钦：你们想过要回到那个城市去吗？

爸　　爸：我让苏回去。但她不想回去，因为她知道他们可以帮助她，所以她是在和厌食状态作对。[对苏说]这是我的看法，不是你的。我第一次让你留下，你说你不会留下："我不会留在这里。"当我去那个城市把她接回来的时候，我告诉她："苏，你呆在家里，情况是不会好转的。你要学会接受事情本来的样子,因为别人是不会因你而改变的,他们是不会这么做的。"她说:"我懂。"你不是说过吗?"我懂。我好多了。我想随着治疗起作用,我会好起来的。"苏,你是不是说过那样的话?

苏:嗯,你跟我谈过,你完全知道我是怎么想的。

爸 爸:你不是说过的吗?

苏:呃——呃。

爸 爸:然后她回来了,在这里找不到合适的帮助。这里的治疗师不知道该怎么处理。

切 钦:你的期待是什么?你希望治疗做些什么?

爸 爸:嗯,不是我期待做什么,而是我需要被指导去做什么。这里的人应该是国内最顶尖的针对厌食者康复的权威,他们理应受训于……再说一次,我不会再见那位女医生。你认识布鲁赫医生吗?德克萨斯休斯敦的希尔德·布鲁赫(Hilde Bruch)医生?她本该是厌食症的权威。我太太和我女儿去了休斯敦,她们见了她。然后她推荐我们去加拿大的一个诊所,我们的确送她去了,用尽了各种方法,她也好起来了。我们把她带回家时,她看起来也很好。但他们还告诉我们,她必须接受适当的治疗。

切 钦:你希望她回到那个治疗中吗?

爸 爸:如果这里的治疗是可行的,我会说好,但是在这里找不到任何了解她问题的人。

切 钦:你对治疗有什么看法?

妈 妈:[对苏说]你想表达一下你对现任治疗师的看法吗?

切 钦:或许我们不需要所有的细节。虽然细节很重要,但也许我们最好是了解一下大致的情况。现在谁是对治疗情况最失望的人?

苏:是我。他们一窍不通,所有的医生。

切 钦:你是所有人中最失望的吗?

苏:嗯,我觉得他们不该用药。

切 钦:你有什么期待?你还希望有人能帮你吗?还是你打算放弃了?

爸 爸:那个城市里的那些医生帮到你了吗?

苏:没有。R太太帮到了。医生们只是给我灌食物。

切 钦:不。你的处境是谁也帮不了你,对吗?

苏:是的,另一个城市的治疗师可以帮到我,今天我给她打了电话。这里的人不理解厌食者,因为他们在日常工作中不跟他们打交道。所以,当你对着某人努力地去解释些什么的时候，他们只在乎你所说的话，他们不在乎那是否是厌食症……

切　钦：所以你还是保留着一点希望？

　　苏：嗯，我当然有了。不然我想我可能已经死了。

切　钦：你非常失望，但依然保留希望？

　　苏：我很生气，可能更多是对自己的，而不是对其他任何人，因为如果很早以前我下决心要好起来，可能我就不会生病了。

爸　爸：你是不是也在想如果你留在那个城市，你就会——

　　苏：不是。我想如果我回来时，不是搬进家，而是搬进我自己的公寓，我就不会再次陷进去。

爸　爸：但是你清楚地知道你回来后将会发生什么事。

切　钦：[对妈妈说]你呢？你对治疗有什么看法？

妈　妈：我对这里的治疗极其失望。她现在有一位治疗师，他也正在努力帮助她，但他根本不了解厌食症。他是把她当作一个病人来努力相助；但是她是两个人（but she is two people）。厌食症时不时跑出来，而他无法理解。在那个城市的诊所里，她之前的治疗师为了确认一个他们认为能帮到她的人选，出去约见了很多治疗师。

———————————

博斯科洛：我们通常会为了记住家庭而给他们取个名字。我们把这个家庭叫作茶会风格的家庭，因为在会谈时，我们注意到他们总是带着微笑看着彼此，感觉很舒服。也会观察到言语讯息和类比讯息之间的分裂。言语上，他们在谈问题、症状、失望等，但是，他们在非言语的层面上显得非常开心，非常亲密。

切　钦：他们暗示了"即使我们被严重围困，我们也能以笑解围"。治疗师不给他们其中一个挑点毛病就无法回应任何讯息。

博斯科洛：如果我们的假设与家庭是吻合的，治疗师就可以带着与家庭融入的目的加入这个茶会。然而，在某一特定时刻，他就必须改变自己与家庭之间的这种氛围。他必须引入一些戏剧性的效果以便打破这个游戏规则。否则，这个茶会就会永无止境。

切　钦：他们团结起来抵抗任何类型的治疗性干预。爸爸在保护家庭不受任何外界干扰，以至于每一个治疗师都被看作是糟糕的、没用的。但是为了不因内容而偏离轨道，我们问："你们感到失望吗？你们从什么时候开始感到糟糕？你们从什么时候开始感到没有希望？"就在这时，苏回应了这个问题"如果我下决心好起来，我就不会病了"。这与家庭对治疗的负面感受相反。

博斯科洛：苏说过她曾经一度见过 30 位医生。你可以看到有两个系统在演变："家庭系统"和"治疗师系统"。治疗师们，被定义为以改变家庭为目标。但是在这个案例中，家庭认为治疗师应该改变，因为他们是没用的、不称职的。所以我们不禁要问：既然治疗师们都是不称职的，为什么家庭还要继续寻找治疗师？

通常，家庭对治疗师的期待是帮他/她去改变这个病人，而不是去改变家庭游戏。当家庭游戏改变的时候，就自然不会再有病人，也就不再需要治疗师了。随着时间的推移，家庭和治疗师之间可能发生的事情就是，家庭变得依恋治疗师，而治疗师则变得像一个家庭成员。一旦治疗师成为家庭的一部分，这个家庭就不可能改变了。因为如果改变，他们就会失去治疗师。因此，一段时间之后，治疗师会变得不可或缺。这就是为什么有些治疗变得无休无止的原因。

切　　钦：这个案例，则有所不同。你描述的是这样一个家庭，他们希望治疗师成为稳定器，可以让家庭保持不变。但是这个家庭找了一个又一个的治疗师，遍及全国，通吃一遍，消化他们，然后再遗弃他们。如果你是有名望的，这顿大餐就变得更刺激。父母针对那些在苏的问题周围的治疗师而竞争的方式引人注目。如果妈妈喜欢他们，爸爸就不喜欢；如果爸爸赞同，妈妈就反对。为了真正进入治疗，两人就必须达成一致，而他们唯一的共识，就是认为治疗师从来都是错的。如果他们达成一致，就违反了系统的规则，即：他们从不达成一致。

博斯科洛：切钦有一个观点很有意思，即，父母没有能力达成一致。当我们看到父母始终无法就抚养孩子达成一致时，有时我们的第一个干预就会是："我们看到你们俩对如何对待约翰或玛丽没有达成一致，各自都认为自己的方法是最好的。现在，我们认为你们俩的方法都很好，是绝佳的处理约翰的方法……不过只是在你们分手的前提下。例如，如果约翰跟着你，你的方法会是最好的；或者，如果约翰可以跟着妈妈，她的方法可能是最好的。眼前的问题是你们不能达成一致。因此，这是我们唯一能做的，你们需要自行解决。如果你们同意，我们会给你们一个处方，会告诉你们怎么做。这是治疗唯一的条件，否则它将是无效的。回家去不要和对方讨论这件事。一两周以后，你们必须回来，决定接不接受这个处方。如果你们达成一致,我们就会开始治疗。"

切　钦：如果他们同意了,这就是处方:星期一,爸爸照顾孩子;星期二,妈妈照顾,以此类推,一周中每天轮换。你提醒了他们,只要对方不在,他们就是完美的。当然,他们同意这一点。现在,他们就会去做你让他们做的事,而且遵守你的规则。

博斯科洛：然而一旦他们同意回来遵循你的处方,他们就已经改变了关系的规则。

家庭访谈

切　钦：[对苏说]你也对治疗失望吗?

苏：我不知道。

切　钦：我看到今天每个人都来了。这是怎么做到的? 谁是最坚决要来的人?

爸　爸：有两个很勉强。

切　钦：是谁最坚决要来的?

爸　爸：是他们的妈妈。激烈争论了两天。就要大发雷霆了。这次也确实大发雷霆了。她[不清楚是谁]冲她[不清楚是谁]扔了个盘子。

切　钦：所以,是你太太她更——

爸　爸：我太太是在异想天开。

妈　妈：我没有,哈罗德! 我知道这将会是个漫长的过程,但我想寻求帮助。

切　钦：你儿子觉得呢?

爸　爸：他无所谓。我告诉他,我们要去,他就说"好"。别忘了你是在跟这三个女孩周旋,是在跟三个有自己想法的年轻女孩周旋。如果她们想来,就会来;如果她们不想,就不会来,你就别再痴心妄想。

切　钦：这次你太太是怎么成功的?

爸　爸：我不知道这算不算成功。她们是迫于压力才来的。

切　钦：你呢?

爸　爸：我? 没什么两样。我觉得是在浪费时间,原因很简单,我不认为——我却不得不一再证明我看错了——他们能够让我看到他们是知道如何对待一个厌食者的,哪怕一丁点儿的希望,我都会全力以赴。但目前为止,他们完全在说大话。他们甚至都没有努力去接近问题。

切　钦：我现在要去和我的同事进行讨论了。[退出了]

———————————

霍　夫　曼：你们在暂停讨论时说了什么?

切　　钦：我们主要是讨论了家庭与治疗师之间的关系，包括与咨询顾问的关系。在我们工作的开始阶段，假设仅仅与家庭动力有关，而现在，我们把家庭和治疗师的关系也融入到我们的假设当中。这是假设中非常重要的一部分。在过去，每当我们忽视这个部分的时候，就会失败。

佩　　恩：事实就是，你们的方法，是在家庭治疗领域中唯一的明确处理治疗师自身情境以及其他专业人员情境的方法。

博斯科洛：对。我们试图考虑三个层面：一个层面是家庭系统，第二个是家庭和治疗师的关系，而第三个是家庭/治疗师/咨询顾问圈。要设计一个把三个层面都考虑在内的干预，相当复杂。在这样的家庭案例中，我们可能会把我们感到困惑的讯息传递出去。我们可能会说"我们两个人，一个这样想，另一个则与之相反，我们不知道哪个方法更好"。或者我会说"我有一件事我跟我的搭档有分歧。我不认为父母会就治疗达成一致。当然，任何你们能达成一致的治疗都会是有效的，但我怀疑你们能否达成一致。你们将会继续带着分歧去做治疗"。

佩　　恩：你以这样的方式将父母置于一个微型的束缚中。如果他们不同意你的观点，那他们就达成共识了，而如果他们没有达成共识，那就是在说他们可以同意治疗。

切　　钦：我们可以说："你们有问题，如果你们能信任治疗，我们就能帮助你们；但是基于你们的经验，这对你们来说很困难。因此，我所说的你们不会信任，是因为你们不信任治疗。所以我们进入了一个糟糕的局面。我们愿意分享我们的结论，但你不信任我们。我们可以理解。但是，无论如何，我还是会告诉你们。"我们实质上是在说，他们对治疗有免疫力。

博斯科洛：我记得我们给另一个有厌食者的家庭做的干预。整个家庭都相信她是因为不喜欢她的工作而厌食的。我们决定必须对家庭为她的厌食症所作的解释作出反应。因此我们说："我们进行了讨论，看到你们每个人都认为她开始不吃东西是因为不喜欢她的工作。我们同意这是很有可能的。当然，如果不是和工作有关，我们就会说些非常不同的——而我们同意这是最有可能性的解释。现在，问题就在于我们不能做治疗。"家庭看着我们——毕竟这是第一次会谈。我们继续："我们所做的治疗可能是无效的。我们建议她被解聘或辞职。如果问题是因工作而起，那么她辞职了，问题就会自然消失。只有当她辞职了而情况却没有改善的时候，我们才会再提供一次会谈。"我们就这样结束了会谈，并要求他们，如果发生了上述情况，就与我们联系。

　　大约在 6 个月后，我们接到妈妈打来的电话，要求一次会谈。我问妈妈情况怎么样，她说她女儿正准备很快要结婚，妈妈害怕她又会开始不吃饭。我问了她的体重。妈妈说体重很好。我问她有没有辞职。妈妈说没有，但是她做得还不错，没有什么问题，而且她很开心。然后妈妈要求以"预防"为目的来见我们——以免她不再发生同样的问题。我说我们无法做预防性的治疗，因为我们无法预知将来会发生什么。这就是结局。在这个案例中，重要的就是要瞄准家庭和治疗之间的关系。

霍　夫　曼：我记得你曾经谈到过意大利 20 世纪 70 年代的政治状况。精神病院都被关闭了，精神科医生被认为是社会管制的代理人。你告诉过我们，这个状况促成了你们真正开始意识到治疗情境。

博斯科洛：是的。我是在美国被培训为一名医生的，当我回到意大利，遇到意大利的精神科医生时，我感觉自己好像来自另一个世界。在美国，我学到的是去理解病人，去做诊断，以及去做治疗，而那时的意大利正经历一场反精神病学的革命。重要的是从另一个层面去看待携带症状的病人，即社会的层面。而要整合这两个层面是需要时间的，我认为这对我们的工作产生了影响。结果是，我们对系统不同层面的差别变得极其敏感：个人、家庭、社会以及所有这些层面之间的互动。

切　　　钦：在美国 70 年代的时候，还没有意识到个人的行动对整体的作用。而在意大利很清楚的是，你做的每件事都是一个政治行动。因此，当病人出了问题时，你就需要把他关起来，这是一个政治行动。

佩　　　恩：有意思的是，你并没有止步于采用莱恩（Laing）的立场，认为精神分裂症病人是好的，精神科医生是坏的，而是融入了一种对两者之间关系的理解。

博斯科洛：我同意。那时我正在研究贝特森，也很熟悉萨斯（Szasz）和莱恩的立场。但如果你用贝特森的观点工作，就会考虑标点法。传统的精神病学以一种特定的方式为问题打标点。持生物医学观点的精神科医生，会以生物化学和遗传学的角度看问题。精神分析师则认为问题产生于童年早期。而这些都属于线形因果关系式的标点法。莱恩彻底颠覆了这个标点法。他说（由于反精神病学运动兴起于意大利）个体有问题是因为社会病了，那些在精神病院的人才是健康的。这就迫使我们去面对元层面这一概念。

佩　　　恩：那时你和塞尔维尼在一起吗？

博斯科洛：没有，直到 1967 年才在一起。1968 年意大利第一届家庭治疗大会是玛
拉①和我在米兰的小组组织的。这次会议是在意大利南部举行的，国外
的嘉宾就是内森·阿克曼（Nathan Ackerman）和罗纳德·莱恩（Ronald
Laing）。出席会议的意大利精神病学家大部分是马克思主义者，他们因
为阿克曼只考虑家庭动力学的层面而攻击他。阿克曼认为精神科医生
应该帮助那些因自身的疾病而呈现病态的人。但是其他人则非常赞同
莱恩和他的标点法。我感到很困惑，但也就是从那时起，我开始理解了
不同层面的重要性。

　　1977 年的首批学员在精神病学和精神分析方面的知识都非常渊
博，他们也都参与了这场反精神病学运动。事实上，他们位居前线——
非常精明干练。当他们首次来找我们时，他们说"我们来这里是因为我
们参与了社会革命，现在我们需要一些技术性的工具，以便我们能够治
疗那些没能恢复的病人。精神分析不好，因为它隶属资本主义"。

切　　钦：对他们而言，一切都是二分法：你要么是马克思主义者，要么就是资本
主义者，你不可能没有政治立场。这就跟"你不可能不交流"这一观点
很相似。他们认为你必须有二择一的立场，即使你什么也不说。所以
他们对我们说："我们不知道你们是哪一派的，但我们也不想知道。我
们只关心你们的技术。"重点是，他们慢慢地发现我们提供的是第三种
解决办法：通过技术，接触认识论；通过技术，学会思考。而事实是我们
不是马克思主义者，他们为了学习不得不来私人中心并支付学费，接受
这一点对他们来说是很有难度的。

霍　夫　曼：他们为什么对你们的技术这么感兴趣？

博斯科洛：他们不相信个体心理治疗。他们也在以"系统"的观念思考，而家庭治
疗看上去很符合他们的哲学观。

切　　钦：在 1968 年的会议上，阿克曼被视为一个反动分子，因为他说："我为一
对夫妻做了两三年的治疗。在我见他们之前，他们很不乐意同床，而现
在他们可以了。我认为这是巨大的成功。"参会的人说："这是个悲哀的
故事。一个人花两三年的时间帮别人同床是件荒谬的事。这就像是在
说一个符合美国标准的家庭才是一个正常的家庭。那么什么是美国标
准呢？这个支持跨国企业的系统需要兜售些什么东西给这个家庭？"因
为他们认为阿克曼是为这个标准服务的，所以他们不可能接受他的

---

① 即塞尔维尼。——译者注

思想。

博斯科洛：我认为阿克曼只是不走运。阿克曼所呈报的那次会谈中的丈夫为 IBM 工作，所以当他播放录像时，突然间有两百人叫起来："那也算成功吗？就因为他和太太'做'爱草草了事吗，怎么不说他'做'了导弹杀死了越南人？"阿克曼，他是一位大型团体高手，回答说："我赞同你们！"于是他们安静下来。他接着说："我同意你们关于越南、导弹、IBM 的观点。但是我所拥有的唯一的武器就是投票权。你们可以闹革命，但是在美国我唯一能反抗对越南政策的做法就是投票。"于是大家哄笑了一会儿。他又说，"我向你保证，每次去投票，我都反对 IBM"，等等。他是一位高手。他说："'关于夫妻同床不是一个结果'这个观点，我跟你们持有不同意见。对我来说，这就是结果。这位太太已经有三年不能做爱了。在他们能够重新做爱之后，太太有了孩子。对我来说，做爱好过不做爱。这是我的偏见（bias）。对我来说，这就是结果。"

不过他的偏见也是我的偏见。我在美国接受了 7 年精神病医生和精神分析师的培训，我意识到当我回意大利时，我还在以二元的方式进行思考：治疗师与病人。回到意大利之后，变成了三元：家庭、治疗师和社会；而治疗师是接触家庭与社会的界面。于是我开始理解治疗师的两难困境。治疗师，通常无法意识到他所做的事情可能在向病人引入社会规范，他们可能会联合社会反对病人，也可能会联合病人反对社会。这批马克思主义者同样觉察到了这些可能性。

霍　夫　曼：你所指出的是治疗师可以用这样一种方式重新稳固一个系统，一种不必让问题消失的方式。换句话说，他/她可以使问题以更被包容的方式延续——以药物治疗的方式、谈话治疗的方式，等等。这就是一种思想的飞跃，即把精神科医生看作是一个内稳态的、维持游戏的人。

博斯科洛：我们发现转介人问题的途径——引自从我们以同名命名的论文（Selvini Palazzoli, Boscolo, Cecchin and Prata, 1980）——就是通过遭遇那些没有求治动机或者我们无从收集信息的案例①。我们努力想要在核心家庭和扩展家庭系统中找到一个假设用以解释这一行为，但却做不到。随后我们灵光一现。我们注意到家庭的这一行为可以用家庭与转介医生的关系来解释。例如，这个家庭可能会很依恋这位转介医生，而这位转介医生也会感到在治疗他们的过程中自己显得非常重要。即使她把

---

① 指 *The Problem of the Referring Person*，即《转介人的问题》一文。——译者注

家庭送到我们这里，她仍然保持着重要性。家庭不可能告诉我们他们不情愿来的原因，是因为他们不想给我们这样的讯息"我们不想要你"，否则就冒犯了这位转介医生。所以家庭和我们待在一起，但是不融入。这时，我们就需要围绕转介人进行假设。

切　　钦：转介人，无论我们谈到了是个人还是机构，都没有恶意。他们都是在从事以助人为目的的事业。但是，有时这个群体会卷入以自己的生存为主要目的的机构中。人们把时间都花在开会、相互交谈、说闲话上面了。他们忘记了病人，病人成了第二位的。这是一个自然的过程。不应该负面地把这个机构看成是糟糕的或是他们在害人。很显然，是机构在帮助病人，而病人也在帮助机构。

佩　　恩：首个需要治疗的"问题"就是其他同行的内稳态效应。

博斯科洛：是的。举个例子，如果一个治疗师需要作为一个治疗师而存活，那么他/她就必须帮助他人。如果一个治疗师打算保持他/她的位置，病人就必须保持病人的位置。这通常就是治疗停滞的基本规律。在这种情况下，会谈开始时我们不去问"现在的问题是什么？"取而代之的是问"你们的系统中发生了什么，使你进入到一个需要治疗师的状态？你的自愈能力发生了什么，以至于你需要其他人来关照你？"作为治疗师，你将得到进入该系统的每个人的来历，并且将进一步使问题复杂化。然后整体状况才开始有眉目。

霍夫曼：让我们回到干预部分。因为我们将不会囊括小组讨论的内容，所以稍后我们必须提问，你们是如何推进到这一步的。

干预

切　　钦：*[重新回来]我来跟你们分享我们的观察。在这个家里，我们看到四个孩子之间的很多隔阂。苏总是跟凯特冲突，凯特和简冲突，等等。所以，三个女孩从来没有团结过。而你们的儿子又孤立于他的姐妹们，他和爸爸待在一起，或许是因为妈妈和爸爸不亲密。根据我们的经验，如果三个女孩在一起，就会更容易成长，并离开家庭，独立起来，开始自己的生活。但如果像你家那样，孩子们是被分隔开的，那么背后是有原因的。这个原因就是，他们相信只要保持分隔状态，他们就不必长大离开家。他们之所以保持着小孩的状态，是因为他们觉得父母还需要他们。为了确保父母不孤单，孩子们彼此不打交道。这样就使得父母不断去关注他们，关注他们成长中的问题，而不是关注父母自己的孤独。*

　　然而,这个家里存在一些困惑。在这个家里,尽管父母有分歧,但他们却可以延续这样的相处之道而无需改变。爸爸嫉妒妈妈,妈妈不同意爸爸,但他们还是莫名地拥有永远不会改变的生活:一成不变。但孩子们想的是,没有他们,父母就不知道如何是好。这是父母和孩子之间一个巨大的误解。这不是厌食症的问题,因为即使不是苏得了厌食症,其他孩子也会出现别的问题。她发展出厌食症是因为在那个时候她曾是最敏感的一个。如果不是她得了厌食症,可能就是乔出现问题——可能是学业问题或是行为问题——谁知道呢? 重要的是,只要这四个孩子有着必须为父母做点什么的想法,他们就不会一起离开家,而在我们的观念里,父母并不需要它们的帮助。你们有着良好的关系——你们争吵并享受争吵,享受你们的分歧——你们不想分离。简理解这一点,因为她曾说过"他们享受争吵。那是他们在一起的方式"。

　　现在我们有个问题。如果我们是在米兰跟和你们一样的家庭工作,我们就会让四个孩子再回到会谈,为的是去理解他们认为父母不能没有他们的想法是怎么得来的。关于必须留下来和父母在一起的这个想法,不只是苏有,四个孩子都有。

爸　　爸:你是在给他们出主意。下个星期我们可能就会出现在米兰。

妈　　妈:不,这是事实。

切　　钦:如果我们是请父母来,而不带孩子,就会看到你们给孩子的所有讯息都支持这一信条,或许只是没有觉察到罢了。但是讯息是清楚的:待在周围,别离开我们,我们需要你们,我们跟对方难以相处,等等。你们可能只是无意识地发出了这些讯息。但毕竟你们也有自己的生活,不包括孩子的生活。因为我们会在这里逗留三天,我们的建议是你们回家想想我们所说的。如果你们决定继续,我们就会给你们下列选择:四个孩子一起回来跟我们谈半小时关于他们与爸爸和妈妈的问题,或者是爸爸和妈妈回来探讨问题。对我们来说,是孩子来还是父母来,都没有区别。

妈　　妈:不是我们所有人一起来吗? 不是其中哪一个吗? 嗯,我觉得对孩子来说更重要。

切　　钦:现在别讨论。回家去思考一下。我们会为你们提供这个机会。这就是我们在米兰的做法。我们会在这里逗留到周六,所以你们还有时间。

爸　　爸:苏怎么办?

切　　钦:苏到时必须作出决定,她是否会放弃这个问题。

爸　爸：那么，要多久呢？

切　钦：没有任何医生、任何人能替她作这个决定。

妈　妈：所以，换句话说，如果家庭问题解决了……

切　钦：如果孩子们的"必须要为父母做些什么的笃信"消失了……

爸　爸：我们下周计划去加利福尼亚，就太太和我，还有儿子跟着。［对妈妈说］你知道的，两周以前，他们中有两个决定跟我们去。

　　　苏：不是两周以前，抱歉。我是从十二月起就在准备了。［家人们起身打算离开。］

切　钦：［对妈妈说］你儿子没留下和她们一起在家是怎么回事呢？你们俩必须和某个孩子一起去又是怎么回事呢？

［家庭带着良好的情绪离开了访谈。妈妈对切钦说："你应该留在这里。"］

————————————

霍夫曼：进行这次干预的原理是什么？

切　钦：因为他们不喜欢治疗师，所以这就好像一次对信任的测试。如果在米兰，我们会邀请他们再来，看看他们是否愿意。我们可能会说"我们有些想法，用来解释所发生的事情，尤其是对孩子们如何与父母分离"。

佩　恩：是同一个想法：他们必须对是否决定再回来达成一致。

切　钦：是的。在这个案例中，如果孩子们再回来，我们就会尝试帮助他们消除那个不可理喻的观念。但是他们需要先作出决定。

霍夫曼：你同时也把家庭置于一个不可避免要进行代际区分的境地。无论是父母再来还是孩子再来，或者即使没有人再来，这一点都已被确定。你们会把这称为一个结构式的举措吗？

切　钦：不，因为在这个点上，我们并非主要考虑家庭动力，而是聚焦在治疗师—家庭动力上。对于他们的治疗，别人总是在为他们作决定。这就是为什么会有茶会效应（tea party effect）。治疗师一再推进，而他们只是坐在那儿开着玩笑。我们就说："不确定该怎么做，因为我们不是在米兰。我们只会在这里逗留到星期六。但如果你愿意，我们就约见父母或是四个孩子。你们来决定，取决于你们。"

霍夫曼：通过把所有的决定权都交给治疗师，这对夫妻关于治疗的分歧就不必浮出水面了。

切　钦：正是这样。妈妈总是主动，而爸爸总是跟随，但对于他们的根本分歧永远都没有一个决议。如果他们回到治疗，就不得不先处理分歧，因为他们必须就回到这里达成共识。如果他们不回来,就会用别的方式处理分歧。

佩　　恩:这次干预是要求他们协商决定,哪一个子系统回来见你们。在这个决策过程中,很难再出现他们旧有的、常规的分组。我把他们看作是被这次干预定位去做些不一样的事。

博斯科洛:是的,治疗师是在要求他们作选择。而治疗师必须保持中立。这一点不可或缺,因为有些时候,如果家庭治疗师没有意识到这一点,就有可能站在父母一边与孩子对抗,或站在孩子一边与父母对抗。或者有可能治疗师对某个结果的偏好大于另一个。对他来说,真正的不偏不倚至关重要。

会谈 2

霍　夫　曼:因为除了结尾部分,我们不打算囊括这次会谈的全部逐字稿,所以能否告诉我们发生了什么?

切　　钦:父母单独来了。那是在两天之后。对上一次会谈有良好的反馈,他们在会谈结束后一起出去吃了饭,不同于以往,没有争吵。

博斯科洛:我们决定获取更多的有关扩展家庭的信息。可以清楚地看到这位妈妈在和她妈妈以及姐妹们的相处中感到极度疲乏,不过,爸爸和外婆相处得比她跟外婆更好。妈妈说,外婆曾嫉妒她的姐妹们,因为她们嫁给了成功的男人。看起来好像外婆觉得和妈妈这个女儿相处更舒服一些,因为妈妈有这么多的麻烦。也就是在那时,我们得知爸爸有过创办公司的经历,而后来不成功就转让了。他也曾做过住宅销售员。尽管做这行他显然赚到过钱,但妈妈还是对他不太满意。我们见这个家庭的时候,他没有工作,而她觉得他应该工作。外婆告诉妈妈,觉得她丈夫整天待在家里没事可做,心理会出问题的。

切　　钦:我们问了孩子们是如何适应的,看起来孩子们总是围绕着他们,以至于他们无法独处。我问了个问题:"你们俩谁给了孩子更多这样的讯息——'过来利用这个境况'?"他俩都承认孩子们不断从他俩的境况中获益。暂停讨论的时候,我们采用了这个观点,即孩子们相信如果他们不干涉,父母就会分手,然后,把这一观点作为框架,在这个框架下开出"秘密夫妻"的处方,也就是让父母悄悄地、单独地外出。[①]

[①] 这是"恒定处方(invariant prescription)"的一个版本,被用于塞尔维尼·帕拉佐莉和普拉塔主持的一个研究(Simon,1987)。

下面是访谈最后部分的逐字稿。

干预

切　　钦：我们上次看到的是，情况更严重一些——可能比你们察觉到的更严重。对孩子来说，这是一个危险的情况。苏有进食的问题。另外两个女孩呈现了不负责任的行为——对孩子来说，过着没有现实感的生活是一种非常危险的情况。这一切是为什么？因为他们持有一个观念，那就是没有他们，没有他们的所作所为，没有他们在场，你们两人就无法共处。这是他们的观念。我们看到的是，你们俩找到了生活之道，婚姻之道，你们俩对彼此没有太多抱怨。我们也看到你们没有把自己当成一对很棒的夫妻，你们没有向别人展现你们是多么成功的一对夫妻。我们看到这对你岳母有利，因为她有嫉妒的倾向。你是个完美女儿，事实上你的麻烦对她是有用的。但我们看到这些对你的孩子不利。情况很严重。因此现在我们要给出建议，一种仪式。在接下来的几个月里——就说6个月吧——我们认为你们过来接受家庭治疗不重要，停顿下来才是重要的。但是，你们必须要做一件事：一周一次或两周一次，你们俩挑选几天外出，不要向孩子们透露任何情况。就是从他们的视野中消失。你们可以在桌上留张便条，写上"我们要外出，周二5点以前回来"。

爸　　爸：她决不会这么做。

切　　钦：我们知道这极其困难，对她来说很难，对你也一样。

爸　　爸：因为我要给你一个例子。让我解释一下。我们下周二就要出发了。简已经说了要把冰箱装满，确保每件物品都在那里。

切　　钦：但你什么也别说。如果你不希望他们挨饿，你可以在走之前把冰箱装满。但那样他们就什么也学不到。然后，在你俩消失之后，不必非要到处逛并愉悦自己。如果你俩不想待在一起，你们甚至可以去两个不同的地方。最重要的是，他们收到一个讯息，你们俩正在做一些不为他们所知的事。这一点至关重要。这是根据我们处理与你们类似的境况所获得的经验。

爸　　爸：好主意。我喜欢你这个建议。

切　　钦：当你们返回时，在周二下午5点到达。他们会问你们"你们去哪了"、"你们做了什么"等问题。如果他们问，你们就说："我们做了什么，那是我们的事。"

爸　爸：那天我离开家一两个小时,我儿子就来问我:"你去哪了?"我说:"这与你无关。"我太太就说:"为什么你不能告诉他你去哪了?"

切　钦：如果你们在一起,就说:"这是我丈夫和我的事。"我知道这是一个牺牲,但是你们有必要这么做。或许你们没有感觉到情况有多严峻。

爸　爸：我很久之前就感觉到了。

切　钦：所以你们要"选择"每三周或四周就外出一次。你们提前准备,然后不说话就消失。重要的就是他们不知道你们在做什么。然后等你们一起出去了,你们不必非要愉悦对方。假设你们不想待在一起:你们可以去同一城市,也可以是不同城市,见朋友,甚至和朋友待在一起……可以做任何事。重要的是,他们不应该知道你们在哪儿。不要去见你姐姐,因为她会告诉孩子们你们在哪里。你们只能去见那些什么也不会透露的朋友。当你们回到家时,只能说两点:如果他们问起这次会谈,你们可以说:"切钦医生不让我们谈论会谈过程中的任何事情。他告诉我们不该谈论任何事情。"

妈　妈：那苏怎么办?苏不在家住。她会好起来吗?

切　钦：会的。我们的经验是,如果人们能做到,很多问题就会消失。在我们见过的与你们类似的家庭中,80%的父母可以做到这一点,他们就成功了。即使苏不住在家里,像她这样的问题也有可能会好起来,因为她会知道家里发生的所有事情。她就是会知道,你都不用告诉她。

妈　妈：我们不用打电话告诉苏说"我们要外出几天",什么都不跟苏说吗?

切　钦：对任何人都一样。或许你可以跟他们说"让苏知道"。

妈　妈：噢,是让孩子们告诉苏我们已经外出了吗?

切　钦：是的。但你不可以指示他们,因为接下去就会变成:"你们要去哪?为什么只给他们打电话而不给我打?我应该受到和他们一样的待遇。"如果苏不在,孩子中就需要有一个人来负责通知她。我的同事说,重点是不要去任何有人会告知孩子的地方,所以最好找到其他地方。重要的是回家以后说"切钦医生说:'这应该是他和我们之间的事。'"。

爸　爸：他们不会问我们这里发生了什么?

妈　妈：噢会,他们会问的,苏会被指派去搞清楚发生了什么事。

切　钦：所以,从现在开始起的四五个月后,你再打电话给 H 医生(治疗师)。你们下次再来的时候要带上记录孩子们对这类行为反应的笔记。你们当中谁注意到什么——有可能只是某人打碎了台灯。你们各自记录,不要和对方交流,然后在四五个月之后,你把所有的细节带到这里给 H

医生，她会和我们保持联系。

妈　　妈：你的意思是只做这一件事，这些孩子们将会变得独立，各走各的路，苏也会开始吃东西？

切　　钦：百分之八十会，但这是极其艰难的。

妈　　妈：这怎么会让苏好起来呢？她怎样才会开始吃东西呢？

切　　钦：苏就像其他介入你们中间的人一样。她说："妈妈，让我们守候在一起，就你和我。"她想要把你和丈夫分开。

爸　　爸：异想天开。

妈　　妈：他们嫉妒是因为他和我在一起。

切　　钦：她被卡在关于你们俩无法单独相处的幻想中。

妈　　妈：然后当他们看到我们……

切　　钦：你们在一起——你们不必展现在一起……

妈　　妈：然后……？

爸　　爸：他们各得其所。我们走了。他们甚至不知道我们在哪里。

切　　钦：然而，如果你们真的在一起了，可能对你妈妈来说是有风险的。她可能就不会和你丈夫保持这么顺畅的关系了，或是不觉得这么需要你了。这就是为什么我让你最好不要展现这一点。别担心，如果在这几天里，你觉得和丈夫一起不开心，而你觉得和妻子不开心，你们也别担心。可能你们会觉得厌倦彼此，会去不同的地方。

妈　　妈：你会和 H 医生保持联系吗？

切　　钦：H 医生希望你们在四五个月之后再打电话来，看看你们是否做到了。你们可以告诉她是否做到了。

妈　　妈：告诉我，我们应该对苏和她的治疗师作何反应？我们是不是不该参与苏的事呢？

切　　钦：你就说："你要去见治疗师。那是你的问题，什么也不用跟我说。"

爸　　爸：我太太会参与。

切　　钦：让苏自己去管好她的治疗。

妈　　妈：靠她自己，我不参与。

切　　钦：如果她说"我不喜欢我的治疗师，"你必须说"那是你的问题"。

妈　　妈：让她自己作决定。那乔怎么办呢？乔和他就像这样［做了个亲近的手势］。

切　　钦：这四个孩子都在同一条船上：一个是厌食者，另一个是爸爸的小男孩，再有一个操控，最后一个迷茫。所以他们都是一条船上的。

妈　　妈：*凯特不应该跟我们去度假,对吗?*

爸　　爸：*不该,不该。*

切　　钦：*不,这个项目不包括这一点。每个人都知道自己要去往何方。你根据你的喜好来做事。对此我无法指导你。*

爸　　爸：*你所说的,大体上就是,当你决定要离开,不告诉任何人,你会在桌上留便条："我们走了。"*

妈　　妈：*这会奏效的。我打赌会奏效。我会给你写信。*

［夫妻起身离开。］

霍　夫　曼：达成这一干预的过程是进展如何?

切　　钦：我们就仪式达成了共识,不过关于如何回应家庭对治疗师的不信任,我们进行了一番探讨。我们决定让他们在 6 个月内不去见任何家庭治疗师。这一点很重要,因为他们曾经放弃了那么多治疗师。我们有很多双重讯息:6 个月内忘了家庭治疗——但是,这本身就是一个处方,暗含了他们仍然身处治疗当中。别回来做治疗——但是,女儿可以去见个体治疗师。我们试图通过传递这些讯息来打破以往他们与治疗师之间的模式。以我们的观点来看,如果他们采取主动决定回到我们的治疗中,则具有极为关键的意义。

博斯科洛：这个干预中还有一个要点,就是使用统计数据。因为这是一个淘汰了多位治疗师的家庭,所以我们引入了一个更高层级的架构。我们认为,在 80% 的案例中,这个干预是有效的,而 20% 则无效。他们是很具竞争性的,我们建构一个 80% 的统计数据是希望运用他们的竞争性。

佩　　恩：在我看来这个处方就像是对初始任务的延续,即把家庭分为两个组别的任务。这个处方会伴随他们度过你们所建议的那段没有家庭治疗的时间,但依然保持了父母和孩子的区分,并使两个组别的家庭成员处于同一水平。

博斯科洛：是的。你会注意到当把四个孩子放到同一艘船上的时候,我们是如此戏剧化。因为家庭表现得不太严肃,我们认为渲染当时的状况是很重要的。如果这是一个茶会风格的家庭,那你就需要避免成为茶会风格的治疗师。

霍　夫　曼：爸爸对干预的反应非常积极,而妈妈则相反有些低落。

博斯科洛：是的。这里你就会看到干预是如何验证了我们之前所作的假设,即我们观察到爸爸总是无法接近妈妈，因为她把所有的情感联结——都给了女儿们、外婆和她自己的姐妹们。因此，干预是把妈妈和爸爸单独放到一起，于是爸爸就说"我喜欢这样"。而妈妈则是以显现出的忧伤，验证了这一假设。

切　　钦：你也会看到这一干预的问题所在，某些方面它纯粹是结构式的。即使我们说了"父母不必真的在一起，只需要显得在一起即可"，但事实就是，我们把他们放到了一起。这让爸爸很开心，而妈妈则不然。所以，这就是它的局限性。

佩　　恩：这个处方对所有包含爸爸和妈妈的三角关系都起作用，不仅包括核心家庭，也包括扩展家庭。当然，对妈妈来说，这比对爸爸更艰难。回顾过去，你们认为能找到更平衡的干预吗？

博斯科洛：有可能。妈妈忧伤的反馈暗示了另一个干预有可能会更有效，它是根据另一个有微弱差别的假设。这个假设就是把苏开始有症状的事与"爸爸转让了他的生意开始待在家里"这件事相关联。会谈中，妈妈说到过，外婆认为，如果她丈夫像他说的那样整天在家里争执、抱怨并感到很厌倦，心理就会出问题。可以想象那时他就开始和苏竞争在妈妈那里的位置。爸爸嫉妒妈妈和苏的关系。他说了很多次苏想使父母分开，以及她异想天开地要和妈妈待在一起。他无法接受的就是，妈妈可以是孩子们的妈妈，同时又是他的妻子。他希望她完全属于他，而很显然，苏则希望妈妈完全属于她。

佩　　恩：你会如何调整处方呢？

博斯科洛：我会开出下面的处方。由于苏和爸爸都想占有妈妈，那么一周中的一天，妈妈只跟爸爸互动，另一天只跟苏互动，剩下的日子里每个人都按自发的方式行动。

切　　钦：这个仪式可能会在系统中给苏一个重要的位置，而且就像给了妈妈一个许可，让她可以保持跟苏的亲近。从妈妈的表情中可以看出，单独和丈夫外出这个建议并不吸引她。

博斯科洛：那是因为，根据这个假设，妈妈所处的是一个站不住脚的境地。任何时候和苏在一起，她都是错的，因为无法和丈夫在一起。任何时候和丈夫一起，也是错的，因为无法和苏在一起。但是这个仪式提供了一条出路。它确定了一个固定的时间段，让妈妈可以单独跟苏或爸爸待在一起。如果你在爸爸/苏/妈妈的三角中引入一个序列，那么你就带妈妈离开了她所处的悖论性的境地。

佩　　恩：受命令所制而自发地行动，这也是一个悖论，不过是属于良性的类型。这是一个很好的例子，展现了一个运用时间的仪式。

博斯科洛：我想回到吉安弗兰克所谈到的关于结构式干预的局限。这里可能存在一个危险，那就是强调"父母和孩子应该分离"的这样一个观念。在很多有三四代人的家庭文化中，孩子可以成长并与父母共处，而不一定要和父母分离。我更喜欢第二个干预，因为它更精准地对这个家庭的状态进行了回应，而不是对一个标准的观念进行回应。

切　　钦：如果我们思考有什么特征在支配我们所治疗的家庭，那就是被三人规则所控制的结构。如果两个人尝试各走各的，那么就总会有另一个人出面介入其间。所以我们更多思考的是三角关系，而不是父母和孩子、代际界限、婚姻或父母子系统。

霍夫曼：当你们选择夫妻，并把他们分离出来的时候，就是在和这个三人规则对抗。

切　　钦：是的。这就是为什么，当我们有意去强化夫妻关系的时候，我们会提醒他们不能变得过强，否则周围的人会遭罪的，或者我们会征求其他人同意夫妻独处。我们会用一个示范性的幻想：妈妈照顾孩子一天，爸爸不干涉；次日则进行交换。你告诉他们两个人都是好的教育者，因此他们需要轮流进行。而你的秘密目标其实是要打破三角关系。

霍夫曼：顺便问一下，你们是否关心这对夫妇有没有真的进行秘密仪式？换句话说，假设他们回来告诉你无法做到。妈妈不得不告诉苏他们去哪里，或者她发现了呢？

博斯科洛：如果他们失败了，仍然会带给你很多信息。你发现是妈妈拒绝那样做，因为她有别的事要做，或者因为孩子干涉了，或者爸爸不喜欢这样做。那么你可能会开出一个相反的处方："我们认为你们应该停止这个仪式，现在还不成熟，我们认为你们应该等待。"

切　　钦：在有些案例中，这个干预会很有效。但是在一些严重的案例中，就会有进入权力斗争的风险。有时，你也会面临一种危机，是因为孩子不允许治疗师拥有这种权力。病人的症状性行为增加了、对抗升级了、住院了。这也是在保护父母。如果这种情况发生，我们就放弃处方，邀请家庭成员全部过来。然后我们再决定接下来做什么。在此，正如你们所见，我们激起了症状的对抗升级。在下一次见家庭时，苏的表现很糟，她在干涉父母的生活，甚至比之前干涉得更厉害了。

会谈 3

霍 夫 曼：会谈之间间隔了多久？

博斯科洛：6个月。在上一次会谈之后某个时间，苏要求曾在单面镜后的一位治疗师来做她的治疗师。在会谈之间的那个阶段，她去商店偷窃过，然后和各种类型的男孩约会，带他们回家醉酒，还传递性滥交的讯息。治疗师说，妈妈给他打了很多电话，试图干涉治疗。在我们的会谈前（presession）讨论中，我们谈论的绝大部分都与操控个体治疗师有关。最后我们决定请他坐到治疗室里来。

霍 夫 曼：为什么你们要这样做？

博斯科洛：因为他已经成为系统的一部分了。他正在激活妈妈，激活女儿，或许也在激活家庭中剩余的成员，看不到自己对这个家庭的影响，是因为他只是单独见这个女孩。所以我们把他当作一位僵局顾问咨询中的治疗师——把他和家庭放在一起。

霍 夫 曼：这次会谈都有哪些人来了？

切 　 钦：父母；苏，她现在回家里住了；还有乔。另外两个女儿在家以外的城市住。焦点在苏身上。爸爸开始形容她带回家的"人渣"，指的是她的男朋友们。妈妈就帮苏辩解说她自尊很低，以至于她觉得不配拥有更好的。

佩 　 恩：父母遵照处方了吗？

切 　 钦：是的，他们遵照了。他们保持得很好，尽管有些时候妈妈暗示苏他们要去哪里，或者曾经去过哪里。

佩 　 恩：苏说了搬家的原因吗？

切 　 钦：她没说，但我们觉得和让父母单独外出的处方有关。她回家来开始以全然干涉他们关系的方式行动。

佩 　 恩：爸爸还是没有工作吗？

切 　 钦：是的。他给了女儿们很多双重讯息："设法离开但别真的离开。"妈妈也一样。这些女孩是否去另一个城市或是否交男朋友，好像显得无关紧要。唯一被允许的与外界的关系就是他们与治疗师的关系。你会有种感觉，如果孩子们都离开了，夫妻俩会感到非常抑郁，尤其是爸爸。

霍 夫 曼：总体上，你会如何评估这个家庭所处的位置？他们退行了吗？有什么进展吗？还是他们在原地踏步？

博斯科洛：我们觉得有进展。女儿的行为改变了，尽管她还是个问题，但已经是不同的问题了。

霍 夫 曼：你是说她与其他众多令人气恼的年轻女性的行为没有太大差别吗？

博斯科洛：对。我们在治疗中看这一点，就是变化发生的标志，对此我们要作积极的反应。在米兰，当我们看到家庭有进展，我们就会建议终止治疗（termination）。我们告诉家庭，我们没有再看到更多精神病性的问题，只是生活问题，或人际问题。我们来播放干预吧。它会让你们了解到我们如何发起终止治疗。

干预

切　　钦：在你们家里，家人很长时间待在一起，非常亲近和亲密。然后就出现了一个强制令——我不知道它从哪里来的——你们应该分开。有人告诉过你们，或者你们得出了这个"应该要分开和应该努力分开"的观念。但我们认为，你们在努力从彼此那里感到自由的这个方向上做了太多的事。每个人都各得其所的时刻终究会到来，只是你们必须在心理上等候。就像植物的生长，你不能揠苗助长，它要靠自己长大。这是一种心理现象。所以我能看到你们每个人，尤其是爸爸、妈妈、苏、简，都想与分离的趋势对抗。我们认为你们所做的事都是非常好的。例如，苏正在想尽办法不要跟男孩坠入爱河——这是一个很好的不必长大的办法。我们看到简——只要她爱上一个男孩，她就立刻把他推开——这也是另一个不必分离的好办法。我们看爸爸，他说"我要把你们都踢出家门"但却从不照做。总有一天会来的，而他只不过是减缓了这个进程。妈妈也总是通过和女儿去参与治疗，尤其是通过寻找治疗师来减缓这个进程。寻找治疗师是一个减缓进程的好办法。一旦你们见一个治疗师，你们就不会成长。然后，就像你说的，苏正在和"人渣"约会，所以她就无法跟任何重要的人建立关系。因此，我们觉得某种意义上你们非常确定现在的所作所为。我们认为它不再是一个精神病性的问题了。你们一直在非常努力地推进分离和个体化，而不是等待它在自己该来的时候来临。你们做得非常好。如果你们是我们的病人，我们就不打算再见你们了，因为这不是精神病性的问题，这个问题会随着时间推移迎刃而解。你们是个非常亲密的家庭，在成长的过程中当然会有困难，成长就意味着分离以及让每个人找到自己的路。爸爸发现与女儿分离是非常困难的；妈妈发现与女儿分离也是困难的；女儿们发现要与父母分离是如此困难。这都需要时间。可能是 10 年、5 年——我们不知道。但你们永远无法催促这个进程。它是不可被催促的。

妈　妈：所以你们不再认为苏有厌食症了？

切　钦：是的。

妈　妈：她没有厌食症吗？

切　钦：这是我们的决定。现在问题的性质不一样了。

爸　爸：[对苏说]你被治好了。

切　钦：但是，她正在努力减缓你们内心认为的那种必须要分离的急迫。我不知道这个观念从哪里来的。看起来是自己冒出来的。任何人都不需要作任何努力。不过，在消减必须做点什么事的压力方面，你们做得非常出色。

妈　妈：你们会建议苏继续她的个人治疗吗？

切　钦：她必须自己作决定。

妈　妈：这是需要她来作的决定。

切　钦：当她说"我要去治疗"，意思是"我还没有准备好分离"。这是一个非常有用的减缓进程。所以自然而然到来的分离将会减缓。到时候，它就会自己到来。但是过去你们催促得太厉害了。爸爸说"滚出这个栋房子"；你说"你应该独立自主"；她说"我不想跟父母谈，因为我太担心他们了。"每个人都试图要做些什么。简到别的城市，并且说"我必须在此独处。"每个人都很努力，而我们不知道这是为什么。时间会让这个问题得到修复。

妈　妈：苏到现在为止，还是没有正常地吃。

切　钦：这不是厌食症。

妈　妈：她还是呕吐。

切　钦：大多数人在吃上都有不良习惯。

爸　爸：嗯，是否跟她的治疗师继续，是需要她来决定的。

切　钦：[对治疗室里的治疗师说]如果她来找你，是个不错的主意，就好像说"让我们不要催促分离"。如果她停止来见治疗师，那么她会找到另一个人，或许她会结婚——那就是分离。很显然，如果她去找治疗师，就说明她还没有准备好。她不会嫁给他——他是她的治疗师。你们同意她见治疗师，所以每件事都维持原状。这是好事。催促太狠就很难分离。这不是精神病性的问题，而是一种观念："我们必须分离。"这就是我们的看法。

爸　爸：我不知道我是否打算等那么久。

切　钦：有时会耗尽一生。有些人终其一生也没有完成分离，无论如何，他们过得不错。

妈　妈：这不是一个可怕的问题。

切　钦：你们自己从中制造了一个问题。家庭决定你们必须要分离并且独立。我不知道你们是如何得到这个观念的。总之，我们没把它看作一个精神病性的问题，并且它也不是一个独立成长的问题。因为每个家庭都有自己的节奏——你们必须意识到这一点。而你们是想要比本来的节奏更快地去完成。

爸　爸：极有可能。这个讯息就是："做你自己。顺其自然。"

切　钦：顺其自然，不去催促，不去为独立而担忧。

爸　爸：好的，医生。

妈　妈：谢谢你。遇到你真的很荣幸。

霍夫曼：为什么在这个时间点上告诉家庭他们不再是精神病性的问题？这是你们终止治疗的方式吗？

切　钦：家庭最开始过来的原因是因为他们需要一个精神病性的标签。这时，家庭已经开始自己贴标签了，他们想要有人来证实他们的诊断。当你把他们作为病人来接受时，就要一定程度上跟随那个观念。你接受他们关于有精神病性问题的观念，但又立即开始挑战这一定义。慢慢地，通过治疗的进程，把标签转化成行为。例如，你问："厌食是什么意思？你对你弟弟做了什么？对你妈妈呢？"当你觉得家庭已经可以比较顺畅地把标签转化为行为的时候，当他们理解了人的疾病是一个行为的时候，就可以把患厌食症看作是一个决定，人们开始把厌食者视为一个"人"来回应，而不再视为一个"病人"。这也就是变化发生的时刻。最后，你们一起退出并宣称"这不是一个精神病性的问题"，就把这个标签彻底地揭下来了。告诉家庭因为他们不再有精神病性的问题，所以也就没有必要再继续来见你了。但你会告诉他们还有很多生活的问题——女儿会和妈妈争吵，会不好好吃饭，等等。重要的就是你把它们描述为与生活相关的行为，而不是精神病性的标签。通常不说"你们被治好了"，而是把语言从疾病转化为行为，人们的反应也就不同了。这个行为成为一个讯息，它诉说了家里发生了什么。于是你就可以全然退出了。

佩　　恩：你们怎么识别一个令你们决定退出的变化？

切　　钦：当家庭发生改变而并非跟随你的建议的时候。例如，当一个结构式的治疗师告诉家庭要改变，我们不认为这个改变会是有效的。在那种情况下，变化是依赖于治疗的，如果治疗师退出了，家庭可能又会跌回到原来的境况。

霍夫曼：这个方法让人惊奇的之一就是，家庭有时回来并报告说每件事都不同了。你会发现他们想到了自己的解决办法。正因为他们已经想到了自己的解决办法，于是他们跟你辞别了。

切　　钦：那是最好的结果，不是吗？

霍夫曼：是的。由家庭来决定你不再被需要。他们退出了，但离开的方式，是以一种非常不同于传统的方式，即在终止治疗过程中"哀悼"治疗师的离开。

切　　钦：重点就是不用"现在你们被治愈了"，"现在你们好起来了"，或者"现在你有进步了，所以我们可以结束治疗了"的说法来结束治疗。那样会一直钓住病人，因为他可能之后还会再回来说"得到的不够"。你千万不要把自己放置在决定某人是否被治愈的治疗师的位置上。你必须说："作为一个专家，我唯一能说的就是，这不是一个精神病性的问题。"

佩　　恩：我相信没有别的家庭治疗变革者会以同样的方式解决终止治疗过程中的问题。他们重演着固态萌发、旧病复发，等等，但却不放弃他们的权威。

切　　钦：嗯，我们有时也会建立一道桥梁。家庭成员会说："如果又出事了，我们能回来见你们吗？"我们就会说："当然啦，我们在这里。但我们倾向于如果出了什么事，你们在6个月内先不给我们电话。"这样就避免了制造另一个精神病性问题的企图。要求告停6个月，相信他们能应付。

霍夫曼：在这次干预中，你们想尝试做什么？

博斯科洛：在第一次会谈中，我们说过父母肯定是在给孩子们传递讯息，让他们来干涉他俩的关系，我们暗示了这是为什么孩子不成长的原因。但我们没有告诉他们说孩子必须成长。所发生的事情就是整个治疗环境不断告诉他们，他们应该分离，孩子应该离家。所以在这次干预中，我们反转了这一点。我们把分离的概念反过来说："你们有个疯狂的想法，就是必须成长，必须独立。我们不清楚它是从哪里来的（当然，我们很清楚），但我们很欣赏你们为了抵抗这个疯狂的想法所作的努力。你们干得非常漂亮！"

切　　钦：当治疗师谈到时间，说这个过程需要5—10年的时候，他是引入了一个有弹性的时间。而"成长治疗师"（growth therapist）告诉人们应该离家，应该去找一间公寓，等等，他传达的是"你们家庭设定的时间不好，你们应该跟随我的时间"。当家庭没有改变时，治疗师会说家庭是顽固的，但其实治疗师比家庭顽固多了。

佩　　恩：你们能否评论一下关于这几次会谈的时间间隔，以及从你们开始以这种方式工作以来是否有过变化？我想起了塞尔维尼写的《会谈之间需要长间隔的理由》（*Why a Long Interval Between Sessions*）（Selvini Palazzoli, 1980）。

切　　钦：在米兰，如果人们从很远的地方来，我们开始时见他们的时间间隔是一个月。然后我们发现他们比来得更频繁的人恢复得更好。我们意识到，如果给出一种干预、一个仪式，家庭需要时间精雕细琢，并在他们的幻想和观念中融会贯通。如果你做了一个干预，然后两三天后，或一周后见这个家庭，就太快了。那仍然是你的假设、你的干预，是你在把观念强加于家庭。

霍夫曼：这也会阻断进程。

切　　钦：是的。给家庭一定的时间去重新绘制他们的地图，并做些原创的事。如果你总是告诉他们怎么做，就干涉了他们的自愈进程。如果你做结构式的治疗，例如，你必须每周见一次家庭，因为你想让他们按照你说的做，你不得不监测他们。所以，对于结构式的治疗，安排每周见面是有意义的，而对我们来说，不用每周见家庭也是有意义的。但是，即使是1个月的间隔也未免显得死板。因为我们有两周活动一次的培训团体，1个月的间隔对我们来说太过舒坦了。我们必须克服这一点。在很多情况下，我们觉得可能应该缩短间隔，尤其是在开始阶段。

博斯科洛：或者是延长间隔。

切　　钦：但不是在开始阶段。在开始时，我们倾向于每两周见一次家庭，不是每周。两周的间隔会很理想，特别是当你们还未与家庭耦合之前。所以我们有2—3次会谈是没有干预的。然后，例如，在第三次会谈，我们做一个干预，在此之后，我们告诉他们"我们将会在2个月后见你们"。

博斯科洛：最初的几次会谈应该是相对短的间隔，因为融入（engagement）非常重要。但是如果家庭过于投入，我们所看到的就是这个家庭和扩展家庭的联系减弱。在这个案例中的家庭，我们会注意到外婆很重要，但如果家庭和治疗师卷入过深，她就变得不重要了。你可能会说治疗师的份量比外婆更重了。

佩　　恩：所以，有时治疗师会替代扩展家庭。

博斯科洛：完全正确。所以如果家庭与我们非常投入，我们就告诉他们，可以一个月就见一次治疗师。在过去几年里，间隔时间有时会变得更长——6个月，甚至1年。

霍　夫　曼：是什么决定了你们见家庭的频率？

博斯科洛：这取决于每个案例。如果我们决定设置一个一年的间隔，可能是因为我们有一个假设，认为在这个案例中时间极为重要。

切　　钦：这个做法需要能够感知系统的时间进程是怎样的。如果家庭的时间进程快，就需要你跟上他们——你不能减缓他们的时间进程。有时也会出现你把他们推动得太快了。那你就需要慢下来。

霍　夫　曼：有时人们通过缺席治疗来传达这一点。至少，是经验之谈。

切　　钦：是的。他们可能会给你们电话，说："我们能推迟会谈吗？我女儿必须去上学。"通常你会立即接受他们的要求，你不问问题，因为很明显，系统需要一点休息的时间。

佩　　恩：如果他们取消会谈，你们的解读是他们需要更多时间或需要休息。如果他们想提前约见呢？

切　　钦：我们通常会说不能见他们，必须在之前预约的时间见面。有时在干预之后，家庭会进入危机，于是他们打电话说需要提前预约。风险就在于，如果同意了，可能就限制了变化的可能性。

霍　夫　曼：如果你们感知到家庭不想来是因为他们不喜欢你们的做法，又如何呢？

博斯科洛：干预之一就是对想来的那部分成员发出邀请，帮我们理解家庭为什么传递这个讯息。如果你们见了部分家庭成员，就会得到关于他们如何理解家庭不情愿以一个整体前来的信息。如果他们都一起来，就不可能揭示这一点了。

霍　夫　曼：但如果父母打电话说孩子很忙或是爸爸不能离开工作呢？换句话说，当他们明显在用拖延战术的时候呢？

博斯科洛：处理这种情况的一个办法就是接受这个要求，"没关系，今天我们只见你和你的大儿子，下次我们再见你丈夫和小儿子"。只要你掌控进程，就可以允许它发生。

霍　夫　曼：当你做了一个干预，貌似动了很多筋骨时，家庭通常就不会在下次会谈时现身，或者只有其中一些成员会现身。我对此有些紧张，总是不知道要怎么做。

博斯科洛：如果他们缺席了一个会谈，我们就尝试电话会谈（phone session）。由于没有提前预约时间，我们不得不随机打电话，但在这种情况下，我们会问几个问题，然后和小组一起作出一个快速的假设。我们会用这种方式进行一个 2—3 分钟的会谈。根据他们给出的缺席会谈的原因，治疗师可能会说他们在决定缺席会谈这件事上做得很好，并积极赋义为家庭想要减缓治疗进程。

霍 夫 曼：以比较传统的方法来看，如果你的家庭不再回来，你就会感到好像是失败了。以现在这种方法，每一个反应都是新的信息（即使你不喜欢它），会让你更好地理解系统运作的过程。

切　　钦：是的。关于治疗的神话之一就是"一个好病人总是回来见你"，或是"一个好治疗师总是使家庭再回来"。如果他们回来，这显示出他们有很好的动机，但或许这个动机仅仅只是为了见你——而不是一个为了有所改善的动机。这可能是依赖，也可能是治疗师和病人把对方置于双重束缚下的状况。如果一个病人持续回来见你，这可能是因为他/她没法自由地离开你。

霍 夫 曼：在培训设置下，这是一个问题，因为如果你在一个机构中督导学生，而有些家庭只来一次，这从统计数据看显得很糟糕，尽管你认为是有变化的，而且每件事朝着好的方向发展。

博斯科洛：几年前，如果家庭没有继续来 2—3 次，我们就觉得失败了。然后，当我们进行回访时，我们注意到其中一些脱落的个案有着非常好的结果。我们称它为治愈性脱落（therapeutic dropouts）。在尝试理解这个现象的过程中，我们注意到系统有两大特征：一个是保持稳定的倾向性；另一个是进化的倾向性。在治愈性脱落的案例中我们获得的想法就是，我们在少量的会谈中引入的信息使得家庭有了如此大的变化，以至于他们必须从治疗中脱落，以便维持系统。

佩　　恩：之前你们说过某种程度上，喜欢在家庭的预期之前就发起终止治疗。但是这个规则看似也能走向另一端：家庭可以在你们的预期之前就终止治疗。

切　　钦：对。两种极端。脱落的家庭和演变为慢性病人的家庭。对于前者，你无法施加太多影响。对于后者，你会失去治疗师的能力，并成为家庭的一员。治疗的核心就是要保持在这两种结局之间。

会谈 4

佩　　恩：这是在 1 年半以后。关于这个家庭,在见他们之前你们听到些什么?

博斯科洛：这是一个正式的随访会谈。其他几次则是治疗会谈。诊所给他们打了
电话,告诉他们我们在这里,并且愿意见他们。

佩　　恩：在诊所的那位治疗师还在继续见苏吗?

博斯科洛：是的,而且家庭也在见这个诊所的一位治疗师。表面上事情进展得不
错。出现了一些有趣的变化。妈妈采取了主动性,用她的资源开办了
一个销售运动服装的连锁店。丈夫负责其中一家店面,而且每天去店
里。两个小女儿受雇在那里做销售员。简,最年长的,刚在另一个城市
开了一个分店。只有乔游离于这个新事业之外。他长胖了,现在重达
两百磅。

切　　钦：妈妈是改变最大的一位。她变得神采飞扬。尽管在过去的几次会谈
中,她曾经显得忧虑、紧张和不安。

霍 夫 曼：因为除了结尾部分,我们不会囊括这次会谈的逐字稿,所以能否和我们
分享你们对这次访谈的印象以及对发生这个变化的一些推测?

切　　钦：这个变化可能与核心家庭和扩展家庭之间关系的变化相关。在很多年
里,妻子努力促使丈夫能够支撑家庭,但丈夫一直使家庭处于破产的危
险之中,这就意味着他们总是需要向非常富有的外婆求助。他们找到
的这一解决办法——商店的解决办法——是很好的,因为它团结了核
心家庭。现在他们有了连锁商店的做法,妈妈就可以向她的扩展家庭
展现她的独立性了。

佩　　恩：在第二次会谈时,在我们删除的一部分内容中,妈妈曾说过在与她妈妈
和姐妹们的关系中,她害怕成功。你觉得是什么改变了这一点?

博斯科洛：我的推测是,前三次会谈的工作所起到的作用是在家庭成员间引入了
很多联结。如果现在你看到女儿们谈起爸爸的方式以及父母谈起女儿
们的方式,就好像系统变得更智慧了。在某些点上,在核心家庭内发生
了一定程度上的关系的确认,此后,作为一个系统,他们就能够达成一
致了。所以现在当他们争吵时,会有乐趣。他们争吵的时候,每个人都
在笑,这就是他们享受生活的方式。这也改变了他们与外界系统的关
系。商店是个绝佳的解决办法。

霍 夫 曼：你是在暗示在这个家里有一个共同的前提,就是妈妈总是不得不滞留
在与她妈妈的某种特定的关系中。她不可以太成功,所以对她而言,有

效的方法就是拥有一个有事业的丈夫和一个生病的孩子。而反过来，她是她妈妈的最爱。

切　　钦：在之前的干预中，我们曾指出过，妈妈以她的不成功，为自己的妈妈做了很多。这可能有点触动了她。

博斯科洛：如果我们在这次会谈中做了以下干预，我会感觉好很多，即告诉他们慢下来，因为如果他们太开心、太成功，另一个家庭就会有事发生。后来就出现了外婆认为商店是个糟糕的主意，并不断让妈妈卖掉它。

切　　钦：你也可以问妈妈这些问题："之前你告诉过我，你妈妈嫉妒心强。现在她嫉妒你的成功吗？你的姐妹们呢？她们为你的成功而欣喜吗？还有你的外甥女和外甥——他们想加入你的生意吗？"

佩　　恩：一个很好的未来式问题可以是"如果妈妈继续这么成功，女儿们会做些什么来帮助妈妈维持与她妈妈和姐妹们的关系？"以此类推到爸爸。我一直有种没公开的感觉，她是为外婆才嫁给这个男人的。

切　　钦：或是这个男人是为了外婆才娶她的。

佩　　恩：我想知道你为什么没有收集爸爸的家庭信息。我们唯一知道的关于爸爸的事就是他曾一度和兄弟一起做生意，而合伙公司破产了。看起来像真的，在每段婚姻中——有时是地理因素，有时是情感因素——其中一方的原生家庭会比另一方更占优势。我很好奇为什么你决定不问爸爸关于他的兄弟或其他家庭成员。

博斯科洛：这是一个遗漏。我想当时我们认为妈妈的家庭更重要，所以我们忽略了爸爸的家庭。

佩　　恩：我提出这一点的原因是妈妈在第二次会谈中说过，问题开始的时候也是丈夫和他弟弟进入合伙生意的时候。一直都不清楚那是什么生意以及为什么结束了。

博斯科洛：妈妈说起过爸爸"对成功的恐惧"，有可能与他兄弟有关。如果他太成功，就会贬低他的兄弟。如果这份恐惧能被证实，它就可以用作干预的一部分。

霍　夫　曼：作为记录，必须囊括家庭成员在这段时期内所见的其他治疗师的贡献。

切　　钦：对，治疗师们可能会相信所有的改变只归功于他们的工作，但却忘了家庭在同一时间也在对很多其他影响作出反应。

霍　夫　曼：我在这里问个比较一般性的问题。当你看到一个系统范围的变化，正如这个案例，你会相信家庭是突然变化，就像一整个单独的单元，还是会相信这个变化是零敲碎打地发生的？通常的情况好像是一个人要做些不一样的事来对抗他深层的前提,就是问题所依附的那个前提,然后,其他与这个前提相关的每个人也就随之改变了。

博斯科洛:我会这样解释。我相信改变不是在系统层面发生的,而是在它的成员的层面。在任何一个案例中,两人或两人以上在同一时间发生改变的可能性极小。

霍 夫 曼:但是存在着一种倾向,要把家庭当作一个似乎可以接受所有转化同时发生的单元去对待。我认为重要的是不断回顾这个观念,即家庭由个体组成,一个人的改变将会触发其他人。

博斯科洛:在个体的内在,也有一个相同的过程。一个人不会彻底地、突然地改变,而是一个观念的改变或在一项任务中的改变,然后这些改变会对人格的其他部分产生波及效应。

霍 夫 曼:或许是介于其间的,就像先天和后天的交互作用,变化也会在个人水平和系统水平之间来回往复。但你能就你所看到的,描述一下这个家庭的变化过程吗?渐进式的转变?例如,第一个转变在父母第二次回来的时候。妈妈是愿意来的,而在某种程度上,你说服了爸爸。你使他们对治疗达成了一致,这是关键的一步。

切 钦:是的。之后在第二次会谈中,让父母一起外出的处方触动了苏搬回家住,并卡在那里,带回不受欢迎的男友,干涉父母的关系。

博斯科洛:家庭在第三次会谈后有比较明显的进步。那次干预处理了家庭对时间的执著。当他们说起人们需要分离、独立和成长时,他们总是谈到时间。所以干预直击了这一点。我们说"你们在一起很好——女儿们可以留在家里,爸爸可以留在家里",因为妈妈总是对此发出负面讯息,特别是对爸爸。当然,没有什么干预会奏效,除非家庭与治疗师融入。但是在这个框架下,治疗师说了两件事。第一:为什么你们急着要独立?到该发生的时候自己会发生的。第二:你不必非要成长。这就使得家庭成员从彼此针对这个问题的持续争吵中解脱出来。

霍 夫 曼:你们也把家庭从对治疗师的负面的偏见中解脱出来了。在这次会谈中他们完全不谈及疾病或治疗师,而这曾是第一次会谈的主要话题。

佩 恩:你们是否赞同帕洛阿多(Palo Alto)团队的观点,即存在一位特定的来访者——那位更容易感到焦虑或更不舒服的家庭成员?在这里,好像爸爸对现状感到很自在,女儿们感到舒服,只有妈妈想要改变。

博斯科洛:我认为那是一种标点法。还有其他标点法。

佩 恩:嗯,我一直在思考开始时我们之间关于妈妈的对话,她是如何身处矛盾困境的,以至于好像她要是跟丈夫在一起,就不能跟女儿在一起,而跟女儿在一起,就不能跟丈夫在一起。第一和第二次干预把父母置于同一水平,而孩子们则在另一个水平。另一个事件就是症状从厌食变为发展得更高级别的症状,你也可以说是性方面的行动。通常厌食者不会表现为性方面的行动。父母某种程度上并没有对此感到非常不安,令他们不安的是孩子们不独立。因此你以"从容不迫"的干预方式去抵消这一问题。然后全体都放松了,妈妈就做了"开店"这样一件了不起的事。

博斯科洛:她曾经处于一个必须照顾自己生病的女儿这一妈妈的位置上。在第三次会谈中,疾病的标签被摘除了——再也没有精神性的疾病了,这就容许她在家庭之外来显现能量。

霍 夫 曼:我想再强调一下你提到的标点法。这里好像我们谈到的每件事情都是通过妈妈来完成的,但是如果你回顾过程,它一直是多方面、多角度的。每个观点都需要被纳入考虑的范围。当我们使用一个特定的标点法时,我们必须记住它越清楚,就离真相越远。总之,我认为这是一个非常好的体现治疗性进程历经时间变化的例证。

佩   恩:作为结束,我认为应该囊括这次会谈的最后一部分。

家庭访谈

切   钦:[对妈妈说]你妈妈是怎么看待这个生意的?

妈   妈:我妈妈认为我彻底疯了。她跟我说:"这对你的孩子不会有作用的。你为什么要试图保护孩子? 他们需要的是丈夫,而不是生意。你会把他们变成女商人,而他们需要的是丈夫。你也会把他们跟你绑得更紧。"她是对的。看,我所想的——我想错了——我想这会使他们独立,成熟,拥有一门生意,而与此同时,我可以赎回我的自由,因为他们……

切   钦:所以你赎回你的自由了吗?

爸   爸:没有,我们陷得更深了。

妈   妈:我们比以往更缠结了。我不是我妈妈——她很聪明。我没有那么聪明。

切   钦:[对爸爸说]你和岳母也讨论了这些吗?

爸   爸:没有,我只是和她吵架。我喜欢和她争论。

切   钦:你们就这个问题也吵架了吗?

爸   爸:从来没有。

妈　　妈：我妈妈让我把这门生意转让了。

切　　钦：你如何应付你妈妈的反对？之前你对此那么在意。现在你妈妈的反对是如何不再困扰你的，而之前它曾经让你那么困扰？

妈　　妈：你知道我妈妈告诉我什么吗？把这生意转让出去，因为她认为我会以生病告终。她担心我，因为情感的问题，到最后，他制造的所有争吵，他们制造的，我不得不去了结……看，一切又都回到了我这里。

切　　钦：我有这个印象，而且——我的同事也有——你们做得很好。

爸　　爸：噢，我们做得真好。

妈　　妈：很棒。这正是令人烦扰的事……

切　　钦：我的意思是，有什么问题存在使她们打算推迟婚姻吗？

爸　　爸：嗯，如果我是原因所在，那我愿意改变。

妈　　妈：你说你要改变吗？太棒了！

　　　苏：所有我们争辩的事，他们都可以这样解决。怎么做到的？好吧，如果我爸爸能停止说我们很笨、我们这个、我们那个，如果他像对待成人一样对待我们，我们就会成为成人，而且把他当作成人对待。当他把我们当作小宝宝，我们就会不高兴，而且我们没法阻止这一切，除非：第一，如果你像成人一样说话；第二，不去争辩，而是讨论事情，然后得出答案……

切　　钦：不过这样就有个危险，也许，你们会分开。

　　　苏：这绝对是一个危险，当然会有。

切　　钦：你们是一个很亲密的家庭。或许你不喜欢这一点。

　　　苏：正是这样。

切　　钦：比方说，和他争吵，他让你保持孩子的状态，就像你说的。你们保持着依恋，他们让你保持着淘气女孩的样子，然后就把男孩们从你身边推开了。〔所有人开始说话〕

　　　苏：不。三周前的一个周日我观察到这一点。我醒来，没有争吵，感觉很好。每个人都在外面，洗车，说话。我思考我自己，这不会持续太久。两个小时后，就有争吵了，因为家里就是做不到长久保持这个状态。我想表达的就是，如果人们都开始一次一点点地改变，而不是大幅度……

凯　　特：我不想改变。我不想搬出去住。

切　　钦：〔对爸爸说〕关键是，如果你们改变了，每个人都安静了，然后可能每个人就会想离开家，做些不同的事，这还为时过早。你们跟彼此都非常亲近，彼此相爱。〔爸爸想要打断〕这是个非常亲密的家庭，难以分离。

苏：但我说了是以"一次一点点"的方式。

切　钦：如果你一整天都花在和你爸爸说话和争吵，到了晚上，你就不会有欲望和男孩说话了。

苏：不会有了，绝对不会有。

切　钦：[对爸爸说]你过的是这样一种生活，你的作用就是用烦扰她们的方式取代她们的社交生活。要是太安静了，她们要是觉得厌倦，就会各自为政了。[所有人都在谈话、笑]从我们的角度看待这件事，你们做得很好。

妈　妈：我们家庭做得很好吗？

切　钦：拖延的方法好。

苏：但是，为什么？好吧，为什么？

切　钦：因为你们彼此太亲密了。彼此分离太痛苦了。

爸　爸：谁说的？

苏：这个状态还要持续多久？

爸　爸：谁给了你这样的印象，我们是个亲密的家庭？

凯　特：嗯，简不在身边。

苏：她当然在，她就在我们的薪水单上。她当然在，她如影随形——她成天打电话。

爸　爸：唯一亲近的是我儿子和我，我们很亲近。

切　钦：你和女儿们非常亲近。

爸　爸：不可能。我努力想摆脱她们。当所有事情都很好的时候，她们为什么要搬出去呢？

苏：这个状态还要持续多久？

切　钦：这很难预测。会有那么一个时刻，当每个人都对紧密感到厌倦时，每个人就会去做些别的事。但是这需要自发地发生，你们无法让它发生。

爸　爸：我在尝试。

妈　妈：但是为什么他……每天，他在尝试把她们推出家门……

切　钦：但是当她们出去的时候，他又把她们拉回来。

爸　爸：噢，我没有拉他们回来。不可能。

女 孩 们：是的，你拉了，是的，你拉了。

爸　爸：好吧，现在搬出去，看看我是不是会拉你们回来。[笑声]

切　钦：每个人都会准备好的。因为你们不是愚蠢的人——你们很聪明，知道如何生活。所以，有一天，当每个人都对在一起感到厌倦了……

爸　爸：可是每件事都很好的时候，为什么她们要搬出去呢？

切　钦：这就对了。

凯　特：我没一点儿钱。

切　钦：你可以很轻易地扣她们的薪水，你可以扣到 25 美元。

爸　爸：那会引发一场战争。我说过我会从她们的薪水里扣除她们的消费：你
　　　　应该听一下他们的躁动——哇噢。

妈　妈：要是这些女孩们成年了，你也想把她们当成人来对待，为什么她们就不
　　　　能理解拿了薪水，就需要贴补家用呢？为什么还非要他扣她们的薪
　　　　水……

凯　特：我们有薪水，我们也的确"贴补了家用"。如果我们不在，那么谁来跟他
　　　　吵架呢？

切　钦：总之，我认为你们俩现在做不了什么使她们成为成年人的事。

爸　爸：对的。我说过一百遍了。

切　钦：所以你必须等待。当恰当的时刻来临——

爸　爸：我活不到那么长。

妈　妈：为什么我就得天天听这些废话，就因为他吵着要她们搬出去？

切　钦：所有关于"搬出去"现在都没有意义了。当她们准备好的时候，当她们
　　　　觉得成熟的时候，她们会搬出去的。你无法通过讲道理使她们成熟。

爸　爸：我可以试试。

切　钦：这就是你女儿所描述的你。你说某些话可能就是因为无聊，想开始一
　　　　个话题，也许你谈论搬出去的事，就像你对你岳母做的那样，你可以把
　　　　房子卖了……

妈　妈：那我呢？我还没有准备好离开我的家。我没准备好，你不能让我搬出
　　　　我漂亮的家，住进一个两间卧室的公寓。

爸　爸：医生从意大利来。他们为什么不住我家？我们可以租房子给他们。

切　钦：关键是你们四个人，谁也没有准备好跟彼此分开住。

妈　妈：[笑声]好吧，医生，为什么他总是换话题呢？当你们谈到……就像她刚才
　　　　说的，我们在说话，然后他就作些愚蠢的评论。这会让女儿们不高兴。也
　　　　让我不高兴，只是我已经理解了。他总是说些蠢事，你无法跟他对话。

切　钦：如果家庭非常安静——每个人都各自为政——就会有一种感觉，一段
　　　　时间以后，就再也没有家了。所以他就介入了，用愚蠢的评论来承担把
　　　　每个人凝聚在一起的任务。

霍　夫　曼：让我在这里停一下。我的理解是你们不打算做一个正式的干预，对吗？

切　　　钦：对，因为这是一个随访。但我还是会轻轻推动他们，告诉他们要放慢。他们非常明智地回应，他们没有意识到，我已经完全在局外了。

佩　　　恩：这种回访的工作非常微妙。

博斯科洛：是的，治疗师很难从治疗师的位置步入一个回访者的位置。当我第一次打电话给吉安弗兰克，我告诉他要记得这是一个回访，尽量避免谈论问题。

佩　　　恩：这不可能。为什么你们没选择让路易吉去做回访？

切　　　钦：我们应该想到这一点。回访应该由跟家庭没有联系的人来做。但是对治疗师来说，抵御返回治疗的诱惑是艰难的。围绕分离有着很多困难，尤其是当家庭进展良好的时候。如果他们说每件事都很好，就好像在说"我们不再需要你了"。他们的目的是让你再回去，而达到这一目的最佳的办法就是谈论他们的问题。

博斯科洛：同样，对治疗师来说，跟家庭分离也是艰难的。如果他爱上了这个家庭，那么他就必须经历一个哀悼的过程，有可能比家庭更甚。

霍　夫　曼：在这套方法下，你不必与家庭就终止治疗的议题进行修通，但你或许应该为治疗师而进行修通。

家庭访谈

切　　　钦：［对苏说］你为什么对他这么认真？

苏：他打扰到我了。我不敢相信他有多么愚蠢。他一会儿一个念头，他告诉每个人他买了这个，又买了那个。你坐在那里，你跟我们说，你用钱、钱、钱来唠叨我们。然后有人在周围的时候，像这些意大利的医生，你跟他们说"为什么不到我家来住？我有一所大房子"。你想要每个人都知道你有一所大房子，你多么富有！

爸　　　爸：但这是我用以摆脱这所房子的方式。

［博斯科洛打进电话］

霍　夫　曼：你为什么给切钦电话？

博斯科洛：我告诉他要对他们说"我想试着离开10—15分钟，但我离不开——这是如此亲密的一个家庭"。

霍 夫 曼：你觉得他需要帮助吗？

博斯科洛：他需要有人能够把他带出来。他就像苏在说"我无法离开哪怕一分钟"，然后就待在那里了。

切　　钦：这就像意大利歌剧。你在唱——"我要走了，我要走了"①——两三幕过去了，而你仍然还站在原地。

博斯科洛：因为这是在最后，我也想知道，进入会谈而不是在电话里和吉安弗兰克交谈，是否会更有效。当我要求他出来时，应该保持站立姿势，我认为那可能会更有力量。

家庭访谈

[每个人都在说话，切钦进来了]

切　　钦：我对你们有这样的体验——我想说点什么，我在这里无法离开你们。[对妈妈说]或许你也一直有同样的体验？

妈　　妈：嗯，有时候，时不时的，我们需要离开。

切　　钦：如果你想，就可以这么做——你可以去拉斯维加斯——这一点都不难。

苏：我要走了。

妈　　妈：我说了如果每个人都停止争吵，我们就能继续，开张所有店面……

切　　钦：你无法做任何事去改变它——你不应该努力——因为当人们做好准备有所不同的时候，他们会改变的。

妈　　妈：这一切都会停止吗？

切　　钦：总有一天会停，不用你说任何话。

妈　　妈：所以你觉得我们病得不严重？苏也没病，凯特也没病，我们都没病？

爸　　爸：没病，我们负担着孩子们，这是应尽的本分。

[家庭在许多笑声的萦绕中离开了，大家同时在说话]

佩　　恩：最后家庭发生了什么？

切　　钦：尽管最后我们听到的是这个女孩还在进行个体治疗，但他们没有再回到家庭治疗中。他们说她的情况不错。这些女孩依旧围绕着家庭。

博斯科洛：并不是每个人都对这些结果感到满意。正如女孩们没有搬离家庭这个

----

① 书中此处使用了意大利语"partiame"。——译者注

事实所显示的那样,他们仍然是个"缠结"的家庭(enmeshed family)。这是一种状态。但是,去制定目标的这样一条路径,就是在冒险去灌输"何谓正常标准"的观念。你也有可能会遇到一个"缠结"的健康的家庭,家里没有人带有症状。

佩　　恩：大卫·赖斯(David Reiss)对家庭成员彼此发生关联的方式,以及家庭与更广阔的外部世界发生关联的方式做了些有趣的研究。在这个案例中,家庭风格具有被他称为"一致性—敏感"(consensus-sensitive trait)的特质。意思是他们总是在想:"他们赞同我吗? 他们不赞同我吗?"这个家庭正是这样:他们是一个一致性—敏感的家庭。现在这一点有所改变,因此他们不再以僵化的范式控制家庭成员的行为了——不再是束缚。他们拥有一个迈向外界的家庭——这些商店即将开遍全国,女孩们即将管理这些商店。这必将使他们减少一致性—敏感,减少缠结。

博斯科洛：当他们变得更成功时,很可能开始减少对一致性的痴迷,但是我认为他们还是会保留这一风格。区别在于,这将是一个行之有效而非无效的形式。

霍　夫　曼：总的来说,在这个案例中,你们认为做了什么事是特别有用的?

博斯科洛：当我们思考这一点时,最重要的因素就是时间的概念。我喜欢用时间干预(time interventions)是因为我认为家庭中"病理"来源之一就是人们强加给关系的时间。假设父母决定孩子在 12 岁以后必须展现成人的行为。从那时起,如果孩子表现得不成熟,所有的行为就会被贴上负面的标签。在会谈中就要进行时间干预"孩子应该独立于父母,因此我们认为你们应该分离"。在下一次会谈时,就像这个案例中那样,我们会说:"还没到分离的时候,你们走得太快了。"通过改变这两个元素,就引入了弹性。有一个专属于分离的时间,也有一个专属于不分离的时间。如果把这种灵活性引入系统,人们就会自行选择何时离开或留下。

切　　钦：这个案例让我特别喜欢的一点,就是我们使用很多技术,用于推进变化,然后后撤。

霍　夫　曼：我把这叫作"摇摆系统"(rocking the system)。

切　　钦：摇摆系统。推动父母外出,然后告诉他们所有人要待在一起。

霍　夫　曼：但是你们行动的时机(这是时间问题的另一面)是在响应家庭的时间。在第一个变化之后,女儿回家了,带回那些酒醉的男孩。那也就是你们让他们放慢节奏的时间。

切　　钦：是的。但是就总体而言,我想这表明了我们所使用的两大类别的干预。

一类就是通过挑战那些问题行为所依附的前提，我们试图改变前提系统。另一类就是推动改变，然后再后撤回来。当你用这两类方法成功触发改变后（我认为绝不能说"导致"改变），家庭会找到自己的答案。就是系统的独创性。举个例子，这个家庭开始与一个商店相关联，而不再是与一个症状。这不是一个治疗师能想出来的解决办法。治疗师能想出来的好主意莫过于儿子或女儿应该租间公寓并实现自主。"自主"是治疗师在没有考虑系统自我疗愈资源的情况下强加的老生常谈。系统找到了商店的办法，他们可以依赖，也可以独立。这是一个隐喻性的解决办法，因为如果你能处理好钱，并运营一个商店，你就能独立。而你并不一定要追求字面上的独立。我们现在应该问的问题，是为什么我们认为这种解决办法优于症状。

博斯科洛：因为这种解决办法引入了一个新的元素。之前，父母一直给孩子们钱，总在抱怨他们行为幼稚、不独立。通过这些商店，孩子们学会了工作、赚钱。这就建立起一个非常不一样的格局。

切　　钦：另一个观点。苏在过去厌食的时候，全靠自己在表达问题。商店的解决办法则把女孩们都联结起来了。她们找到了一个格局，可以表达同样的两难困境，只是分担得更均衡了。

霍　夫　曼：这截然不同于"只是一个女孩陷入到无止境的两极摆动中——留下/离开，留下/离开"。

佩　　恩：这就是两难困境——他们应该留下还是应该离开？商店是一种方式，使他们进入一种更高水平的组织形式，以一种互补式的格局解决了非此即彼的两难困境，这一格局所起的作用是把对立面融为一体。

切　　钦：这是一个非常美妙的观点。如果治疗师相信应该解决问题，就是一个错误，因为这是人类问题中永远不应该被解决的那一类。尝试去解决的方式之一——一种没有那么原始病态的方式——就是让一个人带有一个像厌食症那样的症状。但如果你进入了一个更高水平的组织形式，同一个问题就会以不同的方式来演绎。

和妈妈粘着的女孩

引言

下面这个顾问咨询的记录与整本书其他部分所采取的格式有所区别。因为它是在其他三个案例结束一段时间之后,在德国的一个诊所中,在一次工作坊上被录音的。博斯科洛和切钦作为访谈者参与了这一过程。由于它是关于循环提问的优秀范例,我们希望将它纳入本书。但是,当时我们四个人并没有机会一起坐下来反刍这次会谈,因此访谈的程序有所不同。

案例呈现了使用"切入点"(openings)的生动图景,这是循环提问的关键组成部分。切入点是对家庭中意义系统的表达,可以以多种形式发生:一个念头,一个词语提示、一个主题,或一个非言语行为。不管形式如何,它就像一道压痕,或一个"孔隙",进入到特定家庭组织的思维模式、行为方法中,也进入了它们总体所代表的意义组合。例如,一个父亲可能会说"我的女儿过于独立了"。这个关于独立的想法便是一个切入点;它是一个为这个家庭带来巨大意义的词语;尽管抱怨通常针对某一问题人物,切入点却隐匿分布贯穿整个系统。

正如我们在这次顾问咨询中看到的,博斯科洛和切钦用问题追踪所有的切入点——循环问题(circular questions)、未来式问题(future questions)、存在式问题(exsitential question)等——直到他们感到这些问题已经扰动系统,足以使家庭反思或梳理重构所呈现的想法。通常,这些切入点并不完整,意味着它们并不需要得到某个结论;而它们的作用是通过建议新的关系或不同的可能性来扰动家庭的思维模式。亚历山大·布朗特(Alexander Blount)曾写到米兰组合(Milan Associates)的家庭治疗是"意义驱动的"。只有在仔细描绘他们对切入点的使用时,这一想法——这是一种建构意义的治疗——才最显而易见。

此外,切入点在访谈中会逐渐累积;它们累加起来,随着访谈的进展变得更为复杂,融合更为丰富。每个切入点强化和丰厚了前面的内容,直至一种模式的出现——家庭的模式,伴随着切入点被不断加工,它显示出不断增加的变化和缤纷的色彩。

第一个切入点:不交谈的规则

这次顾问咨询是在德国一个诊所中进行的,在翻译的帮助下用英语展开。被认定的病人(identified patient)吉特(Gerte),是一名21岁的女性,在家工作;她弟弟卡尔(Karl)是学生;父亲还在上班,而母亲是一名家庭主妇。除了与她母亲,吉特和所有人的联结都有问题。最近她还因为精神病发作刚住院 4 个月。

博斯科洛通过询问"现在家庭的问题是什么"开始了咨询,家庭成员回应说"吉特就是问题"。他继续他的惯常方式,询问"谁最先注意到了吉特的问题"。家庭成员回答说,她从儿童时代起就有同样的问题:无法入眠,无法和他人接触。

当家庭指定了一个如此长期的问题,从孩提时起就存在,治疗小组马上意识到很难在家庭中创造改变,因为当行为序列一再重复,时间会不断放大和加深问题。然而,在访谈早期的时间点,米兰组合最关注,对其他人而言问题有什么样的信息价值,又有什么样的关系伴随这个问题而来。通过询问谁最先注意到问题,治疗师将问题描述为只有当有人注意到它,只有当它是由家庭成员之间互动或由家庭成员合作创造时,它方能如同心理现实般存在。儿子卡尔回答说,母亲最先注意到了吉特的问题,并进一步声明,他姐姐只和母亲交谈,而从不和"我们"——家庭中的男性交谈。

由此,卡尔为治疗师提供了会谈中的第一个重要切入点:家庭中可能存在着早期分裂,吉特和母亲保持亲密,而这两个女人保持着与卡尔和父亲的距离。这个切入点产生于家庭的基本结构,在会谈最初的 3 分钟出现,然后(通过多种排列)占据了咨询的前一半时间。卡尔很快提供了另一个有趣的描述,一个他不太可能记得的描述,因为他比吉特小 2 岁。当博斯科洛问到父母在多久前注意到他们的女儿有问题时,他答道:"大概几个月。"这个回答有几层意思:他并不和他的姐姐联盟,这恰恰证实了他们之间的分裂;并且自他出生起,在家人心中,他们一直都是被两极分化的——他是没有病的家庭成员,而她是家中的病人。因为切入点往往是家庭提供的内容的某些形式,这类深入的问题(questions)将为家庭的早期分裂提供更多详细信息。

之后父亲主动提供了和卡尔不一样的信息。卡尔说吉特在家中的困难比在学校少,但父亲却描述她粘着母亲,意味着她在家也面临着困难。博斯科洛问了一个比较式的循环问题(circular comparison question):"吉特和她妈妈谁更粘着谁?"这是对家庭分裂的一个重要阐述,因为它允许治疗师在比较式问题的框架下来反馈家庭对"粘着"的描述。这一反馈提供了双重描述,显而易见,一个巴掌拍不响:一个人总会粘上另一个粘人的人!

"粘着"表明了一种关系;它是一种相互递归的表达。这一递归添加了某些意外的元素,因为它是家庭没有想到过的;它翻转了硬币的另一面,让大家看到了另一种解释。如果家庭成员看到另一面——为什么母亲会粘着吉特——他们肯定会重建对家庭问题的解释。很显然,在这个时间点,他们还没有准备好去做这一切。这比较有效地处理了家庭所呈现问题的另一面。如果家庭感到羞愧,就可以询问:"那么最近一次家里有人感到自豪是为了什么事?"或者,如果家庭氛围实在太严肃了："你们最近一次觉得好玩是什么时候？"或者，如果家庭分崩离析，而家人一起来做治疗，就可以请他们来评价这次不寻常的共同过来的行动，对他们而言的意义，诸如此类。

在探索第一个切入点期间，吉特和她母亲交流说她不想谈论她的问题。这一行为显现了在家庭中成为主题或前提（premise）的事物：*不能交谈，每个人都必须保守秘密*。接下来，吉特、治疗师和母亲之间有了交流，这一交流在更大意义上暗示家庭系统中存在着矛盾的观点，并且在对待它们的时候就犹如它们不矛盾而是相一致。这一交流值得详细描述，因为它包含了家庭的逻辑，也阐明了语言序列在使得吉特固着在她的问题角色中具有的作用。

母亲说吉特不喜欢谈论她自己的问题，为了回应母亲的这一说法，治疗师问吉特她是否认同她父亲、母亲和弟弟认为她有问题的观点。她表示赞同，然而同时补充说，"但我已经……"她并没有说完这句话，但母亲帮她作了回答："……解决这问题了。"她母亲接着说："她认为她已经解决了她的问题……但是事实上我不这么认为。"这一交流可以看作母亲和吉特共同拥有的象征性思维，试图表达母亲吸纳了吉特的部分想法，但仍持有不同的观点，即对"现实"的判断。治疗师再问："你同意你妈妈所说的吗？"吉特也再次表示赞同，事实上也只有这次，她同意了她还没有解决她的问题的这一说法，但后面她还是声称自己已经解决问题了。博斯科洛问道："那你什么时候解决了这一问题？"她回答道："我生病以后。"父亲插话说她感觉（母亲补充的说法是"她认为"）自己已经解决了问题，两个说法都使她放弃了试图作出一点区分的努力，即允许异议存在。这个是否已经解决问题的迷惑主导了意见互换的过程，而父母则好像把它视为是非常确凿的——她认为并感觉到她已经解决了问题（但实际上她没有！）。

这是关于共同创造家庭现实的例证，用以维护一个规则：你不能谈论秘密。吉特无法在不打破不交谈规则的情况下，澄清家庭关于她是否已经解决问题的矛盾。如果有人谈论了，矛盾会愈加清晰，而秘密会被分享，这被证明是危险的。吉特一开始就提醒她母亲，她不想谈论她的问题，但她并没有拒绝回答治疗师关于她是否同意其他家庭成员认为她有问题的提问。一旦她屈服了，并开始讨论她的问题，她母亲便提醒家人和治疗师，吉特的"现实"是被混淆了的，低于更广大的"现实"世界。所以吉特的现实被认为是"不合格"的，她也就只能同意双重现实——那也是相互矛盾的事实——她已经解决了她的问题，同时她也并没有解决她的问题。

第二个切入点：还有谁也有问题？

博斯科洛扰动了这个序列和它所保护的内容，使它去自我重构，并开始寻找另一种变化。现在在第一个切入点的框架下——关于母亲和吉特的早期联盟的描述,而这个联盟将家庭中的女性和男性分裂开来,而且是不能被谈论的——博斯科洛探索了两个子切入点:谁粘着谁,吉特向母亲传递的讯息(message),即重要的是不要交谈。这一工作在很短时间里发生,而且围绕着第一个切入点扩展了关系信息(information)。意识到对于吉特是否已经解决了她的问题尚未达成共识,博斯科洛便询问她家中其他人是否也有问题。这是对已有的家庭布局的挑战。他们说,实际上,吉特有所有的问题,而我们没问题。

这也是对家庭围绕这一布局所作的两极分化的挑战:家中有一个坏成员和三个好的家庭成员。此两极化与前面所述的生病和不生病的孩子的例子相仿。不出所料,吉特回答说她没有看到其他问题。博斯科洛便切换到假设模式,开始使用"如果"问句。未来式问题使禁忌话题的讨论成为可能,并为那些不能被直接提出的问题提供了一个安全而间接的回答方式。"如果其他人有问题,那可能会是谁"的提法是有条件的,完全受制约的;而"还有谁也有问题"的问法是直接的攻击,可能会被拒之门外。吉特回答了这个关于其他问题的假设式提问,列出了母亲,随后是父亲。博斯科洛继续问她,那弟弟呢? 而从吉特看来,卡尔在将来不会出现问题。

博斯科洛继续坚持:如果问父亲卡尔将来是否会出现问题,他会怎么回答?

"也许吧。"吉特说。

母亲插进来,说她不太明白。这一插入可以被视为对措辞或对交流内容的误解。

德国翻译治疗师马上将博斯科洛的问题用德语"解释"给母亲听。

随后,父亲又插了另一段话,问道:"你指谁最先会出现或最先能解决问题呢?"

母亲详述了父亲的题外话后说,依照吉特的话,父母能在将来帮她解决她的问题。

在吉特的声明再一次被接受前,需要作出一些"翻译":对母亲,然后对父亲。

家庭中其他成员有问题的想法很显然是全新的思路,而家庭用语言障碍作为一种方式来应对这一难题。正如切钦在讨论中所说的,你能清晰地看到家庭是如何通过运用语言障碍来恢复它自己的信仰系统、自己的解释的,这最终将容许他们得出结论:*如果未来家庭面临什么问题,能解决这些问题的人会是母亲、父亲,然后是弟弟。*

博斯科洛甘愿就此罢手;他接受了家庭两极分化的表述:从女儿的角度认为母亲和父亲会出现问题;而从父母的观点看来他们不会有问题,因为他们总能解决它们。他没有再讨论这一矛盾，而是接受了它。然后他把话题转移到"其他问题"上——卡尔的成长。他询问吉特她的弟弟是否健康成长，"没有任何问题"。她回答说，是的。博斯科洛再度使用了假设模式，问她的父母"可能会怎么回答"这个问题。这里再度出现了语言障碍，所以博斯科洛用这个问题去询问父亲。父亲的第一反应是去评论卡尔长得有多高了。然而，他在下一句话里同意卡尔当然有问题，但是并不严重。他有朋友，在学校也适应良好。父母对他们的儿子的评价都是正面，而母亲马上就拿他和女儿的负面性格作比较。这是已经持续数年的对相反特征的放大。这种围绕着好的、健康的儿子和坏的、生病的女儿的两极分化代表了在精神病性家庭（psychotic family）中经常能见到的一种僵化模式，这些模式往往为"家庭中除了这个出问题的人，其他一切都很好"的假性一致（pseudomutual agreement）所掩盖。

为尝试打破"吉特坏、卡尔好"的想法，博斯科洛把问题转换到了亲密/疏离式问题："卡尔和谁比较亲，妈妈还是爸爸？"他了解到卡尔和父亲更亲近，有时候和母亲比较亲密；但自从几年前吵架后，他从来不亲近吉特。这样的提问挑战了家庭趋向于围绕对立来组建自我的思维模式：坏孩子和好孩子，生病的孩子和不生病的孩子。亲密和疏离是可以商量的想法，随时间而变化，而对立则一成不变。

第三个切入点：同胞相嫉（sibling jealousy）

亲密/疏离式提问挖掘出了另一个秘密——吉特和她弟弟根本不亲密，也不和他讲话。此时，对提问的切换尤为重要，值得做一点评述。博斯科洛开始问卡尔他是否知道他姐姐不和他讲话的原因。男孩回答说他并不是那么了解她。然后博斯科洛改变了他提问的方式。他不再问二分的（dyadic）、循环的问题，而让一个人来评价另一个人保守秘密的原因，或让他对为什么某人希望保守秘密提供解释。秘密的内容无足轻重，重要的是去扰动家庭关于不谈论的规则。虽然不是直接的挑战，但它促使家庭去谈论对秘密的解释和界限。博斯科洛接着问卡尔他父母是否知道吉特会变成这样的原因。每个人都认为他们是知道的。博斯科洛询问他们关于吉特不再选择和她弟弟说话的解释是什么，如"她的原因是什么呢"，而不是问"她的秘密是什么"。父亲说他不能回答，因为这可能会"从心底"伤害她。母亲在此时打断了对话，说，除了母亲，吉特并不希望将内心世界表露给任何人。她认为问题就在于吉特的孤僻，目前在新岗位上有个同事想与吉特交谈，她因此都想放弃工作了。母亲通过重新定义初始的问题和家庭与它的联系，再次建立了控制。在讨论中，博斯科洛评论说母女终生都粘在一起，父母感到吉特控制了他们。围绕着控制，一个前提出现了。博斯科洛觉察到他们的想法是：如果他们反抗吉特，她就会崩溃。他们害怕她的暴力反应。这种对暴力的恐惧创造了一个隐秘的关系系统,规定和囚禁了每个人。不管母亲还是吉特都不能走出来,和其他人交谈。正如我们所见,家庭不愿意谈论对泄露秘密的恐惧这一情况,恰恰代表了治疗的两难境地。如果治疗要进行,就必须处理是否交谈的想法。否则家庭会来参加治疗而不讲话,正如同他们在家时没法和其他人交谈一样。

在米兰组合看来,母亲的行为显然是专门针对吉特,就好像她只有一个孩子一样。这表现了什么样的系统意义?这种关系定义,不管存在于系统的何处,都带出了浓厚的嫉妒主题的意味。极端的二分排斥(dyadic exclusion)往往是关于嫉妒的声明。然而,嫉妒是一个前提,一个互动性的前提:谁嫉妒谁? 谁先嫉妒谁? 然后是谁? 如果将来有新的二分体(dyad)会发生嫉妒,那他们又会是谁? 等等。从而,嫉妒是这些三角结构的系统表达,因为每个人都有着他所嫉妒的其他人。在这个系统中,嫉妒可能发生在同胞二分体间,但并不专属于他们。由于母亲和女儿排他性的亲密,它也可能发生在母/女二分体间。它是渗透进整个系统的想法,有过去也有未来的想法。①

从而同胞相嫉成为家庭中第三个巨大切入点的开始。家庭刚刚向治疗师重申问题的定义是母亲和女儿的粘着!当博斯科洛正要搞清楚吉特不和她弟弟讲话的原因时,他接收到了不被承认和不能谈论同胞相嫉的消息(news)。他用询问家庭历史的方式揭示了它:父亲是在什么时候看到吉特粘着他妻子? 父亲用一句话确认了隐藏的切入点:"大概在……他出生时。"他的解释:"某种嫉妒。我猜,某种嫉妒。"

当博斯科洛询问 T 太太是否同意,T 太太回答说嫉妒可能是一部分的原因。但她并不能谈论其余的部分,"因为她(吉特)不希望讲"。

规则在这儿再度起效了,家庭尝试从父亲的嫉妒对比中撤离。吉特说:"我没说我是否同意。"母亲说:"我们在家不讨论那个。"最后,父亲让步了:"我不太……记得了。太久太久以前的事了。"现在,他们都遵从了不谈论的规则。

第四个切入点:交谈,不交谈

对第四个切入点,博斯科洛采取"硬币的另一面"的方法,发现了当"交谈/不交谈"仍是两难境地时,围绕着交谈家庭愿意回应的一个切入点。他询问了母亲和吉

---

① 这是一个值得进一步说明的要点,因为在这个案例中,连同第 2 和第 3 部分中,女性似乎是子系统,其扩展家庭成了假设建构的焦点。必须避免将建立关系的能力视作只是女性应该拥有的;必须避免女性是家庭的守门人(gate keeper)负责孩子社会化的这一陈旧假设。我们也注意到在这三个顾问咨询中,是女性发起了治疗,显示出更多改变的倾向。

特如何一起度过她们粘在一起的时间。卡尔说吉特和母亲通常和对方交谈,反正母亲也没工作,而现在吉特也放弃了她的"职业"。

然后,博斯科洛问吉特在男人们在家或离家时是否交谈更多。当有男人和母亲交谈时,她是不是暂时地不被"粘住"? 那时吉特又会做些什么呢?

"有时她会生气,离开房间",他们回答。

此处的焦点是如果吉特"失控"了,她会做什么。吉特拥有的所有感受——愤怒、失望、嫉妒——是家中被禁止的感受;对这个家庭来说,它们似乎是十分危险的感受。就好像吉特在家中的位置需要她去汇集这些感受,用这种方式使她的家庭从中解脱出米。

博斯科洛继续讨论关于交谈/不交谈的切入点。他问卡尔,是否吉特请求母亲对父亲和对他保守秘密。讨论切入点的变化提供了家庭从未在他们当中公开讨论过的重要信息。伴随着提问的进行,越来越清楚的是尽管吉特保守了所有的秘密,但母亲并没有保守*所有*秘密。母亲说,这对她来说很难,因为"我实在太悲伤了,有时我必须坦白"。之后,博斯科洛再次转换到假设模式,询问吉特,如果她母亲不能对她父亲保守秘密,她会怎么办? 卡尔就说,有时母亲和吉特会争论关于吉特再捡起她的职业的问题。母亲想让她工作,而吉特想待在家里。当博斯科洛问到最近一次母亲生吉特的气是什么时候,父亲主动回答说是吉特放弃她的工作的时候。母亲回答说她并不生气,因为吉特生病了。父亲说:"你被惊到了。"母亲对这一说法表示赞同:"我是被惊到了。"

这个家庭中的模式是母亲和父亲总是在同意;愤怒始终没有表达出来;疾病变成一种解释,允许母亲不去表达那些在家中被视作禁忌的感受。第二个重要信息是母亲的陈述,即只有在吉特挑衅或和她父亲敌对时,她会生气。"那时我气坏了,我告诉她表现对父亲的敌对对家里人来说不是件好事儿,因为她父亲也喜欢她,但他不能表达他的感受。"

来猜测这一关于他们关系的特殊信息很有意思。如果这是母亲会承认对吉特的愤怒感受的一件事,那么,事实上母亲是否有可能希望吉特跟她父亲更亲近些? 吉特,感觉到这一点,但可能还是粘着母亲,所以她就不能被推向父亲。这是潜在的秘密吗? 母亲清空她身边被吉特所占领的位置的可能原因是什么? 谁可能会是这个位置的下一个占领者? 询问围绕着交谈切入点,继续停留在家里谁最能保守秘密的差异上,但现在天机已经泄露。母亲有时必须坦白,因为悲伤的重负,她并没有保守所有吉特告诉她的秘密。而更深入地探索揭示出母亲的确把秘密告诉了她儿子和丈夫,同时警告他们不能告诉吉特。她的解释是"悲伤远多于秘密"。母亲感到悲伤是一种她必须要倾吐的秘密,但不是对吉特倾吐。揭示这一真相的危险在于它改变了母亲和吉特的关系。吉特现在知道了她母亲并没有保守她的秘密！

在讨论中，博斯科洛对他跟踪这一切入点作了一个有趣的点评。他说治疗师积极而执着的提问将家庭不断重复的模式和角色安排置于危机境地。治疗师询问问题，不加解释地接受每个答案。这些问题（questions）持续引入了截然相反的、"硬币另一面"的标点法（punctuations），有违于僵化的家庭规则。事实上，家庭此时已在讨论不交谈的事情，而秘密已经被揭示出来：母亲因为有不少的悲伤，说出了吉特告诉她的部分秘密。

第五个切入点：住院

家庭提出的每个切入点或主题都包含许多子切入点或变化。我们已经追踪了一些在访谈中最显著的切入点。尚有一些重要的还留待读者去发现。但当下一个关于吉特住院的切入点，和母亲谈论关于因为吉特不亲近她父亲，她对女孩的愤怒情绪的切入点结合在一起时，共同产生了一些有趣的信息。

谈到吉特离开工作，在医院度过的 4 个月，博斯科洛问到当她不在家时，家里的氛围是怎么样的。父亲最先开腔："糟透了。"他继续说道："我想那是我生命里最糟的日子。"母亲证明说吉特在住院前都不想活了。卡尔确认父亲是最抑郁的。他说父亲抑郁而悲观。而父母则说当吉特住院时，他们会一直想到她，甚至到了忽视卡尔的程度。父亲补充说："当她外出时，我会一直想到她。她会发生些什么？她可能会做什么？诸如此类的问题会浮现在我脑海，我不停地想着那些情况。"全家都承认吉特不在家时他们会忐忑不安，不管她是住院还是在工作。博斯科洛转向吉特，问她，如果她感觉好了，离开家并结了婚，家里人会怎么面对没有她的情况？然后他问了她一个存在式问题：如果你从未出生过，父亲、母亲和卡尔没有你的话，生活会是什么样的？吉特拒绝了第一个问题，但是立即回答了第二个，说，对他们来说一切会变得更轻松。卡尔马上试图救援他的姐姐，说，不，如果她没有出生，他也不会更快乐，因为还会有其他的悲伤。博斯科洛询问家中悲伤的性质——他们有多悲伤——最后，他问道："谁更悲伤，你、爸爸还是妈妈？"卡尔说："爸爸。"父亲总是会更悲伤。博斯科洛询问孩子们如果他们的父母没有孩子，是否更不会快乐，并以此结束了提问。

在提问的过程中，我们发现，父亲在吉特离开家的时候最抑郁，而且他是家中最悲伤的成员。直到此时，这样的描述对于母亲似乎更多一些。这一新信息结合母亲唯一对吉特愤怒的表达——她拒绝和父亲待在一起——确认了提问人最新的假设：母亲希望吉特不要如此依附于她！然而，父亲是否愿意填补母亲身边吉特所占据的位置尚不清楚。下一个切入点澄清了谁可能会是那个位置的占据者。此处又引入了另一个人，她的出现使得所有的这些问题都说得通了，这个就是母亲非常重要的妹妹。

面对结束这一切入点的存在式问题确认了被认定的病人的内心看法，即，如果没有她，所有人都会变得更好。但是下一个问题，询问如果父母没有孩子，是否会更不快乐，播撒了一个关于父母的新观念：不管他们看起来多不快乐，如果没有他们的孩子，他们会更不快乐。这个问题也植入了新的想法，即，父母虽然有一些独有的不快乐或悲伤，但是并不涉及他们的孩子。对于被认定的病人的存在性条件，这两个问题一并充当了解药。如果一个存在式问题被提出，它势必应该通过这种方式接上另一个问题，因为潜台词已经被说出：如果没有我，他们会更好。后面的问题也必须包含消除它的想法，那就是：你父母有他们独有的问题（problems），和你无关，如果没有你，他们会更不快乐。

会谈后小组讨论

这个讨论的第一部分是所有治疗师所作的线性和因果假设的自由表达，不加删减和审查。慢慢地，随着讨论的进行，模式变得越来越复杂，彼此的关联也越来越大，直至浮现一个通用的假设。这一讨论的重点是了解吉特的精神病性行为，并将其链接到最明显的家庭模式——家庭保守秘密的倾向。

小组试图就通用假设达成共识，它包括了不同的可能性，因此可以考虑多种干预的方法。为处在精神分裂症性交互作用（schizophrenic transaction）中的家庭咨询时，在治疗师能达成一致的、系统性的假设之前，可能会需要 2—3 次会谈。小组不可能轻易达成共识，但当开始经历不适、重复、迷惑，或新想法不再浮现时，小组讨论就必须结束，留到下一次会谈中继续。

米兰组合在他们的讨论中使用了三类不同的假设。第一类指家庭中谁和谁是一伙儿的；这是对有时被称为联盟、结盟或"联姻"（marriage）的评估。第二类假设指个体和家庭的前提或神话。在第一部分所讨论的案例中，被认定的病人在完美婚姻的神话中挣扎。第三类假设基于对家庭和其他系统之间沟通的分析。在这个案例中，这类假设描述了双重束缚的语言，使得家庭以不交谈的方式传递信息。

讨论融合了上述不同切入点所揭示的所有含义。治疗师提醒他们自己，家庭对治疗的反应：除了母亲以外，没人想来。小组在两个想法中举棋不定：如何积极赋义吉特的行为，以及如何改释家庭和治疗的关系。既然只有母亲有动力来治疗，小组成员力图发现他们关于家庭的假设和关于家庭及治疗关系的假设之间的联结。一名组员觉得下一次会谈只邀请两名家庭成员参加可能会有意义。这与家庭在排他性的二分关系中的挣扎，以及与对开放的三角结构的回避同构。小组建议家庭来决定哪一对来参加第一次会谈，而哪一对参加第二次，以此类推。小组记得家庭谈到了秘密，但是想要保密。另一个想法浮现出来：家庭决定哪一对组合应当参加会谈后，他们可以作为一个团体，来决定哪些秘密是他们不想谈论的。这与系统所呈现的（system's presentation）相一致；它揭示了系统在禁止谈论时的交谈规则。当吉特说她不理解这一干预时，家中其他人的举动恰好相反，就好像他们每一位都已对此了解得非常清楚。

这一顾问咨询阐明了米兰组合的思考与在这次访谈中的提问路线之间清晰的关系。对这个案例的随访令人失望，尽管家庭以"结对"的方式回来了几次，吉特并没有明显的改善。第二年的秋天，她开始每天去日间医院治疗，而家庭退出了治疗。

顾问咨询如何将家庭衔接进持续的治疗是一个微妙的议题。如果咨询顾问过于出色，家庭便会很难离开咨询顾问；而如果顾问咨询不能提供新的信息，就会使治疗持续不明朗。

尽管示教咨询（teaching consultation）的形式已经历了前后一致的变化，博斯科洛和切钦工作的绝大部分通过采用这一咨询方式，用英语进行。顾问咨询议题的重要性在于这样一个事实：通过相互咨商，我们可以很好地教授彼此！通过调研和呈现"咨询的地图"（consultation maps），示教咨询为世界各地的同行们提供了相互学习的机会，因为在咨询中，模式必须被明确理论化，在会谈中被规定下来，充分讨论。它必须代表所有的参与者、家庭意义系统（meaning system）的价值观、转介情境（refering context）以及请求顾问咨询的诊所。最近十年里，没有其他团体像米兰组合这样通过示教咨询得以实现共同工作的理念。

案例：顾问咨询与对话

下面的访谈是一次纳入性访谈，发生在 1980 年 9 月，恰逢博斯科洛医生和切钦医生在德国一家诊所里举办系列工作坊期间。这个案例是由一名与该家庭有过接触的诊所员工向咨询顾问呈报的。他报告说家庭被转介到诊所接受评估，并考虑到他们接着要与一位当地的心理治疗师进行家庭治疗。

被认定的病人吉特是一名 21 岁的女性，居住在家中。她的弟弟卡尔，是一名 19 岁的学生。父亲是公务员，母亲曾有过工作，但婚后的大部分时间她都作为一名家庭主妇待在家里。

只有很少的信息给到咨询顾问。吉特从幼年起就有些问题。她总是离群索居，不管在家还是在外面。她避免和别人的交往，母亲是她唯一亲近的人。一年前,她开始做接待员的工作,但变得越来越沮丧和焦虑。几个月后她住进了一家精神病医院,经历了一个以坐立不安、失眠、偏执妄想为特征的精神病发作期。她在那儿住了几个月。案例呈报后,大家决定博斯科洛会在一名治疗师翻译的帮助下对这个家庭进行访谈,而切钦和诊所员工通过单面镜观看整个会谈。

博斯科洛:让我先解释下我们怎么开始顾问咨询。我告诉家庭医生切钦和其他同事待在镜子后面。我给出的理由是要理解前来咨询的家庭所展现的复杂互动,单独一名治疗师的能力不如一个小组那么强大。

切　钦:我们也解释了因为我们"作为一个团体",对应于他们"这一个团体",能更好地理解他们。这样的思维是组合了两个团体的关系系统的产物。我们介绍了一个概念:这样一个系统能产生想法、联结,而这是单独一个人无法做到的。

家庭访谈

德国治疗师:既然你们都讲英语,我们可以用英语来进行这次会谈。

博 斯 科 洛:你讲英语吗?

吉　　特:一点点。

博 斯 科 洛:一点点。

妈　　妈:她在学校学的。

德国治疗师:那我们就不必什么都翻译了。也许我们只需要在不清楚的时候翻译一下?

博 斯 科 洛:可以。名字? 年龄? 你的名字?

吉　　特:我 21 岁了。

博 斯 科 洛:21 岁。你的名字呢?

吉　　特:吉特。

博 斯 科 洛:吉特?

德国治疗师:吉特。

博 斯 科 洛:吉特。那你的呢?

卡　　尔:卡尔。

博 斯 科 洛:卡尔。

卡　　尔:19 岁。

博 斯 科 洛:19 岁。你们是家里仅有的两个孩子。嗯,我明白了。你们能告诉我们现在有什么问题吗? 这个问题——你们为什么会在这儿?

德国治疗师:他们知道设置吗?

博 斯 科 洛：是的。我想描述一下设置。你们看，这儿有一个麦克风。还有一面镜子。从米兰来的切钦医生和其他同事可以从那边观察到这里发生了什么。最终切钦医生可能会在会谈中呼叫我，和我交换意见。我们这么做的原因是，在我们的经验里，一个同事小组能给我们带来一些可能性，让我们更好地理解来我们这儿寻求帮助的人们的处境。这是主要的原因。所以有可能在会谈中，切钦医生会呼叫我。

德国治疗师：还有录像带——

博 斯 科 洛：哦，是啊。我们有录像带，这是一个摄像机。我们会拍一些录像，而且就像我前面讲的，我们会看录像来了解和帮助来访者。一般我会先从提问开始：今天是什么问题把你们带到了这儿？

爸　　　爸：我想它主要是个心理问题，我女儿——嗯——抑郁了——

妈　　　妈：她吓坏了。

爸　　　爸：她开始工作时，坚持了一段时间，大概 12 个月的光景，但然后她不得不放弃工作了。

博 斯 科 洛：什么工作？

妈　　　妈：她再也睡不着了。

爸　　　爸：她是一个公司的接待员，她再也睡不着了，最后我们不得不送她去了医院。

博 斯 科 洛：那是什么时候的事儿？

爸　　　爸：三月头上。某种精神病吧，嗯，她在那儿待了大概 5 个月，有了点小进步。主要的疾病程度好像减轻了，但心理问题还存在。

博 斯 科 洛：所以，你说问题是出在吉特这儿，是吧？

爸　　　爸：是的。

博 斯 科 洛：那你是什么时候注意到问题出在吉特这儿的？你第一次注意到吉特有问题是什么时候？是 12 个月前吗？还是更早？

妈　　　妈：从她小时候起。

爸　　　爸：从她小时候起。

博 斯 科 洛：小时候起。

妈　　　妈：她小时候就挺难睡觉的——她睡不着——到她开始上学后，只好吃安眠药，而且她在和其他人交往方面总是有困难。

博 斯 科 洛：其他人。

爸　　　爸：这是问题的一部分。

妈　　　妈：她在家里也挺孤僻的。

博 斯 科 洛：*谁最先注意到吉特在小时候有问题？谁第一个注意到？*

博 斯 科 洛：我询问谁是第一个注意到吉特的问题的。这是一个标准的提问。它
基于这样一个概念：问题并不在个体本身，即吉特身上的某些东西。
问题可能在有机体的或生理的方面，但从我们的目的出发，更重要的
是找出问题对其他人而言，有哪些信息价值。所以你问其他人"谁最
先注意到了它"。只有当有人注意到问题时，它才会以心理现实的方
式而存在。

家庭访谈

卡　　尔：*当然是，我妈妈。*

博斯科洛：*妈妈最先注意到？*

卡　　尔：*肯定的。是啊。*

妈　　妈：*我是唯一的——*

博斯科洛：*抱歉。是因为你还记得妈妈开始注意到吉特身上的问题的那一天吗？*

卡　　尔：*是的。我想是因为她总是和我——和我妈妈说话。她不太和我们
说话。*

博斯科洛：*你记得是妈妈最先注意到了问题？*

卡　　尔：*是。*

博斯科洛：*当你妈妈注意到这个问题时姐姐多大？她多大？你还记得吗？*

卡　　尔：*她那时——嗯——*

博斯科洛：*嗯？*

妈　　妈：*几年前吧。*

卡　　尔：*几年前。对。我知道的并不太确切。*

妈　　妈：*她甚至告诉我——她小时候不谈论这件事，但后来等到她大概十五六
岁的时候，她开始把她的问题讲给我听。*

博斯科洛：*［对卡尔说］你说妈妈是最先注意到吉特有问题的人。那多久以后你爸
爸明白吉特有问题？多久以后？*

卡　　尔：*可能几个月——*

博斯科洛：*几个月之后。你同意你儿子吗？*

爸　　爸：*很难确切地去说是什么时候。是——*

博斯科洛：*我明白了。［对卡尔说］你呢？你什么时候——你多久以后意识到了？*

卡　　尔：差不多同一时间吧。

博斯科洛：可能同一时间。在吉特还是孩子的时候，问题就已经被注意到了。你说是在她小时候，几年过去了有一些变化。几个月或几年里，你们有没有注意到什么时候是没有任何问题？

卡　　尔：没有。我不这么想，其实随着时间的推移，它不断加重，变严重了。

爸　　爸：越来越严重。

博斯科洛：是哦。那你会怎么描述以前——当它出现在你面前时，问题是什么样的？以前吉特的问题？

卡　　尔：以前，她可能在学校有些困难。

爸　　爸：在学校里。

卡　　尔：在学校里。

博斯科洛：困难。什么样的困难？学习还是人际关系？

卡　　尔：是的。学习，还有和别人的交往。

爸　　爸：和其他的学生。

博斯科洛：她在学校更困难，还是在家里更困难？

卡　　尔：我想是在学校。在学校里。

爸　　爸：在学校里，是的。

博斯科洛：在学校。在家里她没有困难。

卡　　尔：没那么多。

博斯科洛：我问儿子父母多久前注意到女儿有问题。儿子回答道："可能几个月。"很有趣的是尽管儿子比女儿小 2 岁，他的回答却给出了关于她姐姐早期生活的全部细节。他没有一次说："我不知道，我太小了，问我父母。"

切　　钦：你立刻会有个想法，会从那个男孩子在定义姐姐为家庭生病的成员中得到某些收获。对于她有什么毛病，他给出了细致的描述。这告诉你他并不和她联盟。如果他们联盟的话，他会很着急去为她辩护："你在说什么问题啊？"事实上，他反而确认了在家里姐姐显示出了病态。这个行为解释了姐弟之间的分裂。

博斯科洛：分裂的问题可能在儿子很小的时候就开始了，2 岁时，因为他发现自己并不是和姐姐在一起，而是和一个病人。他需要去照顾一个病人。

家庭访谈

博斯科洛：她在哪里开始有问题的？在家还是在学校？

爸　　爸：嗯，她"粘在"她妈妈身上了。她特别粘着她妈妈。

博斯科洛：她粘着妈妈。你同意你丈夫的说法吗？

妈　　妈：她拒绝和她弟弟还有爸爸相处。她爸爸只是在那边帮她处理好学校的事，这类事儿。

博斯科洛：但你说她粘着妈妈，那谁粘得更厉害，吉特还是妈妈？

爸　　爸：吉特。

博斯科洛：吉特，是的。你妻子也粘着吉特吗？

爸　　爸：哦，是啊，她也粘着呢，但我想我们之间的关系很好，大人和儿子之间，关系还挺好——

————————————

切　　钦："谁粘得更厉害，吉特还是母亲？"这个提问代表了引入循环性和相互递归性（mutual recursiveness）概念的尝试。这个家庭将吉特描绘成一个有粘附问题的形象，治疗师则介绍说如果没有其他人也粘在其中，"粘着"的状态就不可能存在。这一陈述引入了看待事物的另一种方式，如果你在此时看着人们的脸，他们看起来会对这个提问非常惊异。

博斯科洛：引入相反标点法的另一个例子是，特别在像这样一个抑郁的家庭中，治疗师突然问："你们最后一次快乐的时光是什么时候？"这就引入了截然不同的感觉。

切　　钦：当父亲被逼着说出"妈妈粘着吉特"，表明他看到了母女关系和母亲与他及儿子之间关系的不同。他故弄玄虚地说："是啊，我妻子也粘着呢，但我们其他人的关系都很好。"所以看起来这个提问已经起到效果了。

　　　　父亲所说的是母亲和女儿之间粘着的状态多少和他自己、他妻子及儿子的关系有关。

博斯科洛：另一种可能性就出现在父亲这样的回答时，他说的是："是的，她也粘着呢。但是我们之间、大人和儿子之间关系挺好。"

家庭访谈

博斯科洛：吉特有什么想和妈妈说的？

吉　　特：没有。我不想说。

妈　　妈：她不想。她不想说任何关于她自己的事。她不喜欢讲任何关于她自己的事。[转向吉特]我想你是拒绝的。

吉　　特：是的。

博斯科洛：嗯，我只是想试试。

妈　　妈：她不喜欢谈论她的问题——不喜欢谈论她的问题是什么。

博斯科洛：这儿你会注意到在这个家庭中一次次出现的主题的第一条线索：人们不允许谈论，每个人都保守秘密。但是吉特承担了维持和强化这一家庭规则的工作。

切　　钦：是的，而且有趣的是母亲这么快跳进来提醒她，她不想谈论她的问题。几乎就像一个催眠引导一样。

家庭访谈

博斯科洛：好吧，也许——我了解了。也许我会问问吉特。现在我在你们全家面前问："你们家的问题是什么？你们为什么来这儿？"他们告诉我，他们注意到你从小孩子时起就有些问题，直到最近都是。你同意他们关于你有问题的说法吗，你爸爸的、妈妈的和弟弟的？还是不同意？

吉　　特：是，我同意。

博斯科洛：你认为你有问题？

吉　　特：但我已经——

妈　　妈：解决这问题了。她认为她已经解决这问题了。对吧？但事实上我不这么觉得。你经常——嗯——

博斯科洛：你同意你妈妈说的吗？

吉　　特：是。我同意。

博斯科洛：你认为你解决这个问题了吗？

吉　　特：对。我已经解决了。

博斯科洛：你已经解决这个问题了。

妈　　妈：但你还是不能和其他人交往，除了妈妈以外的其他人。这就是个大问题。

博斯科洛：所以你认为你解决了这个问题。

吉　　特：是的。我觉得是。

博斯科洛：那你是什么时候解决的？那是什么时候？

吉　　特：*在我生病以后。*

博斯科洛：*你生病以后。*

妈　　妈：*她不得不吃了——*

博斯科洛：*对不起。我想知道什么时候,哪一年——哪一年你解决了这个问题?*

吉　　特：*21 岁。*

博斯科洛：*21 岁? 你的意思是当你 21 岁时?*

爸　　爸：*在她最近一次生病后,她觉得解决了她的问题,要是我理解正确的话。*

妈　　妈：*是的,她是这样想的。*

博斯科洛：这儿我问了女儿是不是同意我对问题的分析。她说:"是的,但我已经……"同时她看着她母亲,她母亲也回看着她,然后母亲就替她回答说:"她认为她已经解决它了。"母亲随即补充说她不同意女儿已经解决了她的问题。所以我问女儿:"你是不是同意你妈妈?"女儿实际上在说:"我同意两种相互矛盾的说法。"她既解决了,又没有解决她的问题。

切　　钦：在是否解决问题上有些混乱。母亲和女儿在谈论这个问题时变得搅作一团了。这是双重价值(double value)的一个特征性的例子——价值一直在两极间翻转。

家庭访谈

博 斯 科 洛：*我明白了。那你——吉特,你看到其他问题了吗? 你同意你有问题,但你看到家里有其他问题吗?*

吉　　特：*目前我没看到。*

博 斯 科 洛：*那其他人呢? 你弟弟,你妈妈,你爸爸?*

吉　　特：*我不知道。*

博 斯 科 洛：*你不知道。你更多看到是有问题,还是没有问题?*

吉　　特：*我没看到任何问题。*

博 斯 科 洛：*你没看到任何问题。比方说,假如你看到你爸爸、妈妈或弟弟出了问题,那在家里谁最可能会出现问题?*

吉　　特：*妈妈。*

博 斯 科 洛：*妈妈? 似乎她最会出现问题,妈妈。其他人呢? 排在妈妈之后,是谁?*

吉　　特：*爸爸。*

博 斯 科 洛：爸爸？卡尔怎么样？你不觉得卡尔将来可能会出现问题吗？

吉　　　特：不。

博 斯 科 洛：为什么不？［暂停］

吉　　　特：我从来没和他讨论过问题。

博 斯 科 洛：比方说，如果我问爸爸，你觉得他会给我这个问题的答案吗？你说
　　　　　　过，如果最终出现一些问题——可能妈妈会表现出有问题，然后是爸
　　　　　　爸，但你不认为卡尔会出现问题。你说："我不知道。"如果我问爸爸
　　　　　　的话，你觉得他会给我一个答案吗？

吉　　　特：可能吧。

博 斯 科 洛：可能吧。你觉得会是什么答案？

妈　　　妈：我不太明白——

博 斯 科 洛：吉特并不认为——最终，如果将来出现什么问题，可能妈妈、爸爸会
　　　　　　有问题，但她不太认为卡尔将来会出什么问题。

德国治疗师：［翻译］

爸　　　爸：你是指谁最先会出现问题，还是会第一个解决问题？

博 斯 科 洛：出现。

德国治疗师：出现问题。他认为她可能误解了你的意思。她可能听成你说谁会第
　　　　　　一个解决问题，而不是出现问题。

妈　　　妈：她认为，我或许可以解决她的问题——她父母可以解决她的问题。

博 斯 科 洛：哈。他们可以解决问题。

妈　　　妈：是的。是的，能帮助她。

博 斯 科 洛：那她爸爸会——

妈　　　妈：她爸爸会——

博 斯 科 洛：［对德国治疗师说］你能不能问问她，我是不是误解了什么是什么？

德国治疗师：［翻译给博斯科洛听］她理解你在说"解决问题"。如果有问题的话，
　　　　　　谁能最好地解决它们？

爸　　　爸：妈妈、爸爸，然后是弟弟。

――――――――――

切　　　钦：当你问女儿"你看到家有其他问题吗？"她甚至都没弄明白这个提问。
　　　　　　她太习惯去做那个问题背负者了，治疗师不得不去重复："那么其他人
　　　　　　呢？"这对家庭来说是一个全新的想法。

博斯科洛：我试着去寻找答案：如果某人有问题，谁最有可能出现问题？他们肯定

会毫无疑问地回答：我们没有看到任何问题；她就是我们家有问题的那个人。

当女儿被问到假设式问题（hypothecial question）时——谁最像会出现问题——她作了回答。她说先是母亲，然后是父亲，而不是儿子。这个答案会引出这样的一个假设：这些年来父母一直把儿子当成健康的、好的孩子，而女儿是有问题的一个。既然儿子常常扮演女儿的对比角色，那儿子就不可能成为问题。

切　　钦：母亲会出现问题的想法——例如，除了吉特外，其他人会成为问题——创造了一些现实上的困惑。因为母亲开始说："我不明白你在说什么。"德国翻译只能进来翻译。这次会谈里，你能看到在出现困难问题时，语言障碍常常是怎么被运用的。

这儿你能看到家庭是如何最终恢复他们自己的信仰系统，他们自己的解释的。他们不能接受除了吉特外其他人会出现问题的想法。在涌现不少语言上的困惑之后，他们得到了最后的结论：如果家庭中有了另一个问题，能解决它的会是母亲、父亲，然后是弟弟。

博斯科洛：也就意味着唯一会有其他问题的人只能是女儿。

家庭访谈

博斯科洛：吉特，你怎么看卡尔？你怎么看待他的成长？你说你没有注意到卡尔有什么问题。是这样吗？

吉　　特：*我不明白。*

博斯科洛：你从来没有注意到任何问题吗？

吉　　特：*卡尔是不是有问题？*

博斯科洛：对。

吉　　特：*我不知道。*

博斯科洛：你不知道。你怎么看待卡尔长大成人？你认为他成长得好不好？

吉　　特：*他成长得很好。*

切　　钦：在这一点上治疗师决定放弃他原来的提问思路。他已经以某种方式制造了对该点的一些困惑，家庭不得不澄清他们对问题的观点。像这样的一个过程中嵌入了扰动的概念。你不需要家庭同意你的想法。你已经让他们感到震惊了。如果你坚持要他们同意，你就把自己放在了和

他们对称的（symmetrical）、对抗性的位置上。通常当那种情况发生时，治疗师就失败了。

博斯科洛：这是中立的一个很好的例子。治疗师接受女儿关于父亲、母亲可能会出现问题的观点。他也接受父母关于他们不会出现问题的观点，因为他们总是在解决它们的观点。治疗师接受两种观点，不再对它们进行讨论。他让事情保持一定的不确定性，而不是进入两种定位孰对孰错的讨论。这种不确定性会带来很好的治疗效果。

切　　钦：治疗师还将这种对立联结起来。这样会产生正面效应。首先是因为他接受这些对立，其次是因为通过接受它们，他提出了兼顾两者、综合性的或新的定位的可能性。

家庭访谈

博 斯 科 洛：嗯？他成长得很好。如果我问你妈妈、爸爸这个问题，如果他们在过去某些时候注意到卡尔有一些问题，你想你父母会怎么回答？

吉　　　特：我不是很明白你的意思。

德国治疗师：[翻译]她说不出来。她说她不明白。

博 斯 科 洛：[对爸爸说]卡尔怎么样？你怎么看卡尔？

爸　　　爸：他是个年轻人，长得——变得很高了。

博 斯 科 洛：变得很高了。

爸　　　爸：当然他也有问题，但我认为并不那么严重，至少不像吉特的问题那么严重。它们就是一些年轻人的问题，我想。

博 斯 科 洛：是什么——人的问题？

妈　　　妈：年轻人的。

爸　　　爸：年轻人的。年轻人的。

博 斯 科 洛：比方说？

爸　　　爸：嗯，在他的年纪，怎么最好地享受，还有——嗯——

妈　　　妈：去适应学校。

爸　　　爸：——怎么去适应学校生活，怎么拿到好成绩？

妈　　　妈：争取最好的成绩。

爸　　　爸：嗯，可能他在试着和一些年轻女孩子交往。就是正常的事情和其他一些问题，我不能说——在我眼里没有任何问题。

博 斯 科 洛：[对妈妈说]在你眼里是什么样的？

妈　　　妈：我同意我丈夫的说法。他有——他不管在学校，还是和其他孩子相

处的过程中，从来都没有大问题。他有很多朋友。

博 斯 科 洛：*有很多朋友。*

妈　　　妈：*是的。足够多的朋友。我想。*

博 斯 科 洛：*还是太多了？*

妈　　　妈：*不，不是的——他够独立，能去国外。几年前他在假期里和一些朋友*
去了国外，而她做不到。她不想要任何朋友。

博 斯 科 洛：*我明白。*

妈　　　妈：*她只粘着我。*

博 斯 科 洛：母亲说"吉特总是粘着我"。她是在谈论儿子的情境下说这些话的，
而在她看来，儿子是独立的。注意这里的模式：不管什么时候，当他
们谈论起儿子，看到他的一些积极特征，他们就会马上将其与女儿的
消极性格相对照。你会发现，这一过程已经持续多年了。这真的会
对女儿进行一种洗脑，一种催眠式的诱导，暗示她只有一些消极的特
征，她就是家中的害群之马。而且这个持续的放大过程让儿子看上
去越来越正常，而女儿越来越不正常。

切　　　钦：这种家庭中的人们只有相对于他们的对立面才存在。只有你姐姐不
好你才是好的；如果你弟弟好你就是坏的。你只有相对于另一个人
才存在。这使得系统极度紧密相联。没有个性的空间存在，而在那
些空间里，人们可以不必和另一些人发生关系。

博 斯 科 洛：这是能在精神病性家庭中看到的僵化模式的一个典型例子。治疗师
和父母谈论他们看待儿女的方式，而他们一直用一个非常僵化的方
式重复女儿是坏的，儿子是好的。

家庭访谈

博 斯 科 洛：*我知道了。我能问吉特一个问题吗？卡尔和谁更亲密，妈妈还是*
爸爸？

吉　　　特：*亲密？*

博 斯 科 洛：*卡尔和你妈妈还是和爸爸更亲？*

［家庭用德语交谈。］

吉　　　特：*我想他和妈妈的接触更亲密。*

德国治疗师：*和妈妈的联结。*

博 斯 科 洛：和妈妈？总是这样吗？当他还是个小男孩时，他和妈妈更亲密，还是和爸爸？

吉　　　特：一方面他和爸爸会更亲密，因为他们有共同的兴趣爱好。

博 斯 科 洛：哈，是哦。一方面，那另一方面呢？

吉　　　特：可能要是他有问题，他就会去问妈妈。

博 斯 科 洛：他们前面讲你总是和你妈妈更亲密。你粘着你妈妈，这是他们的原话。你同意吗？

吉　　　特：是的，我的确粘着。

博 斯 科 洛：那你有时会和爸爸亲近吗？

吉　　　特：要是我在学校有问题，我会向爸爸求助。

博 斯 科 洛：当你在学校有问题时，你向爸爸求助。

妈　　　妈：他能帮到她。

博 斯 科 洛：嗯——你认为卡尔已经——

爸　　　爸：独立，独立。

博 斯 科 洛：是啊，但以前，你看到卡尔是和你妻子更亲密还是和你？

爸　　　爸：嗯，如果他想要什么东西，他就去我妻子那儿。［家庭笑。］

妈　　　妈：他有些愿望。特别的愿望。

爸　　　爸：嗯，我不会去查对他所有的愿望。

卡　　　尔：但我想——嗯——既不和我爸爸，也不和我妈妈更亲密。就是一样的。

博 斯 科 洛：一样的。当你还是小男孩时也是这样？

卡　　　尔：是的。可能，就像他们讲的，要是我想要什么东西，我就会去我妈妈那儿。

博 斯 科 洛：我知道了。那你姐姐呢？

卡　　　尔：我和她从来都没有好好相处过。关系没好过。

博 斯 科 洛：你们没好过，你们没好过。

卡　　　尔：没有。

博 斯 科 洛：那你最后一次和你姐姐关系不错是什么时候？

卡　　　尔：几年前。我们总是吵架，现在我们都不再讲话了。

博 斯 科 洛：你们不再讲话了。

妈　　　妈：这对他来讲很难，对吧？因为她不想。

博 斯 科 洛：她不想什么？

妈　　　妈：不想讲话。

博 斯 科 洛：和他？

妈　　　妈：是的，而且有时也不想和我们讲话。

博 斯 科 洛：这里，为了摆脱吉特不好而卡尔好的想法，我询问了关于亲密的问题。卡尔和母亲还是父亲更亲密？询问亲密和疏远的问题非常适合这样一个任何事都只相对于其对立面存在的家庭，它仅仅是描述性的，而不含贬抑。所以我们发现，卡尔和父亲比较亲密，尽管有时他会去母亲那边寻求问题的解决；吉特遇到学校的问题会去找父亲，但和母亲最亲近；而姐弟俩从来没有亲近过。

切　　　钦：这是和家庭风格共处并引入差异的典型例子——在这个案例中，我们对关系作出比较，但并不是去比较"好"和"坏"，所以说，我们打断了这种二分法。

博 斯 科 洛：既然每个人都要被卷进关于亲密和疏远的描述，那么，大家对吉特一门心思的关注也就少了。

家庭访谈

博斯科洛：[对卡尔说]你对你姐姐不想和你讲话的事实有何解释？

卡　　　尔：*可能我们的兴趣点不太一样，而且——我不知道确切的解释是什么。*

博斯科洛：[对妈妈说]那你怎么解释呢？过去，他们还是有一些关联的。尽管吵架，但是还是有些关联。

妈　　　妈：*我想她不想谈论原因。她自己能给出理由，但是她并不想谈论它。*

博斯科洛：你同意妈妈的话吗？

吉　　　特：*是的，我同意。*

博斯科洛：我明白。

妈　　　妈：*我是了解她的。*

博斯科洛：你说因为某些原因吉特不想谈论。如果她不想把它们讲出来，那我也不想追问，但我想问的是：你们觉得这些吉特自己清楚但不想谈论的理由是什么？你知道这些理由是什么吗，卡尔？你告诉我，是因为吉特不想谈论这些理由。在某些情况下，她和你相处不好，她不和你讲话。你知道的。

卡　　　尔：*是的，我猜我知道。*

博斯科洛：你关于理由有什么想法吗？

238

卡　　尔：我不知道为什么。

博斯科洛：你不知道为什么？

卡　　尔：我确实并不怎么了解她。

博斯科洛：你觉得你妈妈知道原因吗？

卡　　尔：可能。

博斯科洛：那你爸爸，你觉得他知道原因吗？

卡　　尔：嗯——妈妈她可能更知道。

博斯科洛：［对吉特说］你认为你爸爸知道你不想谈论的这些理由吗？

吉　　特：我想是的。

博斯科洛：那你妈妈呢，她知道这些理由吗？

吉　　特：是，她知道。

博斯科洛：她知道。［对爸爸说］你知道这些理由吗？

爸　　爸：是的。就我而言，还能给自己一个解释。

博斯科洛：为什么她在某些情况下决定停止和她弟弟讲话？你大概知道为什么吗？我不想听具体的理由，因为我想尊重吉特的——

爸　　爸：我有我的——我不能解释。

博斯科洛：你对吉特为什么不想把这些理由带到这儿来有什么想法吗？你知道这是为什么吗？

爸　　爸：我知道。

博斯科洛：你能在不说出吉特不想谈论的内容的情况下，讲讲为什么吗？

爸　　爸：她不想谈论它们。她不——她不想告诉我们她的理由。

博斯科洛：但你对"为什么"有你的想法。

爸　　爸：哦，是的。

博斯科洛：那你能说吗？告诉我你的想法？你不必谈及理由。

爸　　爸：好吧。它①可能会伤害到她。现在——

博斯科洛：它可能会伤害到——

爸　　爸：伤害她。

妈　　妈：伤害她。

爸　　爸：在她内心。

博斯科洛：在她内心，如果你告诉我为什么的话。

爸　　爸：是的。

---

① 指谈论吉特的理由。——译者注

博斯科洛：[对妈妈说]你同意吗？

妈　　妈：我同意，是的，她不能告诉我们理由。

博斯科洛：是。我不想听这些理由是什么。我尊重吉特的心愿，她不想让我们，或我，或她弟弟，或——但是我问的问题是，为什么你们认为吉特不想让人知道这些理由？

妈　　妈：因为她不想表露她的内心。除了我，她不想对别人显露她的感受。就像我告诉你的，她把自己隔离起来，这成了我们的大问题。她现在有了工作，但她不想待在那儿，因为有一个同事想让她和他交谈，但是她并不喜欢——

爸　　爸：和别人说话。

博斯科洛：和别人说话。

妈　　妈：——所以她想——起床——

爸　　爸：不不不，放弃——

妈　　妈：放弃工作。

爸　　爸：放弃工作。

————————

博斯科洛：在这一点上，先是吉特，后是母亲，对讨论她问题的抗拒，扩展出了一个清晰的家庭模式。在这个家庭中，拥有秘密是和多种禁忌的存在联系在一起的。一方面，交谈是危险的。而且家庭大概也不允许有占有欲或嫉妒。你能看到每个人是多么不情愿来讨论为什么卡尔和吉特之间的关系不亲密。

切　　钦：这里，我们从对个人的直接提问进入到询问另一个人，他们认为第一个人保守某个秘密的原因可能是什么。或者我们会请他们给我们解释，他们自己对于为什么某人希望保持秘密的解释。秘密的内容变得无关紧要了，但是我们不允许家庭阻碍这个解释。通过这个方式我们扰动了家庭关于不谈论的固有规则，同时又没有直接挑战它。

博斯科洛：另一个浮现出来的家庭前提涉及控制的问题。父亲说他女儿一辈子都粘着母亲。母亲也不可能不粘着女儿。他们控制不了吉特，而她控制了他们。他们的理由是如果他们反叛吉特，她就会崩溃。他们对吉特激烈反应的恐惧造成了暴力关系，藉此一个人就成了囚徒，终身被另一个人所约束。母亲不能脱身而出，不能和其他人交谈。

切　　钦：你可以有另一个假设，母亲不能拥有超过一个孩子。如果她有两个，他们会彼此竞争,仿佛只有一个能存活下来,而且母亲的行为就好像她只为一个人而时刻准备着。亲子关系必须是排他性的、二元的,第三方必须要被消除掉。

博斯科洛:在这个案例中就好像母亲不得不去照料生病的女儿。父亲不得不留在外面,而儿子取代了他父亲的位置。这些角色往往会永久地固着下来,如同枷锁一般。

切　　钦:是的,母亲和女儿待在一起,因为她粘着她。卡尔,因为为母亲感到难过,不能离开她。父亲不能走向任何人,因为没有空间留给他。他们会在这种状态下一直持续下去。他们四个人从来没有学习到像一个团体一样生活在一起。

博斯科洛:借用下皮兰德娄(Pirandello)的作品①,我想,人们可以说,这是四个正在寻找能将他们从角色固着中解救出来的治疗师的人物。女儿被认为拥有所有的负面特征,儿子则全是正面的,母亲不得不成为女儿的受害者,而父亲只能牺牲自我,独自相处。

家庭访谈

博斯科洛:我的意思是想问,你结婚了,在某个时间点吉特出生了,然后三年后——

妈　　妈:两年后。

博斯科洛:两年后卡尔又出生了。你在什么时候第一次注意到吉特粘着你妻子?在什么样的年纪?

爸　　爸:大概在——大概在那时候,在卡尔出生时。

博斯科洛:在卡尔出生时你注意到了这些。在此之前她不是这样的?

爸　　爸:不是。

博斯科洛:我明白了。就在他出生后。在你心中会给出什么解释?你给出过什么解释吗?

爸　　爸:某种嫉妒吧。某种嫉妒,我想。

博斯科洛:某种嫉妒。如果我问你妻子这个问题,她会怎么解释?她会赞同你吗?

爸　　爸:我想她会同意的。

博斯科洛:是吧?是什么呢,你会吗?你同意。是嫉妒造成吉特——

---

① 即 1934 年诺贝尔文学奖获得者、意大利小说家、戏剧家路伊吉·皮兰德娄,Luigi Pirandello 的著名戏剧作品《六个寻找创作者的角色》。——译者注

妈　　妈：部分。部分的原因是。

博斯科洛：部分。

妈　　妈：是的。但我不——

博斯科洛：有其他部分吗，卡尔？

卡　　尔：［无法理解］

妈　　妈：那是部分的原因。其他的部分我不能告诉你。

博斯科洛：你不能告诉我，因为——

妈　　妈：因为她不想。

博斯科洛：哦，因为她不想。

妈　　妈：她不想。

————————————

博斯科洛：你注意到我在这儿问了一个读心式问题（mind-reading question）："如果我问你妻子这个问题，她会给出什么答案？她会赞同你吗？"父亲说："我想她会的"，而母亲也同意了。这是贯穿整个会谈的模式：任何时候我问一个问题，父母总表示赞同。他们的意见没有分歧，比方说，在为什么弟弟和姐姐完全不同的问题上。

家庭访谈

博斯科洛：［对爸爸说］好吧，那你——所以很重要的是，你没有讲出其他部分的理由，因为吉特不希望你讲，但是我想问，你对其他部分的原因是什么，有想法吗？

爸　　爸：当然。我有我的理由。

博斯科洛：联系到吉特粘着妈妈的事实。你有——但最好你不要谈论它，不过你认为卡尔也知道其他的——

爸　　爸：我认为是的。

博斯科洛：你认为是这样。是吗，卡尔？

卡　　尔：是的，可能。

博斯科洛：可能。

卡　　尔：我不确定就是这样的。

博斯科洛：你不是很确定。但你怎么看爸爸的解释——他们能给出的解释，因为父母不能（真正）给出（全部的）解释？你爸爸的解释是当你出生后，吉特就粘着妈妈了，对吗？所以爸爸说——他的解释是吉特嫉妒你，你出生了,妈妈也同意。同时还有些事情他们不想说。你同意这个说法吗,你姐姐粘着妈妈是因为她嫉妒你?

卡　　尔:我不知道现在我该说什么。这是可能的,是的。

博斯科洛:这是可能的。

妈　　妈:我们不在家中谈论那部分内容。

博斯科洛:你同意你爸爸、妈妈给出的解释吗?他们说当他出生时你变得粘着妈妈,因为你嫉妒他?这是爸爸和妈妈的说法。

吉　　特:我不会那么说的。

博斯科洛:你不会说的。你不同意。

吉　　特:我没说我同不同意。

博斯科洛:哦,你不说你同不同意。[对爸爸说]好吧,当这一切开始时——譬如,当你注意到吉特和妈妈非常亲密,在卡尔出生后粘着妈妈,你会怎么描述她是在"粘着"的?她所有时间都和她妈妈待在一起,异常亲密?

爸　　爸:对不起。我不能——我记不得了。这是很久,很久以前了。

博斯科洛:好的,让我问问你俩这个问题。你能描述下关于他们说的吉特粘着妈妈的情形吗——她会整天——她们会整天待在一起吗?从不离开彼此?

卡　　尔:是的。要是她有问题或有——要是有什么事让她高兴,或者她沮丧时,她总是对妈妈说。总是妈妈。

博斯科洛:总是妈妈,所以妈妈也总是需要去倾听她。

卡　　尔:是的。现在她不上班了,所以她整天对着妈妈说话。

博斯科洛:我知道了。那她是在单独和你们妈妈相处时说得更多,还是在你和你爸爸在场时说得更多?

卡　　尔:当她单独相处时。

博斯科洛:当她单独(和妈妈相处)时她说得更多?

卡　　尔:是的。

博斯科洛:好的。现在,譬如,当你爸爸回家或你回家时,你会说话——你爸爸或你,会和妈妈讲话吗,比方说?

卡　　尔:会,当然了。

博斯科洛:那当你们讲话时会发生什么?吉特——她会做什么,吉特?她会解除"粘着"的状态吗,在那时候?

卡　　尔:是的。她不会参与谈话的。

博斯科洛:她会做什么?

卡　　尔：她——她就沉默了。

爸　　爸：她就变得沉默了。

博斯科洛：她会听吗？

妈　　妈：她就离开房间了。

爸　　爸：她听的。

博斯科洛：听的。

妈　　妈：不，她不听，但有时她会离开房间。

博斯科洛：有时她离开房间。

妈　　妈：是的。

博斯科洛：她离开房间是因为沮丧吗？

妈　　妈：因为她不——

爸　　爸：她不想受任何人干扰——插进她和她妈妈中间。

博斯科洛：譬如，当你或你儿子试着和你妻子讲话时，她有时会真正公开地袒露她的沮丧吗？

妈　　妈：有时会。

博斯科洛：当她沮丧时她最常会做什么？

妈　　妈：她有时就变得很生气，但我不知道她是不是想谈论这个话题。

爸　　爸：我担心她不想谈论它，不过我们会谈论它。

博斯科洛：她不想谈论它。不过要是不讲出来她不想谈论它，会发生什么——假设你或你妻子谈论了它，会发生什么？假设你告诉了我们吉特不想讲的事情，那会发生什么？

爸　　爸：嗯，她会变得非常，非常生气。

博斯科洛：那她会做些什么呢？

爸　　爸：我想她会非常失望，或者她可能会失望。

博斯科洛：如果她在场的话会做些什么？她能做什么？问问妈妈。她能做什么？

［用德语交谈］

爸　　爸：嗯，她不想听——

妈　　妈：她会失去她的——

博斯科洛：你觉得她会失去自制力？

卡　　尔：不，不。

妈　　妈：有时。

卡　　尔：我不这么认为。

博斯科洛：你不认为。

卡　　尔：她可能会做任何事——可能什么也不做,但她会很生气。就是这样。

博斯科洛：你认为你父母过于关注这个情况了？过度关注,过度担心吉特会做的事情？

卡　　尔：是的,当然了。

博斯科洛：他们过于担心了？

卡　　尔：他们是父母嘛。他们当然会担心她做的任何事情。

博斯科洛：这儿我问了当吉特很沮丧时会做什么。我设法去看清吉特究竟做了什么,恫吓父母到这样一个程度：母亲同意和她紧密相处,而父亲则保持距离。他们说的是她并没有做任何真正具有威胁性的事情。可能父母对吉特反应的恐惧是他们分开不在场的证明(alibi)。

切　　钦：你会再次遭遇这些禁忌。在这个家庭中,嫉妒是被禁止的;愤怒是被禁止的;失望也是被禁止的。拥有感受会有某些危险。看起来好像唯一被允许拥有这些感受的人是吉特。她是那个可以失望的人;她可以愤怒,她也可以嫉妒她弟弟。她被委派来拥有其他家庭成员不能承认的所有感受。所以她是那些不良情绪、危险感受的存管处。这真是一个令人着迷的位置。

家庭访谈

博斯科洛：可能会发生这样的情况吗？譬如,吉特不希望妈妈对爸爸说某些事？

卡　　尔：是的,有可能。

博斯科洛：有时候会发生吉特告诉你"你不能把这个讲给我弟弟或我爸爸听"的情况吗？发生过吗？

［用德语交谈］

妈　　妈：经常,她这样说。

博斯科洛：经常。她说什么？

妈　　妈：她——她从不让我核查任何东西,来找出她所告诉我的事情。

博斯科洛：当她告诉你,你——

妈　　妈：秘密地。

博斯科洛：你保守秘密。

妈　　妈：是的。

博斯科洛：你总是保守秘密吗？

妈　　妈：很难说,因为对我来讲挺难的。有时我太悲伤了。我太悲伤了,有时我
　　　　必须坦白。

博斯科洛：让我问问吉特,有时候会发生妈妈不能保守秘密的事情吗? 曾经发生
　　　　过妈妈没有保守住秘密,告诉了爸爸一些你不想她谈论的事情吗?

吉　　特：不,我不这么认为。

博斯科洛：你不这么认为。你认为妈妈总是能保守秘密。

吉　　特：是的。我是这么想的。

博斯科洛：假如妈妈不能保守某些秘密? 如果妈妈不得不告诉爸爸一些你不希望
　　　　她讲的事情,你可能做过什么? 你会做什么呢?

妈　　妈：如果我不能保守秘密你会做什么?

吉　　特：我会对你大发雷霆的。

妈　　妈：你会对我很生气。

吉　　特：是的。

博斯科洛：你会生她的气。曾经发生过吗,卡尔,你是否曾看到过吉特生妈妈的
　　　　气? 会发生这种情况吗? 她会生妈妈的气吗?

卡　　尔：没有。可能有时会,但不经常。

博斯科洛：有时。

卡　　尔：通常——有时是关于她能不能重新开始她的工作问题,因为妈妈希望
　　　　那样,而她坚持——

妈　　妈：我希望她耐心些,因为她不能承受压力——压力太大,我昨天对她很生
　　　　气,因为她想放弃我给她找的工作。工作对她而言是好事,我想。她不
　　　　能总是待在家里,但她总想待在家里。

博斯科洛：于是你生她的气了。

妈　　妈：我生她的气是因为——

博斯科洛：当你生气时你做了什么?

妈　　妈：我告诉她我非常非常难过。我难过她放弃了这个工作,于是她作了妥
　　　　协,她说她一周会去上两次班,但这对我来说是不够的。我想要是她待
　　　　在家里,总是读她的语法书,对她是很不好的。那不会给她任何东
　　　　西的。

博斯科洛：所以你生气了? 这次是关于工作——你找的工作。你生气了。

妈　　妈：是的。

博斯科洛：在那以前,你最后一次生气是什么时候? 之前什么时候你生过气?

爸　　爸：当她放弃工作时。

妈　　妈：没有。我没有生她的气。

爸　　爸：你很震惊。

妈　　妈：我是很震惊，但是我不生气，因为这不是她的错，而是她的病。

博斯科洛：当母亲说她不生气时，父亲说："你很震惊。"他提出了一个表述方案，她便接着说："我是很震惊。"我们再一次可以看到同样的模式：父亲和母亲总是同意彼此。母亲借用了父亲的说法。她接着说："我不生气，因为这不是她的错，而是她的病。"疾病变成了解释，允许母亲回避表达在家中被禁止的感受。此外，她也去除了吉特的所有责任。

切　　钦：是的，但这不仅仅带走了吉特的责任，同时也带走了父母的责任。如果你去除了对孩子发布指令，或要求孩子做事的责任，你也就放弃了做父母的责任。父母把对孩子的责任交给了其他人，如治疗师。我们在慢性案例中往往能看到这种模式。

博斯科洛：是，但你怎么解释在这个案例中父母不来帮助治疗师？他们更多的是保守秘密，而非提供信息。

切　　钦：这是他们的矛盾之处。如果他们表达他们的感受，或讲出他们的秘密，他们就不再需要治疗师了。

家庭访谈

博斯科洛：我明白，所以过去还有什么时候你生气的？你说过："这次我生气了。"

妈　　妈：有时她对她爸爸太过挑衅、敌对，有时对弟弟也那样，但绝大多数时间是针对她爸爸的，那时候我会生气。我气坏了，我告诉她，表现得这么敌对爸爸，对家里人来说不是件好事儿，因为她爸爸也喜欢她，但他不能表达他的感受。

博斯科洛：当她变得敌对时，你会生气？

妈　　妈：对她爸爸，因为我告诉她，她爸爸不能表达他的感受。

博斯科洛：但你也会因为她对你太过亲密而生气吗？她那么粘着你？那会不会让你生气呢？

妈　　妈：不会，我能理解。因为她除了我没有其他人，但我会喜欢她有——

博斯科洛：所以那不会让你生气。从来没让你生气过吗？

妈　　妈：没有，但我会希望她有朋友。

博斯科洛：好吧，但如果她找不到朋友，一直粘着你，不会让你生气。你说，那不会让你生气的。

妈　　妈：不会的。那不会让我生气的，因为不是她的错。

博斯科洛：这会让你丈夫生气吗？你这么粘着吉特，你丈夫有时候会生气吗——妈妈和吉特这么亲密，而爸爸感到被忽视了？

爸　　爸：从来不会。

妈　　妈：不会，我不这么认为，但是我——他挺抑郁的，因为——

爸　　爸：有时候我觉得——当我发现我没法和她接近时，我又失望又抑郁——

博斯科洛：和谁？

爸　　爸：——之后我就觉得抑郁。

博斯科洛：和谁？

爸　　爸：和吉特。

博斯科洛：那和你妻子呢？

妈　　妈：不。不。

爸　　爸：不，和吉特。

博斯科洛：是哦，我明白了——和她。我明白了。那和你妻子呢——

妈　　妈：不。

博斯科洛：——因为如果你妻子和你女儿如此亲密——

爸　　爸：嗯，我不太明白。我不太明白。

博斯科洛：——有时你不会觉得有点被你妻子冷落的感觉吗？

爸　　爸：不会的。不会的。好吧，我是不太理解，但我必须尊重它，因为她为她付出了这么多。

博斯科洛：是啊。你有时会觉得爸爸应当觉得有点被你妈妈冷落的感觉吗？

卡　　尔：不，我不觉得。

博斯科洛：你从来没有冷落过他。

卡　　尔：没有，没有。

妈　　妈：他抑郁只是因为吉特没办法和他相处。她不能找到一个和她爸爸相处的办法。

博斯科洛：那是让他觉得抑郁的东西。

妈　　妈：是的。那也让我抑郁。

博斯科洛：也让你抑郁。

妈　　妈：是啊。

博斯科洛：你什么时候开始看到你丈夫因为吉特和他的关系不融洽而抑郁的？有多久了？

妈　　妈：很多年前。

博斯科洛：很多年前。

妈　　妈：我没法确切地讲出是哪一天，因为已经挺长时间了。

博斯科洛：因为很早，很早以前他就不能和吉特融洽相处了？

妈　　妈：当她还是个小孩子时——

博斯科洛：小孩子。

妈　　妈：——她还和她爸爸说话，但当卡尔出生后，那时——后来，她就粘着我了。

博斯科洛：她就粘着你了。

妈　　妈：只粘着我。

博斯科洛：在卡尔出生前，有两年时间吉特没有粘着你，那时你丈夫和她怎么样？他和她处得好吗？

妈　　妈：也许，是的。

博斯科洛：他喜欢和她待在一起吗？

爸　　爸：我很喜欢她，我现在也很喜欢她。她是我的孩子——［敲门声］

博斯科洛：对不起，失陪一下。

———————

切　　钦：治疗师很努力地想为家庭引入父亲和儿子也会觉得被冷落的想法。这意味着他们也能感觉到嫉妒和竞争的情绪。但你会看到大量的否认。他们唯一感受到的是抑郁，他们因为女儿不和他们亲近而感到失望。再一次，家中能拥有愤怒、嫉妒感受的人只有吉特。母亲责备女儿的愤怒，说："生气对她不好。"但当治疗师问她："你会生你女儿的气吗？"她回答说："不，我只是感到失望。"所以女儿是愤怒的、有占有欲的、嫉妒的，而其他人只是抑郁和失望的。

博斯科洛：卡尔·惠特克[1]用黑白骑士的术语描述过"精神病性"（Psychotic）家庭。一个人必然是全黑的，而另一个必然是全白的。他说在治疗中，我们的任务就是让他们都变灰。在这个家庭中，吉特就是黑衣骑士，所有负面的东西都属于她。而其余家人都是全白的。

———————

[1] 卡尔·惠特克，Carl A. Whitaker，1912 年生于纽约，雪城大学医学博士，在路易斯维尔大学接受精神医学训练。1955 年参与开办了亚特兰大精神病诊所，开始治疗精神分裂症患者并研究他们的家庭。1965 年成为威斯康星大学麦迪逊分校的精神医学教授，在那里工作直至 1982 年退休。曾在很多权威期刊上发表学术论文，并参与编写了多本心理学教材。——译者注

切　　钦：当这个过程开始时，当家庭成员之一开始集中所有其他成员的负面感受时，这个过程往往就会自我放大。吉特越变成那个嫉妒、病态、粘附的角色，其他人就越能从这些感受中解放出来。他们能拥有的感受只是那些被他人行为所伤的感受。这给了我们一些想法，关于白衣骑士和黑衣骑士如何从这样一个系统中诞生的想法。这些差异随着时间的推移，往往会进一步放大。

　　不论如何，我们所说的看起来似乎和常见现象相矛盾，即精神病性家庭通常会给出"无差异"回答，并且倾向于发布每个人都均衡的声明。相反地，这儿我们看到了倾向于被不断放大的主要差异——在好与坏之间的差异。我们怎么才能兼顾这两种想法？

博斯科洛：一种解释是有一名成员拥有所有消极负面的特质，而其他人都是积极正面的。这个主要差异随时间演变，导致产生了两个同质团体——一个方方面面都是消极负面的，而另一个则方方面面都是积极正面的。在积极正面的团体中，就像这个家庭中，成员是强壮、优秀、友爱的。他们之间没有差异。仅有的差异只存在于优秀、完美的他们和嫉妒、占有欲强的女儿之间。

切　　钦：我想这解释了为什么，当被指定的病人开始好起来，变得更独立，也就脱离了他们在家庭系统中所占据的负面位置，然后你会看到其他的家庭成员开始变得抑郁了。他们要么出现症状，要么拒绝这个改变。

博斯科洛：这里要指出的另一点是，切钦叫我出来，让我问吉特的母亲，有没有让她对家庭的其他成员保守过秘密。他想让我找出家中还有谁也保守着秘密。

家庭访谈

博斯科洛：让我问你这个问题。像我们前面所说的，有很多秘密你希望你妈妈能保守。

吉　　特：是的。

博斯科洛：今天在这儿，妈妈也几次谈到，我不能说这个，因为吉特告诉我，不可以说这个。

吉　　特：是。

博斯科洛：好吧。有时看起来要保守所有你请她保守的秘密，妈妈也有困难。存在一些困难。你能理解吗？

吉　　特：也许吧。

博斯科洛：也许。我明白可能要保守所有你告诉她要守住的秘密，妈妈有些困难。有时会发生这种情况吗——这是切钦医生的问题——你妈妈有时会请你保守秘密吗？

吉　　特：没有。

博斯科洛：从来没有过妈妈告诉你什么事，然后她和你说，不要讲给爸爸或卡尔听。从来没有过吗？

吉　　特：没有。从来没有发生过。

博斯科洛：没有发生过。那么——卡尔呢，有没有发生过，在某个时刻，譬如，妈妈和你说话，然后她请求你不要说出去？

卡　　尔：哦，没有。

博斯科洛：所有对吉特说的话，会对你说吗？

卡　　尔：不会。

博斯科洛：从来没有发生过吗？妈妈告诉你一些事，然后她告诉你不要告诉吉特？

卡　　尔：可能当她不能保守秘密或——但这很少见啦。

博斯科洛：很少见。你记得最近一次是什么时候，你妈妈请求你——告诉你某些事，然后告诉你不要告诉吉特或爸爸？

卡　　尔：也许一个月？

博斯科洛：一个月以前。她告诉你什么了，你妈妈？

卡　　尔：我不记得了。

博斯科洛：你不记得了，还是你也想保守秘密？

卡　　尔：是的。

博斯科洛：你也想保守秘密。好吧。现在你守着一个秘密，因为你觉得，要是你现在告诉我，你妈妈在一个月前让你不要讲出来的是什么，妈妈会心烦意乱？对谁，我只是想知道对谁？她不想你对谁说出去，是你爸爸还是吉特？

卡　　尔：对吉特。

博斯科洛：哦，对吉特。好吧。所以，你保守住秘密也很重要。

卡　　尔：但它真不是一个秘密。它不那么重要。它只是她有太多——太多悲伤了——

博斯科洛：不。你不要说出来，这很重要。

卡　　尔：不。她太悲伤了，她想告诉我一些事，但是——

博斯科洛：这是一个月前还是以前也这样？在过去的几年里也曾经发生过吗？有时她会来你这儿，满怀愁绪，告诉你她有多悲伤？她告诉你。然后告诉你不要——不要把这个告诉——

卡　　尔：*是的。很少。*

博斯科洛：*哦,很少——对吉特。[转向爸爸]那你呢? 有时会发生你妻子和你谈话,然后告诉你,不要说给吉特或卡尔听吗?*

爸　　爸：*我不记得了。*

博斯科洛：*从没发生过。*

爸　　爸：*可能发生过,但我记不得了。它并没那么重要啦。*

博斯科洛：*那你记不记得有时候你告诉丈夫,某些事情不要说给吉特或卡尔听?*

妈　　妈：*我不喜欢讨论那个,因为并不好,我认为。*

博斯科洛：*你不喜欢讨论——不,我只是想——你不说出秘密是很重要的,但我只是想知道个答案,是或否,是不是有时候你会告诉你丈夫一些事情,然后你告诉他要保守秘密。不要告诉吉特或卡尔。这样的情形发生过吗,是或否?*

妈　　妈：*可能发生过,但是很——*

博斯科洛：*可能发生过。停一下。停一下。停一下,因为每个人都有秘密的权利,这很重要。*

妈　　妈：*悲伤比秘密多得多。更多的是悲伤。*

卡　　尔：*是啊。她悲伤。*

妈　　妈：*因为有时没法自己处理悲伤。*

爸　　爸：*你不得不要去说到它,不得不去讨论它。*

切　　钦：这个谁说了秘密的提问目标是彻底扰动家庭的负面属性。看起来吉特是唯一一个有秘密的人,是坏的。所以治疗师询问是否母亲也请求吉特保守秘密。她举止行为像她的女儿吗? 治疗师用这种方式试探,不带贬抑,克服了黑/白、对/错的二分法。

博斯科洛：对。治疗师积极的、强迫性的提问将重复模式和家庭角色置于危机中。治疗师提出问题,接受所有的回答,不加以解读。通过这些问题,持续引入了相反的标点法,他和僵化的家庭规则背道而驰。

切　　钦：你能看到儿子现在开始对这个持续的提问开放一点点了。治疗师并没有因此而放弃,他一直在坚持。这种坚持代表了非常积极的中立——治疗师不接受女儿的负面属性和儿子的正面属性。他的行为几乎是侵入性的。这也反驳了某些人认为米兰方法(Milan approach)多少有些被动的观念。

　　这里儿子最先承认,他保留了秘密,然后他说"但它不是真的秘密,它并不很重要"。再一次,当本来被认为"好"的家庭成员坦白说,他们有些东西并不是很好,接着他们道歉时,他们会试图尽量缩减事实。

博斯科洛:用词有所变化。"秘密"是负面的,变成了"悲伤",它不负面。

　　提问也挑起了母亲那方面的"放弃"态度:"我不喜欢讨论那个,因为并不好。"她开始更开放地自我揭露。不好的事物不应当被讨论。我们回到那个坏的事物只属于吉特的观念,因此,不好的事物不应当被讨论。但是这样谈话,她就在一个更包容的层面上来描述她的行为了。她将自己定义为不想谈论坏事情的人。

家庭访谈

博斯科洛:有时,作为丈夫和妻子,你和你妻子是否也会觉得有些事情你们想自己保留着?你们会保留一些事情,或者,好事坏事都没有,你们——你们之间没有秘密?

爸　　爸:嗯,我想我们之间没有真正的秘密,主要的问题是——主要的问题是,我们对这孩子的难过悲伤。这是我们会日夜讨论的问题。

博斯科洛:是啊,我们也在讨论那个,但是我的问题是通常父母认为有些事——他们之间会有些事,他们认为孩子们不知情是很重要的。在妈妈和爸爸之间有什么事情,在你们俩中间,是不是会有一些事,又是你们不想告诉你们的孩子们? 你们之间有秘密吗? 这通常都会发生啦。

爸　　爸:我想我们没时间有什么秘密。

博斯科洛:你觉得,卡尔——

妈　　妈:没有太多。

博斯科洛:你觉得,卡尔,他们之间有什么事情没有告诉你们的吗?

卡　　尔:不,我不觉得。

博斯科洛:如果他们之间有什么,又会怎么样? 你觉得这是对的还是错的,你怎么想?

卡　　尔:要是和我无关,也许就是对的,如果对我来说不是很重要的话。

博斯科洛:但是有时会发生吗,譬如说,吉特问妈妈关于——当你和你丈夫说话时——当你们讲话时——你们在说什么呀? 她会好奇你们在讲什么吗,就你们两个人,当她不在或卡尔不在时?

妈　　妈:我想她不喜欢我和我丈夫讲话,我想,要是我和我丈夫讲话,她就想打断我。

博斯科洛：*她有时会问当她不在时，你和你丈夫在讲什么吗？*

妈　　妈：*不。但是我只记得她不喜欢那样，如果我和我丈夫说话。*

博斯科洛：*我明白了。譬如说，你和你丈夫有时会说话吗，或你丈夫和你说话吗——没有孩子在场？*

妈　　妈：*有的。有时。但我们要做太多事情了。我想——太多——他太忙于工作了，在工作。他不得不工作，从——*

卡　　尔：*我想要是我们不在场，他们有权利说话。这是自然地——*

妈　　妈：*是的。*

博斯科洛：*他们说话吗？*

卡　　尔：*是的，也许。*

爸　　爸：*你知道，我们有一个主要的问题。一个主要的问题。*

妈　　妈：*是啊。*

爸　　爸：*我们会谈论这个问题。*

妈　　妈：*有时我们会有些问题，关于处理不好我们工作的问题。他在工作上有点劳累过度了。*

博斯科洛：我在这儿问，丈夫和妻子之间是否有秘密，并暗示了这个想法的正面性。母亲和父亲有秘密是件挺积极正面的事儿。

　　有趣的是，当我询问父母他们是否有秘密时，父亲说他们没时间有秘密，因为他们没时间说话。母亲很快地附和了他，责怪吉特不许他们说话。如果母亲和父亲之间还有什么困难，那又是吉特的责任。所以我和家庭之间进行了一场角力。家庭希望保持黑衣骑士的神话。我则设法消解神话。但我并没有用对抗的方式进行，我通过快速变换问题来操作。家庭不得不为自己辩护，但不会感到被公然地挑战了。使用这种技术，对家庭成员而言，要坚守他们对现实的建构就变得更为困难了。

切　　钦：因为治疗师并没有给予解读，而只是询问基于某个假设的问题，家庭不知道治疗师在想什么。他只是一直询问关于不同事物的问题。结果就是，他们不知道怎么定位自己，怎么对抗治疗师。

家庭访谈

博斯科洛：*[对爸爸说]你做什么工作？你的职业是什么？*

254

爸　　爸：我是一名公务员。

博斯科洛：你是公务员。你呢？

妈　　妈：我只是一名家庭主妇，但我实在太过沉浸在我对家庭和对这所房子的伤感里了，我——有时我过得并不好。

博斯科洛：你一直是家庭主妇吗，还是有时候你也是外出工作的？

妈　　妈：有一段时间我也做过法律助理，但这是很久以前了。

博斯科洛：当母亲说"有时我过得并不好"的时候，我打断了她，开始讲别的事。我的感觉是，我也被那种强力的规则抓住了，也就是，禁止批评或发现夫妻之间负面的东西。

家庭访谈

博斯科洛：[对妈妈说]你最近一次工作是什么时候？

妈　　妈：哦，很久以前了。

博斯科洛：什么时候？

妈　　妈：嗯——24 年，或 20 年。

爸　　爸：24 年。

博斯科洛：24 年，但当你不工作时，你已经结婚了。

妈　　妈：是的。当我结婚后，我就不再工作了。

博斯科洛：在你结婚后，还是在吉特出生后？

妈　　妈：不。就在我结婚后，因为我不喜欢我的职业。

博斯科洛：嗯。但你有没有想过重新出去做事？譬如，这些年，过去的 20 年间，会有段时间，你曾考虑出去找个工作或找些什么事干吗？

妈　　妈：会的。我有时也后悔放弃我的职业，但我没有太多时间来反思这个问题。

博斯科洛：但你想过，譬如，要是没有孩子，你还会再工作吗？

妈　　妈：可能，是的，要是没孩子的话。

博斯科洛：我想问问你们有多少房间，在你们的——是什么，房子还是公寓？

妈　　妈：在她 2 岁时我们建了所房子。

博斯科洛：2 岁时。

妈　　妈：他就出生在我们的新房子里。

博斯科洛：哈，他出生在你们的新房子里。你们的房子有几个房间？

爸　　爸：挺多的。

博斯科洛：哦，你们有很多房间。

爸　　爸：我想有 12 还是 13 间。

妈　　妈：10 间。

爸　　爸：全部算起来。

博斯科洛：卡尔睡在哪儿？

妈　　妈：在同一——

爸　　爸：和我们在同一层。

博斯科洛：在同一层。

爸　　爸：同一层，是的。

博斯科洛：好。但他有自己的房间吗？

爸　　爸：是的。

博斯科洛：他自己的房间？那吉特呢？

妈　　妈：她有自己的房间，我有自己的房间，他也有自己的房间。

博斯科洛：啊，你们有四个不同的房间？你俩不睡在一个房间里？

妈　　妈：是，我们好多年不在一个房间里睡了。

博斯科洛：什么时候开始的？

妈　　妈：好几年了，我想可能 10 年了。

博斯科洛：10 年。

妈　　妈：可能 10 年或——

爸　　爸：那是因为我抽烟抽得很凶，她受不了那味儿。

妈　　妈：是的，他睡得很晚，我不喜欢那样。

博斯科洛：还有其他原因让你们决定不在同一个房间里睡吗？

爸　　爸：没了。

妈　　妈：没有。

博斯科洛：没有？

爸　　爸：那是——那是主要的原因。

博斯科洛：那是主要的原因。有的晚上会发生，过去 10 年里，发生过晚上某人去到
　　　　　其他的房间，其他人的房间或——［家人在笑］

博斯科洛：吉特，你理解吗？

妈　　妈：不，她不理解。

博斯科洛：爸爸和妈妈说在过去的十年里，他们没有睡在同一个房间，所以我问他
　　　　　们是否有几晚上，譬如说，妈妈去爸爸的房间，或爸爸去妈妈的房间。

你觉得他们有过吗？

吉　　特：不,我不这么认为。

博斯科洛：你不这么认为。你怎么知道的?妈妈告诉过你她从不去爸爸的房间吗?还是——

妈　　妈：那不是我们谈论的话题。我们不谈论那个。

博斯科洛：抱歉。当我问到在过去十年里,在晚上妈妈是否会去爸爸的房间或爸爸是否会去妈妈的房间时,你[吉特]说,我不这么认为。你怎么知道他们从不这样做?十年里你都整晚保持清醒吗?

吉　　特：不。我觉得是这样,只是觉得。

博斯科洛：你觉得这样。因为他们说你晚上睡觉有些困难,有时你会一直醒着然后听着吗?

吉　　特：不。

博斯科洛：那如果妈妈或爸爸来回走动呢?

吉　　特：不。我从不去听。

博斯科洛：从不去听,但到底是什么让你这么确信他们俩在过去十年里都不会去每个——去别人的房间?是什么让你这么确信?

吉　　特：因为每个人都有自己的房间,我觉得他们在晚上不会走来走去。

博斯科洛：假设结果发现恰恰相反,有些晚上,在这十年间,他们就一起在其中一个的房间里,你的反应会是什么?假设他们告诉你,看,有些晚上我们睡在一起,要么在爸爸的房间,要么在妈妈的房间?你喜欢还是不喜欢那样——听到这个说法?

吉　　特：那无关紧要。

博斯科洛：无关紧要。你觉得,卡尔,在过去十年里,有时爸爸或妈妈会去对方的房间或——

卡　　尔：我不这么觉得,但我也认为它无关紧要。夫妻睡在一起很正常,而且——

博斯科洛：是正常的?

卡　　尔：是的。

博斯科洛：是的,是正常的,但你觉得它发生过——

卡　　尔：不。

博斯科洛：在过去十年里。你觉得它没有发生过。你觉得亲密吗?爸爸和妈妈在过去十年里关系亲密吗?

卡　　尔：我对这个问题知道的并不多。

博斯科洛：你知道的并不多。现在，你说吉特有时睡眠有困难？你说——你提到
　　　　　当她还是个小女孩时。那这么多年来，她在晚上有时还是会有睡眠的
　　　　　问题？

妈　　妈：她常常不得不吃药，失眠可能导致了她的紧张情绪。

博斯科洛：是啊，但从什么时候起她睡觉更少了？很多年了？

吉　　特：是的。

博斯科洛：现在谁——你［吉特］说是的。当你们听到吉特没睡着时，谁常常会在
　　　　　晚上起来？

妈　　妈：没有谁。

博斯科洛：当你想看看她，或想和她说话时，她会来你房间吗？

妈　　妈：不。我——我努力等到天亮。我不想开始这么个坏规矩，去她房间，我
　　　　　也不喜欢她来我房间，因为——

爸　　爸：坏习惯。

妈　　妈：坏习惯。

博斯科洛：她最后一次来你房间是什么时候？

妈　　妈：可能十年前。她睡在我的房间，大概睡了一两年，因为她那么苦恼、恐
　　　　　惧，而且那么——

博斯科洛：所以你们在一起睡了两年。

妈　　妈：是的，嗯，可能一两年。

博斯科洛：在那以后，你和她爸爸一起睡了吗？

妈　　妈：不，不，他有自己的房间。

博斯科洛：他自己的房间。

妈　　妈：他自己的房间，是的。

博斯科洛：卡尔和你一起睡过吗？

妈　　妈：没有，从来没有，因为他睡觉没问题。他总是睡得很好，我想，或者说绝
　　　　　大多数时间都很好，而她常常充满着对未来的恐惧和苦恼。她经
　　　　　常想——

博斯科洛：过去几年里，也就是近年来，她要求过和你一起睡吗？她晚上来你房
　　　　　间吗？

妈　　妈：不，最近她自己一个人睡，但在她生病前，她常常害怕未来，害怕未来会
　　　　　发生什么，她看不到她生命里的任何意义。这是她的大问题，她一直告
　　　　　诉我她可能选错职业了。

切　　钦：这是一段很有趣的交流。首先，母亲说吉特不理解父母对睡觉的安排（sleeping arrangement）。治疗师就掉进了陷阱，相信了母亲，并试图向吉特解释他要说的意思。我们知道，吉特对系统很顺从。在提问中，治疗师试着能让她去评论这一情况，但她给出了一个非常具体（concrete）、简单的陈述，说每个父母都有自己的房间，他们晚上不走来走去。没有笑声，也没有微笑，因为微笑意味着心领神会。微笑还意味着明白当父母说他们最近十年来不睡在一起的理由是因为父亲抽烟时，其实他们是在撒谎。

很清楚，家庭中还在发生一些其他事情。家庭用微笑或笑声暗示了还有其他事情，但吉特处在看不到这些东西的"禁令"中，因为父母必须是完美的。父母不撒谎。父母不会相互作对，即使在每个人看来，他们很显然就在这样做。所以女孩只能想方设法来维护父母完美的想法，甚至到达看上去完全迟钝，或可能完全精神病性的地步。

博斯科洛：我在这儿掉进了陷阱。当母亲说吉特不理解时，我想我应该问问母亲、父亲和儿子他们怎么知道她不理解的。那样的话我就可以问一个假设式问题，例如，"假如她理解的话？"

家庭访谈

博斯科洛：你说她已经在工作——你为她找了份工作，这是什么时候的事？

妈　　妈：在她生病以后，因为她现在已经不能再去做原来的职业了。那对她来说压力太大，现在她有了工作，是无薪的，它——

爸　　爸：一份兼职。

博斯科洛：但她在过去几年里多少都在规律地工作，还是说她没工作？

妈　　妈：她先去上了学，上到18岁。

爸　　爸：1981年。

妈　　妈：她去上了学。去了一个语言学校，然后她得到了一份工作，是做——

爸　　爸：接待员或——

博斯科洛：她保住这份工作有困难吗？

爸　　爸：嗯，主要的问题是和其他人打交道。

妈　　妈：她和别人都没交往，而且她——我听说她太——她在工作中动作不够快，因为她自己有太多问题了。她不得不——而且因为她生病了，她再

也不能集中注意力。她再也无法入睡，之后她只好停下来了。

————————————

切　　钦：请注意治疗师是怎么切换主题的，很突然，并不去结束上一个主题。这种模式常常发生。对这一模式的解释就是治疗师开始探索行为的特定领域，如晚上的睡眠。当家庭的阻抗并没有变得太高或他感到已经动摇了家庭的信念系统时，他就会停下来，切换主题。但他停下来的时机和他刚才讨论的主题已经探讨得详尽无遗了，或者他已经得到某些结论。事实上，每次主题的变化看起来都在主题结束前就发生了。这是系统访谈的重要特征。治疗师试着在特定领域开放各种可能性，扰动系统的思维模式，建立不同的联结，不同的标点法，然后将系统留在那个领域中，彻底改变主题。这便允许系统自己来推敲这些变化，也许并不只是在一个结论性的层面上。

博斯科洛：这也与在随访电话中家庭成员常提及的说法相适应。当我们问他们觉得治疗师做了什么，他们说："我们不知道。我很努力地尝试去理解治疗师的意思，他想知道什么，他是怎么想我们的，但是他一直在转换话题，所以我们真的不知道要点是什么。"

切　　钦：你对话题的选择可以看作是在首次访谈中进行的大致探索。你谈到了夜生活，然后你谈到了工作生活，然后突然你又把话题转到了社交生活。任何一个治疗师的"锦囊"中都会有一系列的话题。要选择一个话题切换过去是很容易的。重要的问题是什么时候切换。我们相信"什么时候"对治疗效应尤为重要。

家庭访谈

博斯科洛：她在医院时，有多久——她在医院待了很久吗？

妈　　妈：*5个月。从三月到七月。*

爸　　爸：*六月。*

博斯科洛：5个月，我明白了。在医院里5个月。家里的氛围怎么样，在没有——

爸　　爸：*糟透了。*

博斯科洛：糟透了？

爸　　爸：*糟透了。[暂停]我想那是我生命里最糟糕的日子。*

母　　亲：*她不想——*

博斯科洛：那5个月。

爸　　爸：当她——当她——

博斯科洛：这是你生命里最糟的5个月。

妈　　妈：当她住院时——她住院前她都不想活了。

博斯科洛：是啊,但你说那5个月,当吉特住院时,是你生命里最糟的5个月。

爸　　爸：哦,是啊,当然了。

博斯科洛：对家里哪个人来说更糟糕?

爸　　爸：对父母来说。父母,我想。

博斯科洛：那5个月里气氛怎么样?

卡　　尔：就像他描述的。他非常痛苦——抑郁。

博斯科洛：谁更抑郁,你爸爸还是妈妈?

卡　　尔：可能是爸爸,但是——

博斯科洛：可能是爸爸。

卡　　尔：——但你也不能确切地说。他更公开地表露激动。他常常——

妈　　妈：是的,可能因为他是——

卡　　尔：他悲观。

妈　　妈：——天性是一个悲观主义者——可能我对未来还抱有希望。我总是保
　　　　　留一些——我试着保留一些希望。

博斯科洛：你说他更悲观。

妈　　妈：他更悲观。是的,我试着——保留一些希望。

博斯科洛：当吉特住院时,你妻子有5个月不和吉特在一起。卡尔有没有让她振
　　　　　作点?

爸　　爸：嗯,我想我们有点忽视他了。

博斯科洛：你们忽视谁了?

爸　　爸：他。

博斯科洛：你们是怎么忽视他的?

爸　　爸：因为我们常常想着她。

妈　　妈：我们一周去看她5次。一周5次。

爸　　爸：一周4次或5次。

博斯科洛：但是,譬如,你们有没有注意到,有时,譬如,吉特在工作,而卡尔是在
　　　　　家?而你们怎么看待这种情况,比方说,你妻子看起来会更喜欢谁的陪
　　　　　伴,只是卡尔,还是她和吉特在一起?

爸　　爸：我很难回答那个问题。

博斯科洛：嗯,她更喜欢吉特还是卡尔的陪伴?

妈　　妈：我说不好，因为不可能那样说。

爸　　爸：他们两个我们都喜欢。

博斯科洛：这不是一回事——当一个外出工作——

爸　　爸：嗯，当她外出时，我不停想着她。会有什么事发生在她身上，她会做什么，等等。我不停地想着那些。

博斯科洛：我能理解你，但你妻子怎么样？

妈　　妈：我也是。

卡　　尔：是的，她做一样的事情。

妈　　妈：我很悲伤，因为我看到她没有太多机会。我挺悲伤，不知道她将来会做什么，因为她——她不愿意和其他人交往。我想那对她非常重要。我应当喜欢她去——

博斯科洛：但是卡尔，有没有发生过，有些时候你在家而你姐姐不在家，因为她去工作了，或她住院期间，你看到，譬如，你妈妈对你说，她觉得轻松点了？

卡　　尔：没有。我不觉得。每次她在外面时，妈妈担心，爸爸也担心，我们都没法悠闲自在地说话。

博斯科洛：他们有时会和你讲讲他们的担心吗？他们会和你讲吗？当他们和你说话时他们会常常谈论吉特吗？他们从来不说些其他事情吗？

卡　　尔：他们想说些其他事，但——

博斯科洛：不那么经常。

卡　　尔：不那么经常。

博斯科洛：你有时会不会觉得厌倦了，妈妈来找你或爸爸谈论吉特？你觉得厌倦吗？

卡　　尔：不。我能理解。

博斯科洛：你能理解。现在我想问问吉特一个问题。假设某天你好了，你到外面的世界去，你结婚了——这是个假设，我们做的假设——你离开家了，你觉得他们没有你的生活会是什么样的？——你认为，你妈妈、爸爸和弟弟没有你的生活会是什么样的？

吉　　特：他们没有我会怎么生活？

博斯科洛：是的。没有你。你理解这个问题吗？

吉　　特：如果我独立了？

博斯科洛：是的，假设突然之间你变得独立了，你离开家，你到外面的世界去而且变得独立了。你认为妈妈或爸爸会发生些什么事情？

吉　　特：没什么事情会发生。

博斯科洛：没什么事情？你觉得你不在的话气氛会变更好还是更坏？嗯？

切　　钦：治疗师打听当吉特住院时家里的情况如何。父亲说："糟透了。"这让人很惊讶，因为他一直在说，当她在家时，他无法和她接触，她从来不和他说话，他们总是互相隔绝，她只和母亲说话。现在他说，女儿住院的时光是他生命中最糟的日子。这是非常奇怪的陈述。当丈夫描述它是如何糟糕时，他的意思既不是有多想念女儿，也不是在没有女儿隔在中间时，和妻子单独相处是多么糟糕。"糟糕"这个词有很多寓意。没有吉特的存在对家庭而言是一种极其严重的威胁。

博斯科洛：有可能父亲需要吉特在家，要么作为和他妻子关系的缓冲器，或者因为他乱伦式地依恋着她。这可以是家庭秘密之一。他好像在跟儿子和妻子竞争是谁最为吉特的病而感到痛苦。

　　我问父亲，当吉特住院时，卡尔有没有让他母亲振作点，父亲给了一个不相关的回答。他说他们忽略了男孩。他看起来否认任何他儿子和妻子之间情感的可能。

切　　钦：父亲已经说了，当吉特不在时，他很抑郁，现在他说，卡尔也需要振作起来。所以两个男人都变抑郁了。这是很怪异的。女儿一直和母亲在一起，但当女儿不在时，变得孤独、抑郁和被抛弃的却是父亲和卡尔，而不是母亲。

博斯科洛：吉特从一开始在家时，就被告知她是坏的，因为她束缚了母亲，分裂了父母，而且不工作。现在她离家了，又被告知她是坏的，因为她的家庭承受了更多的痛苦。看起来她似乎无路可走。

切　　钦：问题"当吉特不在时谁最痛苦？"带出了父亲和儿子的情感，但没有带出母亲的。所以治疗师改变了他的策略，不再说"谁承受痛苦"，而是说"你们最喜欢哪个孩子"，希望这样能带出母亲的一些情感上的陈述。而我们得到了相同的回答，这没有什么意义。

　　这儿我们得到了另一个引人注意的启示。在这个家庭，当吉特不在时每个人都满怀悲伤，没有人能和其他人中的任何一个讲话，因为他们不停地想念吉特。所以看起来吉特是家里的联结元素（connecting element）。母亲、父亲和儿子间的沟通是不可能的。当他们没有吉特时，他们甚至都不能相互交谈，所以她绝对是必不可少的。

家庭访谈

博斯科洛：我会问你另一个问题。假设你没出生，你爸爸和妈妈只有一个孩子，就是卡尔，而你没出生。在你看来，如果你没出生，你认为爸爸、妈妈和卡尔没有你的生活会是怎么样的？

吉　　特：那会轻松得多。

博斯科洛：轻松得多？你的意思是更快乐？

吉　　特：是的。

博斯科洛：如果你没出生，只有爸爸、妈妈和卡尔，谁会是最快乐的？如果你没出生，那么在这三个人当中，谁是最快乐的？

吉　　特：全部，三个人。

博斯科洛：嗯？

吉　　特：全部，三个人。

博斯科洛：不。给我一个分类。如果你没出生，只有爸爸、妈妈和卡尔，谁会是最快乐的？你说，他们的生活会更轻松、快乐。那是你的说法。谁会是最快乐的？你理解我的问题吗？

吉　　特：是的，我理解。

博斯科洛：谁会是最快乐的？

吉　　特：我不知道。

博斯科洛：只是猜一猜，妈妈，爸爸，卡尔？

吉　　特：难说。

博斯科洛：难说。你怎么想，卡尔？

卡　　尔：我想，如果她——

博斯科洛：谁会是最快乐的？

卡　　尔：——能结婚，那我们就会很快乐，因为问题将会——

妈　　妈：解决。

卡　　尔：——解决。

博斯科洛：我想问每个人这个问题。如果吉特没有出生——假设没有出生——父母只有你这一个孩子，你同意吉特说的你们三个人的生活会更轻松吗？你们会更快乐？

卡　　尔：不。

博斯科洛：你不这么认为。

卡　　尔：可能那些悲伤不会因为吉特而起。但（家里）可能会因为我或因为其他

什么事而悲伤。

博斯科洛：*你的意思是因为你父母是很悲伤的病人？*

切　　钦：这儿我们看到治疗师有一个很有趣的明显口误。在和儿子说话时，他说："你的意思是因为你父母是很悲伤的病人？"我想这儿治疗师失去了中立，因为他将自己和孩子们列为同一阵线去对抗父母。他厌倦了去听父母的所有这些防御性的陈述。他想把他们放到和女儿一样的病人的位置上，但因为他应该是中立的，应该要避免负面赋义，他的无意识就开始反叛，提供了一个清晰的弗洛伊德式（Freudian）的口误。

家庭访谈

妈　　妈：*可能会有其他的悲伤。*

卡　　尔：*会有其他悲伤的。*

博斯科洛：*因为他们很悲伤？*

卡　　尔：*总会有悲伤的。*

博斯科洛：*总会有悲伤的。谁更悲伤，爸爸还是妈妈？*

卡　　尔：*爸爸。*

博斯科洛：*一直是爸爸吗？*

卡　　尔：*是的。*

博斯科洛：治疗师和家庭的互动让我想起了《悖论与反悖论》（*Paradox and Counterparadox*）的部分内容，我们说到过访谈一个处于精神分裂症性交互作用（schizophrenic transaction）中的家庭就好像进入一个迷宫。你认为那是道门，但当你打开它，你却发现自己站在一堵墙前。你认为那是扇窗但结果却是道门。你不知道什么是什么。这些互动给了我们一个关于此类混淆的十分鲜活的例子。在特定时刻，我问儿子："你姐姐说，如果她没有出生，家里的其他人都会好。你同意吗？"我希望儿子会同意，但是他没有。他说总会有悲伤的，而且他认为他也应该是悲伤的。然后他说，他父母很悲伤，父亲比母亲更悲伤，而且不管如何，家庭不可避免地只能生活在悲伤中。只有女儿说，如果她不在的话家庭会不这么悲伤。所以看起来，女儿在这方面比家里其他人都乐观。不清

楚在任何情况下,生活对父母而言就是这么悲伤,还是吉特让生活变得悲伤。追随这些想法,治疗师就迷失在迷宫中了。

切　　钦:在这个家庭中,我们看到了一个很熟悉的模式,就是消除任何暗示吉特可能有些正面价值的陈述。甚至吉特的离开能创造更多快乐的可能性也被消除了。她没有机会拥有价值。她即便离开家都不能相信这会带来正面效应。

博斯科洛:我想强调角色的僵化。女儿说:"如果我不在了,我父母都会好的。"但是儿子,占据着健康和理性的角色,是被禁止去赞同这一点的。他必须反着姐姐的意思说话,以避免和她一样。

　　　　另一个可能性是在这个家庭中有一个关于完美和优秀的神话。如果吉特不在的话,他们不能讲话,就像弟弟说的:"没法悠闲自在地讲话"。他们在一起过得并不开心,因为那是坏的。他们必须时时刻刻考虑吉特的病,为此遭受痛苦。借译笛卡尔(Descartes)的话,他们的座右铭是:我痛苦故我在[①]。

家庭访谈

博斯科洛:*他容易心烦意乱吗?他容易情绪化吗?是这样吗?*

卡　　尔:*他稍微有点悲观。*

博斯科洛:*悲观。他们都悲观吗?*

卡　　尔:*不是很严重,但是——*

爸　　爸:*[听不清说什么]*

卡　　尔:*不,我只是给出我的观点。不是很悲观,但是——*

博斯科洛:*现在我想问另一个问题。假如你父母不能有孩子?你不在这儿,她也不在——就像一些人没有小孩一样——你们会怎么看你们父母没有孩子的生活?*

卡　　尔:*我觉得夫妇要是没有孩子的话,是不快乐的。我想那是目标,每段——*

爸　　爸:*婚姻。*

卡　　尔:*——拥有孩子是每段婚姻的目标。*

博斯科洛:*你觉得他们会比现在更不快乐?*

卡　　尔:*我不是很确定,但我觉得是。*

博斯科洛:*[对吉特说]你呢?你觉得如果你父母没有孩子,他们会比他们现在更*

[①] 原文引用了拉丁语"Suffero ergo sum"。——译者注

难过吗？

吉　　　特：很难说。

博斯科洛：很难说。

———————————

切　　　钦：问题"你觉得，你们的父母会比他们现在更不快乐"的效果让人印象深刻，儿子说："我不确定，但可能是，我这么想。"这是一个很微妙的问题，因为他们已经在前面十分钟里一直讨论他们有多不快乐。治疗师引入了这样一个想法："如果你们没有孩子的话，是不是会更不快乐？"这再一次逆转了前面的陈述。前面所提的问题："你认为，你父母要是没有孩子会更快乐吗？"现在它变成了："如果他们没有孩子，你觉得他们会更不快乐吗？"

博斯科洛：这暗示了父母即使有精神错乱的孩子，也远好过没有孩子。所以孩子甚至没法选择自杀，因为这样，他们会比现在已做的让父母更不快乐。

家庭访谈

博 斯 科 洛：[对妈妈说]我想问另一个问题。你之前说，这些年来，有时你感到有想去工作的需要或渴望，比方说。你在结婚前工作过，但之后你有了家庭需要照顾。这么多年来，有时你也会厌倦。你有吉特，她和你谈的很多；你有丈夫，他很悲观，或有时悲观主义，而且会担心。所以有时——你知道——你可能会说，这些年来，"我感到我挺想去工作，但就是因为这些情况我没有去。"是这样吗？

妈　　　妈：是的。

博 斯 科 洛：有什么家庭以外的人，能让你有时感觉好一些吗？你能和他谈谈，像你父母或亲戚那样？

妈　　　妈：是的，我有父母和妹妹。

博 斯 科 洛：你妹妹。

妈　　　妈：而且我欠他们很多，因为我能和他们去讲，去谈论我的悲伤。所有的事都能和我妹妹讲。

博 斯 科 洛：对你的妹妹。你父母还健在？

妈　　　妈：他们都还健在。他们现在已经80多岁了。

博 斯 科 洛：他们80岁了。

妈　　　妈：但我对我妹妹讲的很多，她比我小2岁。

博 斯 科 洛：我明白了。是的。你父母住在哪儿？

妈　　　妈：在［镇里］。

博 斯 科 洛：离这儿远吗？

爸　　　爸：30英里。

博 斯 科 洛：我知道了。你有几个兄弟姐妹？

妈　　　妈：我只有一个妹妹。一个妹妹。

博 斯 科 洛：哦，她多大？

妈　　　妈：她比我小2岁。她21，是吗？我想。

博 斯 科 洛：她多大？

妈　　　妈：21……不。

爸　　　爸：51。51。

博 斯 科 洛：哦，51。［全家笑。］她结婚了吗，你妹妹？

妈　　　妈：没有，她没有结婚。她是一名教师。

博 斯 科 洛：你和她亲密吗？你们总是很亲密吗？

爸　　　爸：嗯，她是她最好的朋友。

博 斯 科 洛：哈，她是她最好的朋友。她住得近吗？

爸　　　爸：不近，（和父母）在同一个地方。

博 斯 科 洛：哦。她和她父母一起住。

爸　　　爸：是的，和她父母。

博 斯 科 洛：你们显然很亲近。

爸　　　爸：哦，是的。

博 斯 科 洛：所以你觉得她对你很重要，这个妹妹——

妈　　　妈：她对我们来说就像一个朋友。

爸　　　爸：她就像一个朋友，是的。

博 斯 科 洛：你是说，比方，你小姨子是最能让你妻子心情舒畅的那个人吗，譬如？

爸　　　爸：对不起，你说什么？

妈　　　妈：心情舒畅？

博 斯 科 洛：她比别人更能让妈妈心情舒畅吗？

德国治疗师：［翻译］

爸　　　爸：哦，是的，我想她比我要乐观一点。

博 斯 科 洛：吉特喜欢你妹妹和你交谈吗？她喜欢吗？

妈　　　妈：并不总是。

博 斯 科 洛：并不总是。她会交谈——

妈　　妈：尽管事实上她阿姨非常喜欢她，她并不那么喜欢她阿姨，我想。她常常粘着我。

博 斯 科 洛：她看上去——你喜欢你阿姨吗？

吉　　特：是的，我喜欢。

博 斯 科 洛：你喜欢阿姨和你妈妈交谈，还是有时你会感到有点心烦意乱——

吉　　特：但我不喜欢——我喜欢她们交谈，但我不喜欢她们聊到我。

博 斯 科 洛：你喜欢她们交谈，但你不喜欢她们——所以，你发现妈妈并不对她保守秘密吗？

吉　　特：是啊，有时候。

博 斯 科 洛：你觉得你妈妈，她是对你阿姨还是对你爸爸能更好地保守秘密？

吉　　特：我不明白。

德国治疗师：［翻译］她没法说。

博 斯 科 洛：我明白了。你的家庭呢？你父母，他们还健在吗？

爸　　爸：他们几年前去世了。

博 斯 科 洛：他们几年前去世了。是多少年前？他们多少年前去世的？

爸　　爸：大概3、4年。我爸爸3年前去世，妈妈是4年前。

博 斯 科 洛：你有兄弟姐妹吗？

爸　　爸：我有一个妹妹，她结婚了。

博 斯 科 洛：她多大了，你妹妹？她多大？

爸　　爸：她51岁了。

博 斯 科 洛：51岁，就像——

爸　　爸：像她妹妹。

博 斯 科 洛：她妹妹。结婚了吗，你妹妹？

爸　　爸：是的，她结了。

博 斯 科 洛：她有孩子吗？

爸　　爸：两个女孩。是的。年轻女孩子。

博 斯 科 洛：年轻女孩子。你丈夫和他妹妹亲近吗，还是——

卡　　尔：他们住在一个小村子里，大概50英里外，所以联系不像和她妹妹那么紧密。

妈　　妈：是的，而且因为他们的生活方式也不一样，她丈夫是——

爸　　爸：但我喜欢她。

妈　　妈：是的。

博 斯 科 洛：是呀，他们的生活方式是什么样的？

妈　　妈：他们有种——

德国治疗师：[翻译]哦，他们是农民。他们是农民。

妈　　妈：农民。

博斯科洛：妈妈的妹妹来看你们多，还是你们去看你妹妹多？

爸　　爸：嗯，我想她常常来看我们。

妈　　妈：她更经常来看我们。是的。

博斯科洛：她怎么样？她快活吗？

爸　　爸：哦，是的。

卡　　尔：是的。

博斯科洛：她乐观吗？

爸　　爸：哦，是的。

卡　　尔：是的。

妈　　妈：她有时责怪我，因为我没有——我没有——

博斯科洛：她责怪你。

妈　　妈：是啊。有时她责怪我，她说我需要找些娱乐，让自己愉悦，我太悲伤了，她不喜欢那样。我说"我没有，但——我忘不了我的悲伤"。

博斯科洛：她也会责备你丈夫吗，有时？她会要求——她也责备你丈夫吗？

妈　　妈：有时，是的。有时。

博斯科洛：她怎么说你丈夫？

妈　　妈：她说他太——[用德语]

德国治疗师：学究了。

爸　　爸：学究。

妈　　妈：是的。他工作太多，等等。他从不休息。

博斯科洛：要是她看到吉特粘着你，你粘着吉特，她有时会试着帮你吗？她会试着去和吉特在一起——

妈　　妈：是的，她会尝试。

博斯科洛：——所以她能把你从和吉特粘着的状态里解脱出来？

妈　　妈：她试着帮我解决我的问题。她也试着去和她待在一起，但吉特并不总想那样。有时她不想那样。

[家庭用德语交谈。]

————————

切　　钦：看到母亲是怎么描述妹妹作为唯一一个她能交谈的人，真挺打动人的。看起来就像一个规则，这个家庭中的成员会时刻想念不在场的人。举例来说，当吉特住院时，每个人都想念她。当母亲和吉特在一起时，母亲想念她不在场的妹妹。他们总是认为不在场的那个人是和他们沟通最好的人。这是许多精神病性系统的另一个特征。

博斯科洛：这儿一个有趣的口误是母亲说："我妹妹21岁。"这是她女儿的实际年龄。她说："我能和我21岁的妹妹讲。"在现实中，她花在和21岁的女儿相处的时间最多，同时想着她51岁的妹妹。

很清楚，母亲和妹妹的关系非常亲密。这也被母亲她妹妹21岁的错误所确证。与妹妹的亲密帮助我们理解为什么父亲在女儿住院的5个月里感到这么沮丧和虚弱。我们的假设是只要女儿在家里病着，她就成功地维系了家庭。如果女儿不在家，不能粘着母亲，母亲就会粘着她妹妹，所以她妹妹就取代了丈夫的位置，家庭统一就会受到威胁。丈夫需要女儿在场来干扰妻子和他小姨子的"联姻"。同时吉特也需要在家，来让父母保持彼此的距离，特别在晚上。

切　　钦：如果女儿是健康的女儿，可能她就没法履行这个功能了。这也符合问题决定的系统（problem-determined system）的概念，只要吉特是问题，系统就会存在。一旦你把吉特的问题破坏了，你也就破坏了这个系统。

博斯科洛：看起来好像每个人都很努力地使这种系统存在下去。这可以是对我们通常所说的阻抗的解释。阻抗是对问题决定的系统的组织进行保护的一种表达。只要吉特是问题，系统就会保持原样。

切　　钦：是的，这个系统是围绕着吉特生病而组织起来的。只要吉特保持她的症状，系统就会存在。如果吉特改变了，或其他什么人改变了，你就不再有相同的系统了。如果吉特改变了，他们可能会很快乐，也许他们也会心烦意乱。他们会失去感觉。他们可能不再是同一批人。他们只好去组织一个不一样的系统。

家庭访谈

博斯科洛：现在，我想问另一个问题。你说她已经在医院待了5个月；她以前治疗过吗？接受过治疗吗？

妈　　妈：是的，治疗过4个星期，几年前治疗过［听不清说什么］。她去看了一个——

爸　　爸：专科医生。

德国治疗师：她去看精神科医生了吗？

妈　　妈：〔用德语〕

德国治疗师：神经科医生。

博 斯 科 洛：他给她开了些药，药物？

爸　　爸：开了些药给他，药片。

妈　　妈：是的，她有——我把它带来了。这是晚上吃的。

博 斯 科 洛：晚上的，是的。

妈　　妈：这是白天吃的。

博 斯 科 洛：嗯。她接受过心理治疗吗？她有没有谈过——

妈　　妈：我想让她去做心理治疗，但她不想做。她拒绝了。

博 斯 科 洛：她拒绝了，我明白了。

妈　　妈：但我想，这对她还是需要的。

博 斯 科 洛：治疗师在会谈结束前开始问关于和医院、专家关系的问题。通常在会谈开始时我们会询问核心家庭的关系，然后我们将内容扩展到扩展家庭。最后我们去探索和专家，包括和我们的关系。可以看到我们是离心式地推进的：从核心到延伸家庭，到更大的系统。就时间而言，我们也一样在离心式地推进。我们先探索目前的事件，然后进入过去的事情和未来的解决方案。

切　　钦：这一访谈模式会被母亲或父亲所用，去重建他们的信念，我们看到，事实上，母亲很快拿出了药片，将它们扔到桌上，重新建立了吉特精神错乱，是家中唯一一个有病的人的定义。

博 斯 科 洛：但在有慢性精神病史的案例中，治疗师或多或少不得不接受家庭中的一个成员是不同的，否则家庭就不会卷入。所以在最后，在治疗师通过我们上面所谈论的所有这些问题，动摇了家庭系统后，他用接受他们的地图、他们的诊断的方式来拴住他们，而这些地图或诊断往往是由其他专家给出的。然后家庭可以再次信任治疗师，发展出积极、紧密的关系。

切　　钦：这个家庭可以信任你，但是女儿不能。我想女儿感觉到再次被背叛，因为在会谈中你试过给她一些存在的机会，而最后你再次接受了家庭所给的定义。

博 斯 科 洛：可能会。但是和女儿的融洽关系可能已经在会谈中，在循环问题和治疗师中立的帮助下建立起来了。使用最终干预来校正丧失的中立还是可能的。

切　　钦：这是一个非常微妙的平衡问题。

家庭访谈

博 斯 科 洛：*谁建议你们来这儿的？*

妈　　妈：[用德语]

德国治疗师：[听不清说什么]咨询。

博 斯 科 洛：*咨询。*

妈　　妈：我来到这间咨询室。

博 斯 科 洛：*是的。他们建议你——当你被告知要和家庭一起来这儿，然后你就和他们一起来了。在你告诉你丈夫、你儿子和吉特要来这儿时，他们是怎么反应的？*

妈　　妈：没人想来这儿。

博 斯 科 洛：*没人想来这儿。*

妈　　妈：没人想来这儿是因为——

爸　　爸：这是一种牺牲。

妈　　妈：——他们没有时间，而她不想谈论她自己。

博 斯 科 洛：*她不想——*

妈　　妈：——来——来谈论她自己，而他没时间，他也没时间，因为——

博 斯 科 洛：*——但这肯定取决于时间，也——*

爸　　爸：尤其取决于时间。

博 斯 科 洛：*假设你们有时间，譬如，假设——*

爸　　爸：嗯，我会马上来。要是我有时间，我愿意做任何能做的事情来帮她，我想我花了很多时间在她身上。

博 斯 科 洛：*你呢，卡尔？*

卡　　尔：是的。我也会来，但明天我有场考试，要过来真有点困难。

博 斯 科 洛：*现在假设，譬如，假设——这次咨询是看看是否真的有问题——假设我们认为它可能显示还需要你们来，譬如，相遇几次，和——*

德国治疗师：会几次面。

博 斯 科 洛：*哦，会几次面，那怎么样？你们觉得可不可能？*

妈　　妈：要看需要多频繁，因为我们开车过来真的很困难，我们都是很差劲的司机。非常差劲的司机。

博斯科洛：如果有一个办法——我理解你们讲的工作啊，还有其他一些事情的问题。你们有辆车——但当你们被告知要一家人今天过来时——你告诉他们你有一个预约，大家对来这儿有什么反应——你对来这儿有什么预期？你理解我在说什么吗？

妈　　妈：是的。我希望我们能得到些建议，能让我们家的情况好些。

博斯科洛：你觉得家里谁对这个抱有较多的希望？

妈　　妈：是的。

博斯科洛：在这儿的工作，和——谁抱的希望较多？

妈　　妈：我抱的希望较多。

博斯科洛：其次呢，谁的希望较多？

爸　　爸：谁最希望？你。

妈　　妈：是。

德国治疗师：那么，谁抱有的希望第二多？

妈　　妈：没人，我想，可能是卡尔。

博斯科洛：你怎么样，卡尔？

爸　　爸：我们必定抱着希望，不然我们就不会来了。

博斯科洛：[对吉特说]你呢——假设我们认为来这儿会几次面会对你有帮助？

妈　　妈：你愿意来吗？你抱有希望吗，吉特？

吉　　特：不。

博斯科洛：你认为——你不认为有希望？

吉　　特：我不认为。

[当博斯科洛和德国治疗师暂停下来，与其他咨询顾问进行讨论时，家庭等待中]

————————

切　　钦：频繁的假设式问题和关于家庭来治疗动机的回答的模糊性，营造了一种不真实的氛围。"甚至可能你都不在这儿，可能你没有问题，可能这不是一个顾问咨询，可能我们会请你们来这儿会几次面。你不想来这儿，无论如何你不知道你来这儿做什么。这是一个顾问咨询吗？我们是在讨论问题吗？还是我们没有讨论任何问题？"所以会谈在家庭带给它的同样的模糊性、同样的混乱中结束了，而治疗师没有试图直接对抗系统和他们的不一致之处、他们混乱的想法、他们的组织。

博斯科洛：家庭以悖论式的方式和咨询顾问相处。他们将他置于双重束缚的境地。他们出席了,但他们对于出席并不抱有太多希望。他们有问题,但他们不得不将它作为秘密。假如治疗师说:"你们不想来这儿,所以就让我们停止吧。"家庭会说:"但我们有问题。"如果治疗师试着去联系问题,家庭会说:"但我们不能讲。"所以治疗师也倾向于悖论式地和家庭相处。

母亲说她是唯一一个抱着希望来这儿的人。可能母亲希望治疗能帮她脱开女儿,允许她和妹妹更亲密。但爸爸不希望治疗,因为他被他的工作"粘着"。儿子则忙于他外面的生活。爸爸和儿子来这儿可能是因为母亲催促他们这么做。在这个情形下,唯一想改变的人是母亲,因为她想和她妹妹在一起,而女儿不许她走。那可能就是家庭过来的动机。

切　　钦:在这次会谈中,我们将母亲视作捍卫这种病理性局面的人。现在突然间,我们将她看成了能改变它的唯一要素。这一假设会非常有用,因为它推动我们去寻找一些方法,来利用她的动机。

暂停讨论

切　　钦:这是一个很有趣的家庭,远远超出我们的预期。他们接受了绝大部分的提问。有一个尤为有趣的关于秘密的故事。在这个家庭中,秘密时时刻刻存在。吉特登峰造极地将秘密荒谬化了。精神病性的人往往会将家庭中的问题带到极限。而且这儿的问题是还有很多秘密在持续着。唯一愿意谈论秘密,以及愿意接受它们存在着的人是卡尔。

德国治疗师:他说的是没有秘密。

切　　钦:秘密是一种显示你有某种关系,某种特定关系的方式。秘密创造了权力。如果人们有秘密,他们就有高于他人的权力。这儿你看到夫妻,这对已婚夫妻,他们没有任何秘密。只有母亲和女儿有秘密,但是母亲自始至终都背叛了女儿。可能真正的秘密存在于母亲和妹妹之间。有趣的是在结束时,证实了在家庭中最重要的人是母亲的妹妹。母亲在谈到妹妹时容光焕发。情绪完全变了。母亲和妹妹住得很近。她们总是见面。

德国治疗师:她没有结婚。妹妹是名教师。

切　　钦:没有结婚的教师。

德国治疗师:没有结婚的教师。

切　　钦：所以她是一名比她丈夫更好的丈夫。我也注意到吉特回答问题非常
　　　　谨慎，以确保她没有得罪任何人。她看上去很警觉会发生什么。可
　　　　能她没她表现的，没有家庭描述得那么精神病性。像那样的行为问
　　　　题可能是由于她的药物引起的。

博 斯 科 洛：在小组讨论的开头，小组成员开始做一些简单观察，简单的因果假
　　　　设；然后，慢慢地，他们进入了更复杂的模式，直到最后形成了一个更
　　　　普遍的系统假设。简单假设，在开头时，常常是关于在家庭中谁和谁
　　　　是一伙的，也就是联盟和结盟。

切　　钦：我们也试图联结其他行为，对精神病性的行为赋义。我们开始将吉
　　　　特的精神病性行为和家庭最明显的模式联结起来：保守秘密的倾向
　　　　和能力。

暂停讨论

博 斯 科 洛：我对询问关于吉特住院的 4 个月的问题印象非常深刻。原先人们会
　　　　预期这个家庭会给出一些讯息，说，因为她去接受治疗了，他们感到
　　　　轻松。恰恰相反，当女儿去住院时，他们很不快乐。父亲说那是他们
　　　　生命中最糟糕的 4 个月。这是因为每个人都不停地想念这个女孩。
　　　　其实并不轻松，我在那时感到，这个女儿对家庭系统而言是多么重
　　　　要。弟弟也补充说，父母是非常忧心忡忡的人，他们需要担忧，父亲
　　　　是最担心的。我们必须去试着理解为什么她对系统是如此重要。

博 斯 科 洛：我在这个讨论中所做的第一个工作，和我对家庭在吉特住院之后始
　　　　料未及的反应的惊讶、强烈的情感反应有关。我预期他们会感到轻
　　　　松，因为她有医生照看，他们可以在家休息一下。恰恰相反，他们在
　　　　整个她住院的期间都感到很糟糕。我在这儿强调感情这个议题，家
　　　　庭的，以及治疗师的感情；因为观看我们工作的人们常常说我们非常
　　　　冷淡、睿智、沉迷于思考、忽略感受。情感常常会被带进小组讨论，与
　　　　治疗师家庭的模式和前提联系起来，而且有时，和小组自己的模式和
　　　　前提相联系。

暂停讨论

切　　钦：父亲很喜欢吉特，总是想念她，总是想和她待在一起。当她住院时，他最痛苦。那很有趣。她可能正在为他做事。例如，母亲和妹妹/教师"联姻"了。那妹妹是否有可能多少会设法将母亲和她的家庭分离开来？同时，女儿让母亲离开她妹妹，所以父亲能拥有一小部分的母亲。女儿正在为自己、也为父亲做这样的事。她持续控制着母亲，让她一直处于忙碌中，不允许她太频繁地去拜访妹妹，因为妹妹一直告诉她："你应当过得更有活力，做更多事情，你过于将自己困在屋子里了。"妹妹设法让她走出屋子，试着说服她去做其他事情。因为妹妹没有结婚，她可能会发出像"摆脱你的家庭，我们两个人在一起生活会更美好"的讯息。可能吉特正试着不让母亲去听从她。

德国治疗师：我们知道父母至少已经十年没有性生活了，甚至可能更早，那是什么让他们还在一起？很显然，吉特。她是他们关系的中心。

博斯科洛：这关联到母亲和她的妹妹重要的"联姻"的事实。我会问家庭一个问题：为什么母亲的妹妹不结婚？在某一点上，母亲甚至搞错了妹妹的年纪。她说妹妹21岁。

切　　钦：几乎和吉特同龄。

博斯科洛：完全的。所以这对夫妻结婚时，实际上母亲和她妹妹之间已经存在着"联姻"。他们结婚了，然后父亲对妻子而言并不重要，因为她已经有妹妹了。我可以看到在母亲说她有一个妹妹能交谈时，在她脸上有某种如释重负的表情。这是唯一她在过着这种糟糕的生活中，表现出轻松的时刻。丈夫努力了许多年，试图和女孩建立起联系，但被拒绝了。他说他无时无刻不在尝试接触她，和她建立关系，但是女儿退缩了。她不说话。她粘着她母亲。所以我想，父亲对女儿的依恋是通过他女儿去争取母亲的一种努力。而当父亲继续发送"来我这边"的讯息时，女儿以不停地去母亲那边作为回应。这看起来就像我们所谓的处在精神分裂症性交互作用中的家庭，而且我们并不容易获得一个合情合理的假设。像这样的家庭，你可能需要两三次会谈，才能真正得到全面的假设。但是就我所看到的而言，我想父亲是一个非常依恋家庭的男人。他非常——

德国治疗师：非常专心致志。

博斯科洛：——非常专心致志，试图去拥有女儿。他并不很关注那个男孩。父母并不为男孩而斗争,所以他能有自己的独立性。他有自己的朋友,等等。父母并不过多去努力将他三角化。但他们的确在设法三角化女儿。母亲和她自己的妹妹姐妹情深,结果就是母亲和女儿粘在了一起。那是同一个子系统。妹妹、母亲和女儿,她们组成了一个家庭,而父亲和男孩被排挤了出去。父亲不接受这个情况,数年来他非常依恋家庭,也依恋着女儿。他时时刻刻都努力和女儿建立融洽亲密的关系。而女儿对此说不。这儿我们开始好奇乱伦的问题,至少是心理上的乱伦。

切　钦：秘密之一可能就是她不能和男性相处。在工作上有一名男性想和她说话,所以她决定离职。她多少变得病态性地恐惧男性,至少对弟弟和父亲是这样。不是吗?

德国治疗师：可能有一些和父亲或弟弟乱伦的意味,但我在想,它是不能被谈论的,那就是不为人知的秘密。

切　钦：那会证实这一假设:父亲对女儿有各种诱惑,而女孩则设法在他们之间砌起一道墙——是吧? 她不想和他有什么关系。

博 斯 科 洛：她 21 岁,父母说他们在过去 10 年里没有一起睡过。我在想他们是从什么时候起决定不在一起睡的? 当然他们找了个借口说是因为父亲抽烟。当我问到 10 年里,是否有哪一方去过另一方的床上的问题时,父母没有说任何事情。(对这个问题)他们本可以给出一些信息:"哦,是啊,我们偶尔做爱。或者某一个会去另一个的床上。"但是他们没有说任何话;他们继续让事情暧昧不清。

德国治疗师：我想他们感到有点尴尬。他们表达了这样的感觉:治疗师打听他们夜生活是轻率、让人窘迫的。他们浮现出了这种害羞、尴尬的表情。

博 斯 科 洛：我想他们不说任何话,是为了避免在孩子面前去定义他们之间的关系。当女儿 11 岁时,父母决定在晚上分床。我应该问问当他们分开时,女儿的失眠是增加了,还是减少了。我怀疑是减少的。他们也说女儿和母亲一起睡了两年。我想知道在那段时间里发生了什么。

　　我怀疑女儿去和母亲一起睡,是为了脱离父亲带来的危险。

切　钦：所以,等一会儿。现在我们可以考虑两个假设。一个是女儿努力防止母亲完全和她妹妹"联姻"。她设法为父亲将母亲挽留在家中。所以她为父亲工作,同时装作对父亲有巨大的敌意。他们多少都在合力工作,将母亲留在家中。弟弟可能想从母亲那儿得到更多,但当姐姐吸引她全部的注意力时,他也没有反对。所以,三个人都在设法避

免母亲完全去到妹妹那边。另一个可能的假设，就像我说的，是父亲已经放弃了母亲，而想方设法要得到女儿。所以女儿说："我只和妈妈在一起。我不想和男人有什么关系。"她时时刻刻和母亲在一起，以防止父亲太接近她。这是另一种可能性。

———————————

切　钦：我们看到小组是如何探究各种不同的联盟、"联姻"、三角关系的，让我们的头脑对任何的可能性保持开放。此外，你能看到小组并不在找寻一个"真相"，而是处处跟随着各种提示，充分利用在讨论中出现的印象。

　　例如，当女儿不在家时父亲非常抑郁，母亲在谈到妹妹时看上去很快乐，父亲在提及婚姻时显得忧伤，父亲和母亲在谈到他们在家的夜生活时显得尴尬。治疗师试着将这些提示连起来，并尤为注意那些类比沟通①。他试着创建一个合理的家庭故事。有时治疗师也考虑两三种假设或故事，不管是在会谈中还是在后面的小组讨论中。

博斯科洛：你说小组可以提出两三种假设。我想在讨论中，其实小组努力要拿出一个普遍性的假设，即所谓的系统性假设，这样才能创建一种或多种可能的干预手段。

　　如果并没有从讨论中生成普遍的系统性假设，我们会放弃，然后在后续的会谈中再作尝试。有时，在很难的案例中，就像同处在精神分裂症性交互作用中的家庭（family in schizophrenic transaction）工作时，需要用2—3次会谈，才能达到某个一致的系统假设。

切　钦：然而，我想，如果只瞄准一个普遍性假设，那是有风险的。过程会变得过于僵化。小组应当试着在某一包含了所讨论事物的不同可能性、不同图景的普遍性假设上达成共识。

暂停讨论

博斯科洛：我从另一种方式来看它。如果母亲失去了女儿，她同时也失去了她妹妹，因为生病的实际效果就是让这三个女性依附在一起。证据便是母亲一直去找妹妹讲女儿的问题。

切　钦：是的，但是母亲一直说："我妹妹告诉我，我太担心这个家了。""让我

———————————

① 非言语的沟通。——译者注

们一起住吧,永远幸福"便是一个讯息。你说吉特问题的结果是把母亲留在了家里。但是恰恰相反,母亲带女儿去看了心理治疗师。所以她生病的结果是允许母亲和妹妹在一起的说法是有争议的。

德国治疗师: 但是吉特并不想这样。

切　　钦: 确实。吉特不想这样,因为对她来说,去治疗就相当于对母亲说:"让我自己待着,那样我就能去找我妹妹。你可以去找治疗师来替代我。"当母亲送孩子去治疗时,孩子常常会想:"啊,你想摆脱我,你想让我找到另一个人来照料我。"

　　　　　所以母亲希望带着全家来治疗,这样她能摆脱这些家人,而去和她妹妹在一起。如果我们顺着这个想法,我们就能找到干预的方法,例如,"我们认为家庭治疗是必要的,你们应当回这儿来,接受一系列会谈,这很重要。"十次以内,以防吓到他们。

博 斯 科 洛: 这个干预还为时过早。现在还不清楚干预应当是什么样的。

博 斯 科 洛: 我们可以说假设主要为向小组成员解释而服务,解释了家庭以及家庭和治疗师的关系究竟发生了什么。讨论的这个节点,一名小组成员提出了一个让他满意的假设,并提议了干预方案。然而,这看起来还不太成熟。另一个成员对这一提议感到不太舒服,于是它就被搁置了。小组成员再次开始寻找能带来普遍共识的新想法、新模式。

切　　钦: 小组的目标是达成共识。然而,要达成共识需要时间。多久的时间?如果讨论超出了合理的时间,就会变得不舒服、重复,含混不清,必须停下来。

博 斯 科 洛: 换句话说,在某段最佳时间里小组工作是既有创造性又非常有用的。当然,这段最佳时间,因家庭和小组而异。在简单的案例中,讨论可以是简短到10—15分钟的。如果小组成员非常有经验,而且一起共事很久,讨论也会被缩短。

切　　钦: 当没有新的想法、新的模式产生时,就是告诉我们小组应当停止讨论的标志。在这个案例的讨论中,好几次小组都看起来停滞不前了,但之后流程又再次进行起来。

暂停讨论

切　　钦: 你可以补充说,现在这么做可能会很危险,诸如此类的。你可以说他

　　　　　　们应当等几个月,然后解释为什么。

博斯科洛: 这个干预还不太成熟。吉特是精神病性的。根据记录,她在医院里住了4个月,她已经用药几年了。她必须待在一个不得不对三四个彼此矛盾的禁令作出回应的沟通环境里。譬如,父亲可能多年来发出一个讯息:"我没有妻子,做我的妻子吧。"

德国治疗师: 而且使用他的抑郁召唤她去他身边。"我是一个如此无助的灵魂,请来我身边。"

博斯科洛: 是的。"请来我身边",因为抑郁,他给女儿传递了母亲并没有纾解他的抑郁的讯息。所以,多年来给女儿的某个讯息可以是:"你是我的女儿,但你这个女儿同时也应当做我的妻子。"同时,母亲可以发送这样的讯息:"你会做我和我妹妹,以及你父亲的孩子。你是我们的宝宝。"而某条禁令可以是:"请和我待在一起——我丈夫对我来说根本就不够。"

德国治疗师: 换言之,"你让我离开我丈夫,给我他没有给我的。"

博斯科洛: 是的,也会是"通过粘着我,和我亲近,你让我留住我妹妹,她没有孩子。因为她没有结婚,你帮助她能和我亲近,做我的妹妹;也和你亲近,把你当作女儿。"

德国治疗师: 你的意思是通过成为问题,她给了母亲和妹妹在一起的理由? 只有通过成为问题,她才能将妹妹留在母亲的轨道中?

切　　钦: 事实上,她们不停地谈论她。

博斯科洛: 如果她对她父亲亲近些,没有什么好处,因为她会留下母亲一个人,和她妹妹在一起。但如果她和母亲在一起,同样也没有什么好处,因为父亲会不停地唠叨:"看看我有多难过、多沮丧。我需要一个女儿。"最终,她也被禁止和弟弟有良好融洽的关系,因为如果一旦有这样的关系,父母便无法忍受被忽视。

切　　钦: 说得更简单点,你可以说她努力了一辈子,在控制她母亲。那就是为什么她离家工作时会变得神经错乱。现在她待在家里,控制着母亲。她已经成功地破坏了父母的婚姻。现在她必须要为破坏母亲和妹妹之间的"联姻"而努力。如果她有工作,那么她就不得不放弃重要的家庭任务。

德国治疗师: 控制的工具是拥有别人不应该知道或不知道的秘密。注意,在母亲看起来和弟弟有某个秘密时,吉特变得非常沮丧,这点很有趣,这也是她在会谈中最强烈的反应。

切　　钦：小组现在开始使用其他的隐喻——例如，控制的隐喻。父母抱怨说，吉特不停地试图控制母亲。她希望母亲在家，她禁止母亲告诉其他家庭成员秘密，想控制她和他们的沟通。她也通过让父母日夜在一起但彼此分离的方式，控制了父母之间的距离。例如，在过去的10年里，母亲和父亲睡在不同的房间里。但那些年里有2年，吉特和母亲一起睡。

博斯科洛：另一个关联控制的隐喻是责怪。每个人都将家里任何不对劲的事归咎于吉特。譬如，他们责怪她控制，但他们却不去做任何事来挑战她的控制。他们只是责怪她。所以，她在控制，而他们在责怪。她是黑的，而他们是白的。另一个在这个时点能观察到的就是讨论者不再努力去找一个从逻辑上能将他们的观察联结起来的假设；而是参与了流动的讨论，产生一些想法，在某些特定点上创建了"联结的模式"。

暂停讨论

切　　钦：还有一件有趣的事。母亲一直说："我只能和她待在一起，因为她现在病了。但我时刻想念着我妹妹。"然而，某个特定时刻，她说："我妹妹21岁。"所以给到女儿的讯息就是："有时我母亲把我想作是她妹妹。可能我能取代她妹妹的位置。"这是一个很有诱惑力的讯息。

博斯科洛：关于控制的进一步意见：吉特阻止母亲去和父亲、弟弟说话。事实上，当他们晚上在一起时，他们也不能讲话。这让他们保持距离，所以这也为这对并没有太多在一起的夫妇服务。多年来，她的症状的另一个实际效应是让她母亲能与妹妹亲密，因为她母亲可以一直以一个女儿生病，并为此而痛苦的人的身份和妹妹交谈。所以她使得她父母分离，而让她母亲能和妹妹亲密。

切　　钦：现在讨论组回到了这个四人家庭，包括母亲的妹妹不同可能性的"联姻"话题。他们强调了特定结盟较之其他的重要性，带来了不同的家庭组织方式；譬如，母亲—妹妹，母亲—女儿，父亲—儿子，以及这个五人团体中可能的许多三角关系。

博斯科洛：来概括一下，我想我们常常使用三类假设。第一类假设指家里谁和谁在一起：联盟、结盟或"联姻"。第二类假设指个人或家庭的前提或神话。第三类假设基于对家庭中、家庭和其他系统，当然也包括和治疗师的沟通的分析。譬如，在这个个案中，我们试着去描述那些使精神病性成员的行为清晰易懂的双重束缚。

切　　钦：但我们并不探寻一人给另一人创建的个体的双重束缚。所有家庭成员创造的情境造成了大量双重束缚的结果。

　　　　　譬如，吉特不知道她是女儿、妹妹、母亲，还是丈夫。没有谁特地给她这个矛盾的禁令，禁令其实来自情境。

博斯科洛：我想强调的另一个看法是，讨论者对等级和结构的议题真没多大兴趣，而这在其他家庭治疗的学派中更会被强调。

暂停讨论

德国治疗师：*她让父母分离，同时又将他们联结在一起。很清楚，他们不可能离开彼此。如果父母能离开，就能解决问题了，但是他们不可以。*

切　　钦：*所以，我们可以看到她让他们在一起，同时也让他们分离。两方面都是。现在，让我们进入到干预阶段，因为他们已经在这儿了，就在门后面。*

博斯科洛：*还有一件事。关于同胞竞争（sibling rivalry）的。多年来，同胞被分离，被分裂，从中可见，父母对他们的分裂有多么严重！*

切　　钦：*当卡尔出生时，母亲和母亲的妹妹间的关系发生了什么？可能这两个女性选择卡尔作为他们的孩子，而不是这个女孩。这是一种可能。*

德国治疗师：*看起来他像被派遣去实现他的雄心壮志。他正在学医，是个好学生。他以一种积极的方式被派遣，没有被三角化，所以他成长得很好。这可能会导致吉特那边很多的妒忌和羡慕。*

切　　钦：*去问问卡尔和阿姨的关系可能会很有趣。当阿姨来时，她可能会同母亲和卡尔讲话。他是这个"联姻"的孩子，所以这个"联姻"将他放在很不错的位置上。*

博斯科洛：*我们用什么来干预？*

切　　钦：*嗯，每个人都说他们不想来做治疗。*

德国治疗师：*我想没有人想来，除了母亲，控制最多、最不想来的人，是吉特。*

博斯科洛：*吉特。*

切　　钦：*因为她害怕接受了治疗，她会失去对局面的控制，而失去控制意味着*

母亲会从她身边解放出来。那就是母亲所说的:"我想她需要一些心
理治疗,因为其他一些人会照料她。我精疲力竭了。"当然她不会接
受这个。

切　　钦:我会说:"这是非常严重的情况——"

德国治疗师:我会大大表扬吉特不想治疗的事,因为如果他们来治疗,发生的情况
会比现在已经发生的情况更糟糕。

切　　钦:例如,一个想法可能是这样的:"我们认为,在当下吉特不愿来治疗是
件很好的事情。你们可能觉得家庭治疗是必要的。但我们认为现在
它会有点危险,吉特是对的。对谁危险?我想会对父亲和阿姨有危
险。"我们可以说一些含糊难解的事情,就像:"我们认为你们等一段
时间会更好。所以你们能不能 2 个月后再来?我们会继续考虑这件
事,因为我们并不很确定你们应当开始治疗。你们也可以自己想想。
我们都想想这个问题。这 2 个月里和我们保持联系,我们会讨论这
个局面,或者我们可能在 2 个月里做一个预约,到时再讨论这个
问题?"

博斯科洛:我怀疑,他们对这个干预的反应回家后就忘了。

切　　钦:是的,但他们来了。他们今天就在这儿。他们那边有些过来的渴望。

德国治疗师:如果她因为她的牺牲而被表扬是不是也会有帮助?

切　　钦:嗯,我们应当具体说明为什么。对什么作了牺牲?我们应当准备好
解释的原因。说某人作出了牺牲一般来说并没有太大效果。我们应
当说她为母亲和阿姨作出了牺牲。

切　　钦:需要指出的是,小组现在围绕着两个想法所作的努力非常有趣。首
先,如何发现吉特的行为的积极面。其次,如何框定家庭和治疗师的
关系。要怎么去表扬家庭没有来治疗的动机?看起来只有母亲对此
感兴趣。小组努力以一种有意义的方式将这两个环节放到一起。

博斯科洛:你所说的和治疗师在访谈时,以及小组在讨论时通常所做的尝试有
关,连接了两层假设:关于家庭的假设,以及关于家庭—治疗师关系
的假设。

暂停讨论

博斯科洛:可以说,如果他们现在进入治疗,吉特会有改变的机会,但目前我们

认为,可能对其他一些人而言会有风险。可能对母亲和父亲,或者对阿姨和父亲。

切　　钦：我们可能应当说父亲和阿姨。吉特会非常惊讶。

博 斯 科 洛：然后我们可以说："我们会在这儿停住,但你们要打电话回来,这很重要。"

切　　钦：为他们预约2个月后的回访可能会更好。他们应当来这儿,这样你就能真正来讨论这一情况,看看是不是危险。

博 斯 科 洛：另一个可能性是,接受他们想和我们建立的关系的定义,提供治疗。首先,他们不想作为一个家庭一起来。其次,他们谈论秘密,但希望保留它们。所以我们可以说,譬如,我们认为他们能来这儿非常了不起。我们看到有治疗——或一些会面——的指征,我们认为至少两个人应当来与我们见面。然后我们应当说,他们来这儿时,他们需要讨论他们希望保守什么秘密,这非常重要。我们应该从一个疯狂的声明开始。

德国治疗师：那样的话工作起来会很好,因为如果只来两个人,就可以去除其他人了。

切　　钦：至少应该有两个人。

博 斯 科 洛：至少两个人。去看一下,母亲会尝试带谁来会挺有意思的：究竟是父亲,是弟弟,还是吉特?

切　　钦：或者是阿姨。

博 斯 科 洛：或者是阿姨。

切　　钦：我们应该也说一下阿姨可以来。

博 斯 科 洛：看看谁出现会挺有意思的。治疗师可能会说"下次我想再看到两位"——这就假定了母亲会来——"你和你妹妹,或你和你丈夫"。但你说只有两位能来。你制定了规则。他们来这儿,带着这个疯狂错乱的规则。他们来这儿沟通他们不能沟通的事。

切　　钦：是的,他们也说他们不能来。他们来这儿说他们不能来。

博 斯 科 洛：基本上他们不可能来,而且他们不可能交谈。所以,你不得不接受他们所带来的东西,你接受至少两个人要来,但他们必须决定谁得来。你给他们布置个大任务,让他们决定哪两个人应当来。另一个极为重要的任务是在家中召开一个会议,决定什么秘密他们不能告诉治疗师。对治疗师而言,尊重家庭秘密非常重要!这是反悖论的。

德国治疗师：那是个好主意,在他们来之前应当有一个家庭会议,来决定哪些秘密

应该是在任何情况下不得泄露的。

博 斯 科 洛：因为治疗师必须尊重所有的秘密。

切　　　钦：所以他们应该带着一个秘密清单来这儿。你应该说："家庭治疗是必要的，但你们要一起来恐怕很难。所以至少你们里面要来两个人。任何两个人。可以是妈妈和女儿，爸爸和女儿，或者不带女儿来。"

切　　　钦：卡尔和爸爸。

博 斯 科 洛：或者妈妈——

切　　　钦：甚至你们阿姨，如果你——

博 斯 科 洛：妈妈和你妹妹。

切　　　钦：就两个人。我们需要两个人。

博 斯 科 洛：如果她和妹妹一起来——

切　　　钦：那就非常——

博 斯 科 洛：是的。是的。

德国治疗师：但是他们需要首先有个家庭会谈，决定谁应当来吗？

切　　　钦：是的，以及什么秘密不应该被谈论到。他们应该准备和治疗师讨论哪些秘密不应被谈到。

博 斯 科 洛：好的。

切　　　钦：只邀请他们中的两位来参加下一次会谈的想法可能与在任何时候，在他们的家庭组织中都难以容入第三位家庭成员有关。这个家庭中的三角是非常痛苦的。任何时候，只要三人一组，他们就受折磨。这个想法看起来对小组立刻有了效果。他们喜欢它。

博 斯 科 洛：小组成员开始第二次建议干预手段。第一次的建议并不成熟，而这一次，其他的小组成员参与进来支持它。这次的气氛是一致和满意的。

切　　　钦：小组的满意不只和他们在干预上达成共识的事实有关，也和搞清了治疗师被卷入的双重束缚沟通有关。家庭的讯息——我们在这儿，但我们也不在这儿；我们交谈，但我们又不交谈；我们需要帮助，但我们又不需要帮助——被干预所匹配，这就把治疗师从一个疯狂错乱的位置解放出来了。

博 斯 科 洛：和这样一个家庭工作，治疗师可能很快就会起不到作用，迷失在沟通的迷宫中。在这样的案例中，单独一个治疗师可能不能将自己从迷宫中解脱出来，可能需要一个小组或咨询顾问的帮助。

干预

博斯科洛：让我和你们分享一下刚才我和切钦医生关于治疗的讨论。我们觉得你
们来这儿非常棒，我们完全赞同那位送你们来的医生，也强烈地相
信——同时，我们对这种问题也有比较丰富而持久的经验——家庭治
疗在这个情况下是必须的。但是，在我和我同事的讨论中，我们也都同
意这可能对你们有困难。爸爸没有太多时间，卡尔也是。吉特今天不
太想来这儿。所以我们把所有情况综合考虑，决定了一个解决的办法，
就是只要两个人来下一次的会面，以及将来可能的任何会面。每次会
面至少要有两个人来——你们自己决定，任何的两个人。所以我们想
建议下一次你们来这儿之前，先进行一次家庭讨论，决定哪两位应当参
加那次会面。你们可以决定，譬如，妈妈应该和她妹妹一起来，因为她
妹妹比较重要；或者吉特可能愿意，而且也有时间和妈妈或她阿姨，或
和卡尔一起来。或者也可以是爸爸和妈妈，或者爸爸和阿姨。或者妈
妈和她妹妹。或者卡尔、妈妈和她妹妹。反正有许多种组合的可能。
所以，必须至少两个人一起过来。如果有第三个人也想来，只要他能
来，愿意来，那也没问题。所以我们建议在会面前你们家庭能碰下头，
决定谁过来。第二个情况非常重要，甚至可能比这个更重要。那就是
像我讲的，在这次决定哪两位过来会面的家庭讨论中，你们也需要制作
一张秘密清单，列出就像今天，你们不想谈论的秘密。因为这对会见每
次过来治疗的不同组合的治疗师至关重要，他需要尊重所有这些秘密，
而治疗师并不知道哪些秘密一定不能被讨论。所以你们来会谈前要有
一个家庭会议，在这个会议里，你们首先决定谁来，至少要两个人。其
次，你们应该决定哪些秘密不想展示给治疗师。当你们来这儿会面时，
一开头，过来的两位就必须告诉治疗师："这些是我们不想谈论的秘
密"，因为治疗师要尊重这些秘密，这很重要。你们理解吗？

切　钦：这一干预的结构用很简单的话来说就是以下几点：首先，对家庭来这儿
的事实有一个积极赋义（positive connotation）。其次，治疗师处理了家
庭用"我们在这儿，但我们不在这儿"的讯息制造的双重束缚的局面。
治疗师建议了解决的办法，只邀请两位来参加每次的会谈。第三点，他

建议了两人组合的层次,从最重要到最不重要。

博斯科洛:我还会在你的清单上加入对送家庭来诊所的转介医生的积极赋义。就这个干预与家庭给治疗师制造的关系悖论的匹配而言,它可以被认为是反悖论的。作为家庭,他们沟通说:"我们在这儿,但我们又不在这儿;我们交谈,但我们又不交谈(我们有秘密)。"治疗师的反悖论是:家庭不需要来,只要他们中的两个必须来。当他们来时,他们必须带着秘密清单,因为这对治疗师尊重秘密很重要。

切　　钦:问题在此处有了一个巧妙的转换。秘密变成了治疗师的问题,而不是家庭的问题。这一治疗师必须有一个他不能谈论的秘密清单的声明,解除了家庭制造的悖论情势,并将其推到极致,达到了荒谬的程度。

干预

吉　　特:*最后一句话我不懂。*

博斯科洛:*我说的是全家在来这儿之前应有个会议,在这个会议里——你们在家里开这个会——你们将决定谁想来这儿或可以来这儿。重要的是至少两个人来。就像我前面讲的,可以是你妈妈和你,你阿姨和你,或者你爸爸和你阿姨,等等,然后你们来决定。可能第一对来这儿的可以带着所有你们决定不能在这儿公开的秘密的清单。明白吗?所以,假设下次,吉特,你不能来因为你没空,或者因为你不想来,就像今天,妈妈和爸爸,或者妈妈和阿姨决定过来,你可以告诉他们所有你不想在这儿公开的秘密。我说清楚了吗?待在家里的人必须告诉来这儿的人哪些秘密应当被尊重,被保守。所以,例如,如果妈妈和阿姨,或者妈妈和卡尔来了,其他人会对他们说:"我们不想你们和治疗师谈论这个、这个和这个。"而来这儿的人就会告诉治疗师:"这是他们告诉我们不要公开的秘密。"对治疗师来说,知道这些非常重要,因为治疗师要清楚不能被谈论的秘密。好吗?*

[家庭用德语交谈]

博斯科洛:*你觉得你现在明白了吗,吉特?*

吉　　特:*是的。*

妈　　妈:*是的。*

博斯科洛:*你明白了?*

妈　　妈:*是的。*

博斯科洛:*好的。所以我们就可以在这儿停下了,我想如果你们能回来的话就好*

了,因为我们觉得这是非常有必要的。

[家庭用德语交谈]

博斯科洛:非常感谢你们参加这次会面。

妈　　妈:我也谢谢你,非常感谢。

[家庭离开]

博斯科洛:在治疗师说了他们应该带着他们不想谈论的秘密清单来之后,吉特——只有吉特——说"我不明白"。所有其他的家庭成员都信服地点着头,就好像他们很清楚地理解了。这很引人注意。唯一一个能领会治疗师的"疯狂"声明的人是家里"神经错乱的成员"。对于给治疗师带来他必须保守的秘密清单,将意味着他们不再有秘密的事实,父母和弟弟都没有显示出任何的反应。

随访

顾问咨询三天后,母亲打电话给诊所,抱怨咨询顾问就怎么处理他女儿的问题没有给到任何有用的、明确的意见。她说她儿子是最失望的。然后她询问了指定给他们的治疗师在顾问咨询的过程中是不是也在单向镜后面。听到肯定的回答后,她显得较为高兴。她又问了下一次预约的时间,但并没有说谁会来。

母亲和女儿过来参加了下一次会谈,但成效不是很大。他们两个都有所抱怨,拒绝谈到秘密。母亲又一次询问建议。吉特不合作。对于她认为谁会来参加下一次会面,她拒绝回答。

母亲和阿姨参加了再下一次会谈。就母亲的妹妹在这个家庭中所扮演的重要角色,治疗师得到了很多有趣的信息。她是最先注意到吉特是有些问题的人。多年来她一直在给母亲建议,几乎起着像治疗师一样的作用。姐妹之间的纽带异常坚固。咨询顾问关于这是家庭中最重要的"联姻"的假设被充分证实。之后,还有几次有不同的家庭成员参加的其他会谈。在1981年秋天,吉特开始进入一个日间康复中心。一段时间后,家庭终止了治疗。

Richard Rabkin 理查德・拉布金

Ivan Nagy 伊万・纳吉

Lyman Wynne 莱曼・怀恩

David Reiss 大卫・赖斯

Hilde Bruch 希尔德・布鲁赫

Cassanti 卡萨尼

Descartes 笛卡尔

Alexander Blount 亚历山大・布朗特

Pirandello 皮兰德娄

Carl Whitaker 卡尔・惠特克

Gerte 吉特

Karl 卡尔

地名、机构名、其他

Amherst 阿默斯特

Palo Alto 帕洛阿多

Galapagos Islands 加拉帕戈斯群岛

Mental Research Institute 精神研究所

Ackerman Institute for Family Therapy 阿克曼家庭治疗研究所

Tavistock Clinic 塔维斯托克诊所

University of Calgary 卡尔加里大学

书名

《一个理论的发展：一个研究项目的历史》(*Development of a Theory：A History of a Research Project*)

《人类沟通的语用学》(*Pragmatics of Human Communication*)

《悖论与反悖论》(*Paradox and Counterparadox*)(Selvini Palazzoli, Bascolo, Cecchin & Prata, 1978)

《迈向精神的生态学》(*Steps to an Ecology of Mind*)(Bateson, 1972)

《假设—循环—中立：给会谈引导者的三个原则》(*Hypothesizing-Circularity-Neutrality：Three Guidelines for the Conductor of the Session*)(Selvini-Palazzoli, Boscolo, Cecchin & Prata, 1980)

《前馈：未来式问题，未来地图》(*Feed Forward：Future Questions，Future Maps*) (Penn，1985)

《循环访谈：一个包罗万象的临床工具》(*Circular Interviewing：A Multifaceted Clinical Tool*)(Tomm，1985)

《转介人的问题》(*The Problem of the Referring Person*)(SelviniPalazzoli，Boscolo，Cecchin & Prata，1980)

《"自我"的控制论》(*The Cybernetics of Self*)(Bateson，1972)

《会谈之间需要长间隔的理由》(*Why a Long Interval Between Sessions*)(Selvini Palazzoli，1980)

《"自我"的控制论：一个关于酗酒的理论》(*The Cybernetics of 'Self'：A Theory of Alcoholism*)(Bateson，1972)

《家庭治疗技术》(*Techniques of Family Therapy*)

《策略式心理治疗》(*Strategic Psychotherapy*)(Rabkin，1977)

参与《米兰系统式家庭治疗》翻译的成员，包括译者、译审、译校，或是提供指导的老师们，虽然有着不同的职业背景，但却有一个交集，那就是中德高级家庭治疗师连续培训项目。这些成员以教员、助教，或是学员和翻译的身份曾经参与或正在参与这个项目。而本书的思想就渗透在这整个培训项目及其后各自的临床实践中。本书常被中外双方的前辈们引用，也被誉为家庭治疗领域内最重要的著作之一。正是怀着对她的仰慕与喜爱，我们欣然接受了同济大学刘翠莲老师（本丛书组织者之一）的邀请，参与了本书的翻译工作。然而，我们都深信，只有当读者真正在阅读和实践时，才能体会到她有多么名副其实。

三位译者先是独立翻译某一章节，然后集体讨论重要思想和术语，同时统一译法和风格，之后进行自校对和交叉校对，然后进行全书审校，之后返回译者再次轮流检查，最后进行与本书系其他几册书的统一修订。我本人负责翻译本书的导言、第一和第三部分；译者杨鹏负责第二部分、致谢、前言和索引部分；译者周薇负责第四部分和作者介绍；刘亮负责全书审校；刘翠莲老师负责统一修订。为了提高工作效率，我们决定从初稿阶段就邀请刘亮参与讨论，并不断形成新的译稿版本。刘翠莲老师对整个翻译团队一如既往的信任与鼓励，以及最后阶段的修订工作至关重要。

对于逐渐汇总出的疑难问题，我们邀请了本书责任译审盛晓春老师、本书系的两位主编赵旭东老师和陈向一老师分别以音频、视频和地面会议的方式提供指导，他们详尽解答了这些疑问，并给出了最为重要的意见和建议，我们感受到他们作为我国最早接触并实践家庭治疗的专业人员对本书和系统式家庭治疗的深厚情感，同时，也看到了他们正努力承担着传授与促进家庭治疗的专业责任。

在整个翻译过程中，我们也曾以一些非正式的方式，请教身边其他师长、同辈、国内外友人，而其中一些甚至从未谋面。短信、邮件、微信、QQ、Skype 等一切通信手段，只要能触及到我们的帮助资源，都在为我们所用。毫无疑问，本书的翻译是一个立体动态的团队合作结果。

对于合作翻译本身，我们并没有经验，所以这一切并不是在起初就完全清楚并明确计划的。我们知道这是一本关于家庭治疗的著作，但她所传递的思想绝不仅仅适用于家庭系统，甚至不仅仅局限于"治疗"，她同时适用于各种教学团队、督导团队或是其他更多样的团队系统。我们注意到，这本著作是以团队合作的方式被写成的，又是以团队合作的方式被译为汉语的，最后，我们惊喜地发现自己实际是以一种身体力行的方式，体验和验证了本书一些重要的关于团队系统运作的思想。正如本书所言，人们常惊讶于众人合力运作而出的结果，因为任何系统都无法完全按照人为的计划发生、发展和变化。此外，作者及其后继者在团队合作过程中展现的开放性、灵活性和创造性也极大地启发了我们的团队。

本书不仅包含治疗师与家庭成员的对话、治疗师之间的对话，也包含主笔作者与治疗师的对话；既包含上述不同形式的对话，也包含主笔作者的总结和评论，一个历时多年、层层嵌套的工作系统以一种独特的方式被组织和呈现。我们惊讶地看到某一时刻发生的对话，可以在此后的多个时空中被回顾，并不断有新的意义被建构出来，系统因此而变得更加丰富。我们被深深地吸引，同时在翻译时也努力保持这些不同情境下语言风格的差异，我们相信这些差异对于理解本书有重要意义。

尽管本书完成于 20 世纪 80 年代末，却很少给人以时过境迁的感觉，或许是因为作者们很少谈论一些确定的关于家庭、团队和系统的知识，而更多展现的是看待差异的多元视角，以及面对变化的开放态度。他们不相信存在所谓的"真相"，而是始终以一种不确定的姿态，对系统中的"未知"保持好奇，并不断探索、呈现、促成理解。他们也不相信存在绝对"置身事外"的观察者，因此对观察者的身份和位置及其对系统的影响，始终保持着觉察。他们展示了如何循着"已知"的认知地图，向四面八方延展，不断标记和修正地图，对于持续出现的"未知"，则勇于承受随之而来的焦虑、挫败和失控感，最终使这张地图以一种开放的方式被绘制。"已知"不再是一种壁垒，而是迈向更广阔"未知"的新起点。也正是这些多元的视角和开放的态度，让我们在经历翻译的困难时备受鼓舞。

某种意义上本书既诞生于差异、变化、分离、演进与平衡，同时也是探讨上述主题的著作。有趣的是，作者们回顾这些分歧时的态度是如此坦然，这样一来，小到同行间的分歧，大到门派之争便不再剑拔弩张，因为那不过是观察角度与解读方式的区别罢了。非此即彼的论断一旦被放弃，一个所谓的"事实"便可以有多种解读，僵局就此松动，系统便开始有了"和而不同"的意味。

作者眼里的系统，事物是普遍联系的、持续变化的，任何人都无法真正操控这个系统，甚至无法精准、详尽和客观地描绘整个系统，而对于我们所处的世界，一个物质与精神交互的庞大而复杂的生态系统，唯有怀揣一颗敬畏之心。

最后我们恳请读者指正译本的谬误之处，并衷心感谢翻译过程中帮助过我们的每一位朋友！

译者：钟欧

2016 年 2 月 13 日

Bateson, G. (1979). *Mind and nature*. New York: Dutton.

Bateson, G. (1972). *Steps to an ecology of mind*. New York: Ballantine.

Bogdan, J. (1984). Family organization as an ecology of ideas. *Family Process*, 23,375 – 388.

Boszormenyi-Nagy, I. , & Sparks, G. (1973). *Invisible loyalties*. New York: Harper & Row.

Campbell, D. , & Draper, R. (Eds.). (1985). *Applications of systemic therapy: The Milan method*. New York: Grune & Stratton.

Dell, P. (1982). Beyond homeostasis. *Family Process*, 21,21 – 42.

Fisch, R. , Weakland, J. , & Segal, L. (1982). *The Tactics of change*. San Francisco: Jossey-Bass.

Fruggeri, L. , Dotti, D. , Ferrari, R. , & Matteini, M. (1985). The systemic approach in a mental health service. In D. Campbell & R. Draper (Eds.), *Applications of systemic family therapy: The Milan method* (pp. 137 – 147). New York: Grune & Stratton.

Goldner, V. (1985). Feminism and family therapy. *Family Process*, 24,31 – 47.

Haley, J. (1963). *Strategies of psychotherapy*. New York: Grune & Stratton.

Haley, J. (1976). Development of a theory: A history of a research project. In C. Sluzki & D. Ransom (Eds.), *Double bind: The foundation to the communicational approach to the family* (pp. 59 – 104). New York: Grune & Stratton.

Haley, J. (1977). *Problem-solving therapy*. San Francisco: Jossey-Bass.

Hoffman, L. (1983). A co-evolutionary framework for systemic family therapy. In J. Hansen & B. Keeney (Eds.), *Diagnosis and assessment in family therapy* (pp. 37 – 61). Rockville, MD: Aspen Systems Corp.

Hoffman, L. (1986). Beyond power and control: Toward a "second order" family systems therapy. *Family Systems Medicine*, 4,381 – 396.

Keeney, B. (1983). *Aesthetics of change*. New York: Guilford Press.

Penn, P. (1985). Feed forward: Future questions, future maps. *Family Process*, 24,299 – 311.

Rabkin, R. (1977). *Strategic psychotherapy: Brief and symptomatic treatment*. New York: Basic Books.

Selvini Palazzoli, M. (1980). Why a long interval between sessions. In M. Andolfi

& I. Zwerling (Eds.), *Dimensions of family therapy* (pp. 161 – 169). New York: Guilford Press.

Selvini Palazzoli, M. , Boscolo, L. , Cecchin, G. , & Prata, G. (1980). Hypothesizing-circularity-neutrality. *Family Process*, *19*, 73 – 85.

Selvini Palazzoli, M. , Boscolo, L. , Cecchin, G. , & Prata, G. (1980). The problem of the referring person. *Journal of Marital and Family Therapy*, 6, 3 – 9.

Selvini Palazzoli, M. , Boscolo, L. , Cecchin, G. , & Prata, G. (1978). *Paradox and counterparadox*. New York: Jason Aronson.

Simon, R. (1987). Palazzoli and the Family Game. *The Family Therapy Networker*, September-October, 17 – 25.

Sluzki, C. & Ransom, D. (Eds.). (1976). *Double-bind : The foundation of the communicational approach to the family*. New York: Grune & Stratton.

Tomm, K. (1985). Circular interviewing: A multifaceted clinical tool. In D. Campbell & R. Draper (Eds.). *Applications of systemic family therapy : The Milan method* (pp. 33 – 45). New York: Grune & Stratton.

Von Foerster, H. (1981). *Observing systems*. Seaside, CA: Intersystems.

Von Glasenfeld, E. (1984). An Introduction to radical constructivism In P. Watzlawick (Ed.), *The invented reality* (pp. 17 – 40). New York: Norton.

Watzlawick, P. , Jackson, D. , & Beavin, J. (1967). *Pragmatics of human communication*. New York: Norton.

Watzlawick, P. , Weakland, J. , & Fisch, R. (1974). *Change: Principles of problem formation and problem resolution*. New York: Norton.